중·상급자를 위한

아쉬탕가 빈야사 요가

중·상급자를 위한 아쉬탕가 빈야사 요가

초판 1쇄 인쇄 2023년 03월 20일
초판 1쇄 발행 2023년 04월 01일

지은이 김연진, 박윤지
펴낸이 한준희
펴낸곳 (주)아이콕스

교정·교열 윤혜민
표지디자인 이지선
본문디자인 프롬디자인
사진 박성영
모델 김연진, 박윤지, 황치웅
영업 김남권, 조용훈, 문성빈
경영지원 김효선, 이정민

주소 경기도 부천시 조마루로385번길 122 삼보테크노타워 2002호
홈페이지 www.icoxpublish.com
쇼핑몰 www.baek2.kr (백두도서쇼핑몰)
이메일 icoxpub@naver.com
전화 032) 674-5685
팩스 032) 676-5685
등록 2015년 7월 9일 제386-251002015000034호
ISBN 979-11-6426-233-5 (14510)
979-11-6426-230-4 (14510) 세트

중·상급자를 위한

아쉬탕가 빈야사 요가

김연진 · 박윤지 지음

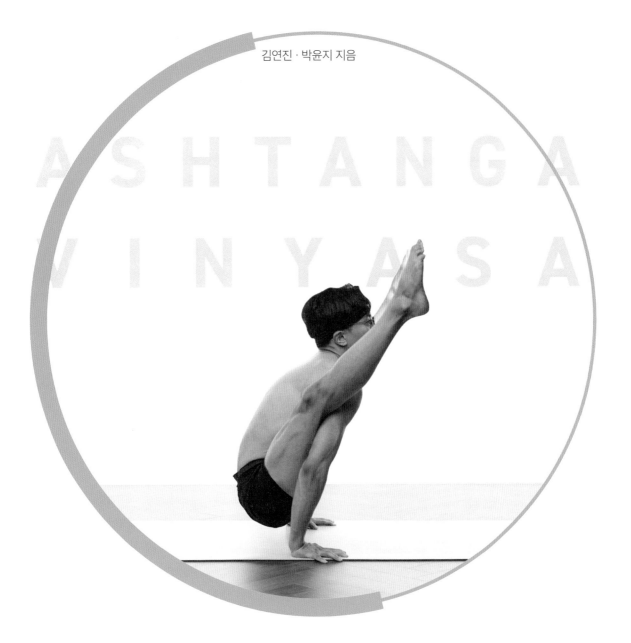

플레이북
PLAYBOOK

"**하**나… 구르네. 둘… 또 구르네."

우리를 리드하던 국내 1세대 아쉬탕가 빈야사 요가 선생님이 나를 보며 하신 말씀이었다. 아쉬탕가 빈야사 요가(이하 아쉬탕가 요가)를 체험하고 알리기 위한 모임에 참석했던 나는, 쟁기 자세에서 발을 잡고 굴러서 일어나 바로 V자로 만드는 자세(우바야 파당구쉬타 아사나)에서 좀처럼 멈추지 못하고 계속 앞뒤로 구르고 있었다. 선생님은 "셋… 넷…" 하며 호흡을 카운트하시다가 그때까지도 일어나지 못하던 나를 보며 "아직도 구르네. 언제까지 구를 거야?"라고 하셨다. 안 그래도 구르는 힘이 약해져 몸을 일으킬 동력을 잃고 있던 중 선생님의 농담에 웃음이 터졌다. 다섯 번의 호흡 카운트 막판에 겨우 균형을 잡았다. 두 번째로 갔던 아쉬탕가 요가 모임에서의 일이다.

아름답고 강인하며 절제된 움직임의 아쉬탕가 요가를 수련하는 것은 나에게 있어 도전이자 새로운 모험처럼 느껴졌다. 아쉬탕가 요가를 수련하면서 생긴 해프닝은 다른 요가들보다 유난히 많다. 어렵고 특이한 아사나(자세)들이 많기 때문이다. 아쉬탕가 요가는 지켜야 할 것과 정해진 순서가 전 세계적으로 동일하다. 매력적인 만큼 규칙이 다소 까다로운 아쉬탕가 요가의 면모를 책으로 소개할 수 있는 영광을 얻어 기쁘고 감사하게 생각한다.

첫 번째 챕터에서는 아쉬탕가 요가의 탄생 배경과 이론적 원리에 대해서 다룬다. 우리가 어떤 것에 대해 배울 때에 그 역사적 사실을 가볍게라도 알고 넘어가는 것은 매우 중요하다. 아사나의 겉모양만 따라서 그냥 요가를 수련하는 것과 그 뿌리와 원리를 알고 요가를 수련한다는 것은 매우 차이가 크기 때문이다. 아쉬탕가 요가는 아쉬탕가 요가만의 원리가 있고 그 원리에 따라 짜여진 규칙과 구성 요소들은 아쉬탕가 요가 수련에서 빠져서는 안 되는 중요한 것들이다. 이 책을 함께 쓴 박윤지 선생님의 아사나와 트리스타나에 대한 경험담을 통해 설명한 집중 방법은 모든 요가의 아사나 수련에도 관통하는 핵심이라고 생각한다.

두 번째 챕터에서는 아쉬탕가 요가의 가장 첫 번째 시리즈인 프라이머리 시리즈의 전체 시퀀스(아쉬탕가 요가 수련자들 사이에서 풀 시리즈라고 불린다)를 소개한다. 아쉬탕가 요가의 첫 번째 시리즈이지만 결코 쉽지 않으며 완전히 숙달되기까지는 열심히 수련하더라도 여러 해가 걸린다.

아쉬탕가 요가의 시작은 웃자이 호흡과 수리야 나마스카라라는 연속적인 체조를 여러 차례 반복하는데, 이를 통해 몸이 따뜻하게 데워지고 관절과 근육이 충분히 활동하기 좋은 상태가 된다. 이어 인체의 기본적인 토대인 하체를 강력하게 만들어주는 스탠딩 시퀀스(standing sequence)를 수련한다. 스탠딩 시퀀스를 마친 후 앉은 자세에서 발목과 무릎, 척추 관절을 섬세하게 움직여야 하는 시티드 시퀀스(seated sequence)로 이어진다. 꾸준한 수련으로 신체 각 관절들의 가동 폭을 극대화했을 때에 시티드 시퀀스 중 난이도 높은 자세들을 하는 것이 가능해진다. 시티드 시퀀스의 마지막 아사나인 우르드바 다누라 아사나는 백 벤딩(back bending, 척추 젖힘) 자세로, 전체적으로 전굴에 많이 치우친 프라이머리 시리즈에서 척추의 균형을 잡는 강력한 아사나이다.

시티드 시퀀스에서 이어지는 피니싱 시퀀스(finishing sequence)의 아사나들은 주로 눕거나 거꾸로 서는 자세들로 목과 어깨의 유연함 및 균형 감각이 필수이다. 이름 그대로 아쉬탕가 요가 프라이머리 시리즈의 마무리 단계이다.

초보이거나 프라이머리 시리즈 전체를 다하는 것이 어려운 수련자들을 위한 베이직으로 불리는 시퀀스도 소개했다. 베이직 과정 역시 스탠딩, 시티드, 피니싱 시퀀스로 풀 시퀀스와 동일한 구성을 이루지만 아사나의 수가 적다. 예를 들어 풀 시퀀스에서는 스탠딩 시퀀스의 프라사리타 파도타나 아사 A, B, C, D를 모두 하지만 베이직 시퀀스에서는 A와 C만 한다. 나머지 두 시퀀스도 마찬가지이다.

몸을 확실히 바꿔주는 효과가 있는 요가는 단연코 아쉬탕가 요가가 으뜸이라 생각한다. 아사나와 병행하는 반다와 호흡, 빈야사로 구성된 아쉬탕가 요가 프로그램은 상당히 정교하며 파타비 조이스의 말처럼 신체 정화 효과도 있다. 꾸준히 수련했을 때에 복부를 압박하며 근육을 섬세하게 자극하여 몸을 날씬하게 만들 뿐 아니라, 단순히 체중이 줄고 운동을 해서 몸이 개운한 것 이상의 어떤 가벼움을 선사한다. 지나친 의욕과 경쟁심에서 한 발 물러나 부상을 주의하고, 수련에 온전히 집중한다면 분명히 좋은 결과를 거둘 것이다.

김연진

"**미**쳤네… 이걸 사람이 할 수 있다고?"

아쉬탕가 프라이머리 시리즈에 나오는 마리챠 아사나 D를 처음 시도하며 머릿속에 떠오른 생각이다. 발을 비틀고 무릎을 비틀었는데 또 몸통을 비틀라니…. 꼭 기인열전 같았다. 마리챠 아사나 D를 비교적 손쉽게 할 수 있게 된 현재에도 나는 이 자세를 '미친 사람 자세'라고 부른다. 그리고 과거 경악했던 그 감정이 떠올라 혼자 웃곤 한다.

약 17년 전 아쉬탕가 요가가 막 국내에 도입되던 시기에 모임에서 첫 풀 시리즈를 경험했다. 그때는 지금처럼 공중을 날아다니는 실력자들은 거의 볼 수 없었다. 우리를 지도해주신 선생님을 제외하고는 모두가 다 초보자였다. 그럼에도 불구하고 1시간 30분 동안 끊임없이 이어지는 빈야사와 거칠게 다듬어지지 않은 웃자이 호흡 소리, 끝까지 포기하지 않고 끙끙대며 따라오는 학생들, 그런 경험은 처음이었다. 길고 강한 시퀀스에 압도되는 기분을 느끼기도 했지만 순간순간 짜릿하게 올라오는 희열이 내 속의 무언가를 꿈틀대게 했다.

모두가 초보자였던 그 당시에도 충격이었는데 입이 떡 벌어질 정도의 실력자들이 무수히 많은 요즘, 아쉬탕가 입문자들의 충격은 얼마나 클지 충분히 상상이 된다. 마이소르(인도에 있는 아쉬탕가 요가 아쉬람)에 가면 '공중에서 내려오지 않는 이들은 모두 한국인이다'라는 우스개 소리가 돌 정도로 한국인들의 아사나 실력은 최고이니 말이다. '아, 이 요가는 내가 할 수 있는 게 아니구나'하고 돌아서는 수련자들의 마음을 백 번 이해한다.

한국인들의 최고가 되기 위한 집념은 말하지 않아도 누구나 알 것이다. 나 또한 그러했다. 아쉬탕가 요가를 수련하던 초창기에 수련생들이 모두 초보이다 보니 내가 제일 뛰어난 것 같은 착각에 우쭐대는 마음이 있었다. 그런데 수련실에 하나 둘, 인원이 늘어나고 실력자들이 많아지자 스트레스를 받기 시작했다. 이제 수련이 아닌 경쟁이 되어버린 것이다. 경쟁심과 욕심은 수련을 즐길 수 없게 만들었고 종종 부상을 불러왔다.

아쉬탕가 요가가 한국에 막 보급되던 초창기에는 '아쉬탕가 요가는 부상을 쉽게 입는 위험한 요가'라는 말이 종종 돌곤 했다. 또 그러한 이유로 아쉬탕가 요가 수련을 그만 두거나 아예 시작하지 않는 교사들도 많이 봤다. 나 스스로도 이 과정을 직접 겪어보고 나서야 그 이유를 알게 되었다. 요가의 기본 마음 가짐은 '경쟁하지 않는다', '외부의 의식을 나에게로 돌린다'이거늘, 스스로 그 기본 마음가짐을 지키지 못하고 더 잘하기 위해 욕심 부리다 찾아온 부상을 아쉬탕가 요가에게 누명을 덮어씌웠던 것이다. 내가 그랬다. 초창기 몇 년 동안은 그 못난 마음 상태로 수련을 했다.

경쟁심과 욕심을 버리면 부상이 그리 쉽게 찾아오지는 않는다. 수련 지침대로 나에게 의식을 집중하고 내면의 울림에 귀를 기울이면 욕심 부리는 순간을 알아차릴 수 있는 단계가 오고 언제 멈춰야 하는지 알 수 있게 된다. 나 또한 남과의 경쟁심과 어려운 자세를 꼭 해내야겠다는 욕심을 버린 날부터 부상이 사라졌고 내면으로 더 깊이 들어갈 수 있게 되었다.

아마 많은 사람들이 이런 여러 가지 이유들 때문에 아쉬탕가 요가의 풀 시리즈를 시도할 생각조차 하지 않거나 중도에 포기한 경험이 있을 것이라 예상된다. 그러나 그냥 지나치기에는 너무 안타까울 만큼 아쉬탕가 요가가 주는 매력과 효과는 상당하다. 지금껏 아쉬탕가 요가만큼 내 몸과 마음을 크게 변화시켜준 것은 없었다. 만약 선뜻 도전하기가 두려운 마음이 든다면 일단 베이직 시퀀스로 시작하고 그 후 준비가 되었을 때 풀 시리즈를 도전해보는 것도 좋다.

아쉬탕가 요가는 독특한 규칙들이 있다. 대부분의 요가 프로그램은 시퀀스가 정해져 있지 않고 비교적 자유롭게 수련하는 방식을 따른다. 수련에 참가하는 학생들의 상황을 기준으로 교사가 시퀀스를 직접 구성하는 식이다. 그러나 아쉬탕가 요가는 동작의 개수, 순서, 자세에 따른 호흡수가 정해져 있고 진행되는 흐름도 정해진 규칙대로 따라야 한다. 이 시스템은 전 세계 어느 곳에서나 공통으로 적용되고 마음대로 바꾸지 말라고 강조한다.

아쉬탕가 요가가 가진 최대의 장점은, 규칙이 정해져 있기 때문에 이를 따르다 보면 수련을 하는 생활이 몸에 밴다는 점이다. 어떤 아나사를 할지 고민할 필요가 없고, 항상 동일한 시퀀스를 같은 시간에 시작하고 마무리할 수 있다는 점은 익숙하고 예측이 가능하기 때문에 부담없이 매트 위에 설 수 있게 해준다. 또 전 세계 어디를 가나 동일한 시퀀스가 진행되기 때문에 언어가 달라도 수업에 큰 지장이 없다는 점도 장점이다.

육체 강화 측면에서 봤을 때 아쉬탕가 요가만큼 탁월한 효과를 지닌 프로그램은 없을 정도로 아쉬탕가 요가 시퀀스는 과학적으로, 또 상호 보완적으로 잘 만들어진 프로그램이다. 물론 정신적인 측면에서도 자신의 한계에 도전할 수 있는 기회이기도 하며 인내심과 끈기, 또 알아차림과 내려놓음을 배울 수 있는 좋은 프로그램이기도 하다.

반면 모두가 한 장소에 모여 같은 시퀀스를 수행하다 보니 어떤 특정 자세에서 서로간의 수준 차이가 극명하게 드러나고, 주변인들의 성장해가는 모습을 보며 자극을 받아 경쟁심이 생기기도 하고, 또는 우쭐하거나 반대로 좌절하기도 한다. 그러다 보면 자신도 모르는 사이에 어려운 아사나만 집착하게 되고 제일 잘해야 한다는 강박관념이 생기게 될 수도 있다. 자신이 이겨야 한다는 마음은 인간의 본능이니 그것이 잘못은 아니다. 하지만 우리가 요가 수련을 하는 궁극적인 목적이 무엇인지 생각해본다면 한 번 되돌아봐야 할 문제인 것은 맞다.

만약 이 책을 읽는 독자가 요가 교사라면 가능한 한 다양한 요가프로그램을 경험해보길 바란다. 또 다양한 학생들을 폭넓게 지도하기 위해서라도 열린 마음으로 다양한 요가 프로그램을 경험해보는 것은 중요하다. 그러나 특정한 요가만이 최고라고 고집하지는 않길 바란다. 모든 사람들의 몸과 마음은 각자 다 다르다는 것을 받아들이고 그것을 존중

해야 한다. 그중 아쉬탕가 요가는 풀 시리즈 전체를 수련해보길 강력히 추천한다.

요가 지도를 하는 동안 많은 학생들에게 다음과 같은 질문을 종종 받는다.

"어떻게 하면 물구나무 서기를 빨리 해낼 수 있나요?"

요령과 지름길이 있기는 하다. 그러나 '꾸준한 연습을 하고 있는 사람'에게만 그 지름길이 보인다. 연습하지 않는 사람에게는 아무리 지름길을 알려줘도 보지 못한다. 그래서 이렇게 대답해주곤 했다.

"결과를 생각하지 말고 매트 위에 서세요. 그리고 하루에 15분이라도 좋으니 매일 연습하세요."

만약 아쉬탕가 요가를 수행하고 있는 수련자라면, "1%의 이론과 99%의 수련"이라는 아쉬탕가 요가의 창시자 파타비 조이스의 격언을 꼭 기억하길 바란다.

아쉬탕가 요가의 풀 시리즈를 교사의 지도 없이 책으로만 숙지한다는 것은 사실 힘들 것이라 생각한다. 책을 보고 자세만 따라하며 운동으로만 생각한다면 힘들더라도 끝까지 마칠 수도 있다. 그러나 그것은 그저 '운동'일뿐 요가 수행을 했다고 볼 수는 없다. 아쉬탕가 요가에서는 웃자이 호흡과 반다, 드리스티와 아사나 이 모든 것을 일치시켜가며 빈야사를 이어 간다는 것, 곧 움직이는 명상 상태에 들어가는 것을 중요하게 여긴다. 이 부분은 요가를 어느 정도 지속해온 초보 교사들에게도 어렵게 느껴지기 때문에 일반 학생이라면 더욱 어려울 것이다. 가능하면 숙련된 교사의 지도를 직접 받으며 수련하길 추천한다.

박윤지

contents

ASHTANGA VINYASA YOGA PRIMARY SERIES
아쉬탕가 빈야사 요가 프라이머리 시리즈

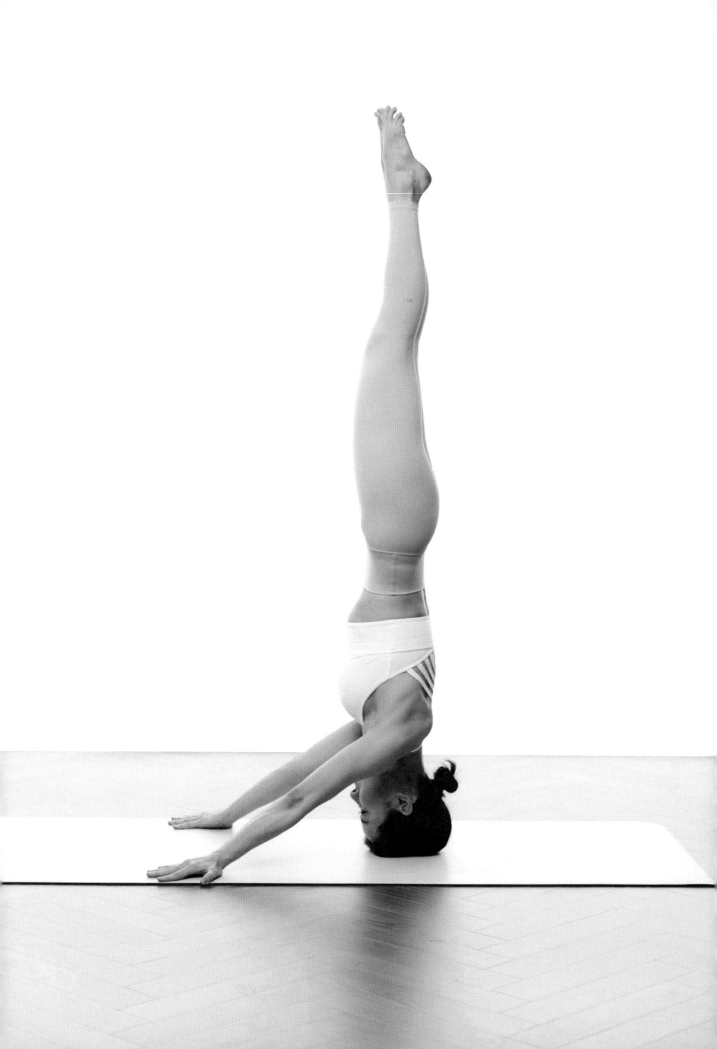

ASHTANGA VINYASA YOGA

아쉬탕가 빈야사 요가 이해하기

1
아쉬탕가 빈야사 요가와 배경

아쉬탕가 빈야사 요가

／

아쉬탕가 빈야사 요가(ashtanga vinyasa yoga, 이하 아쉬탕가 요가)는 독창적인 시스템을 가진 현대 하타 요가의 장르라고 할 수 있으며, 줄여서 흔히 '아쉬탕가 요가'라고 부른다. 인도 남부 마이소르(mysore) 지역에서 평생 동안 요가의 가르침에 심혈을 기울인 파타비 조이스(K. Pattabhi Jois, 1915~2009)가 체계화한 아쉬탕가 요가는 서양의 요가 수련자들이 이곳을 거쳐가면서 세계적으로 유명해졌으며, 현재 파타비 조이스의 손자인 샤라스 조이스가 전통을 이어가고 있다. 절제되었지만 강인하고 우아한 움직임을 주는 아쉬탕가 요가는 많은 근력을 필요로 하면서도 유연성과 관절의 섬세한 움직임을 터득해야 하는 제법 난이도 높은 요가로, 이러한 특성에 매료되는 요가 수련자가 꽤 많다. 국내에는 2000년대 중반부터 아쉬탕가 요가가 알려졌으며 마니아층에서는 다른 요가에 비해 남성 수련자들도 제법 많은 편이다.

아쉬탕가 빈야사 요가의 기원

／

아쉬탕가 요가의 독특한 체계를 구축한 파타비 조이스는 인도 남부의 코우시카라는 작은 마을에서 태어났으며, 그가 12살이던 1927년 스승 티루말라이 크리슈나마차리야(Tirumalai Krishnamacharya, 1888~1988)를 만나 헌신적인 자세로 요가를 수행했다고 전해진다. 파타비 조이스의 스승인 크리슈나마차리야에 대해서는 그다지 알려진 바가 없지만 파타비 조이스를 비롯해 아이엥가, 데시카차리야, 인드라 데비 등의 걸출한 현대 하타 요가의 대가들을 배출해낸 인물임에는 틀림없다. 크리슈나마차리야의 스승은 라마 모한 브라마차리라고 하며, 그가 가르친 요가는 바마나 리쉬(선인)라는 고대 인도의 현자가 쓴 《요가 코룬타》의 필사본을 근거로 한다고 전해진다. 아쉽게도 《요가 코룬타》의 원본은 소실되었으며 이와 관련한 다른 자료들의 존재 유무도 전해진 바가 없다.

인도의 여러 영적인 가르침들은 스승에서 제자로 구전으로 전해지는 전통들이 많기 때문에 계보에 의존해 역사를 유추할 수밖에 없다. 고대의 현자라고 하는 바마나 리쉬에서부터 히말라야의 카일라스 산 동굴에서 살았다고 하는 라마 모한 브라마차리에 이르기까지, 전해지는 계보는 현재 알려진 바가 없다. 따라서 아쉬탕가 요가의 이전 계보나 문헌을 통한 역사나 가치관, 철학에 대해 알 수 없다는 점은 아쉬움으로 남는다.

아쉬탕가의 의미

/

아쉬탕가(ashtanga)는 산스크리트로 여덟 개의 가지(지분) 혹은 단계를 의미한다. 즉 아쉬탕가 요가는 여덟 개의 가지로 이루어진 요가라는 뜻으로, 8지(지분) 요가 혹은 8단계 요가라고 불린다. 8단계 요가는 약 2~4세기 사이에 생존했을 것으로 추정하는 '파탄잘리(Patanjali)'라고 하는 인물이 당시 알려진 여러 가지의 요가 수련법과 이론들을 집대성한 《요가수트라》에 등장하는 요가 체계이다. 《요가수트라》의 8단계 요가는 다음과 같다.

1. **야마(yama, 도덕적 계율)**: 아힘사(ahimsa, 비폭력), 사티야(satya, 진실함), 아스테야(asteya, 훔치지 않음), 브라마차리야(brahmacarya, 금욕), 아파리그라하(aparigraha, 무소유)

2. **니야마(niyama, 자기 수련)**: 사우차(sauca, 청결), 산토사(samtosa, 만족), 타파스(tapas, 고행), 스와디야야(svadhyaya, 자기 학습), 이슈와라 프라니다나(isvarapranidhana, 신에 대한 헌신)

3. **아사나(asana, 좌법)**: 《요가수트라》의 아사나는 명상을 하기에 적합한 자세를 의미한다.

4. **프라나야마(pranayama, 호흡 수련)**: 들숨과 날숨 사이에서 쿰바카(kumbhaka)라고 하는 숨을 멈추는 특별한 호흡 수련을 말한다.

5. **프라티야하라(pratyahara, 감각의 철수)**: 감각의 철수를 하는 이유는 우리가 외부를 향한 감각이 내면으로 물러섰을 때에 마음에 집중하는 것이 비로소 가능해지기 때문이다.

6. **다라나(dharana, 집중)**: 마음을 한 가지 대상에 집중하는 것을 의미한다.

7. **디야나(Dhyana, 명상 혹은 선정)**: 마음이 한 가지 대상에 오롯이 집중되어 흔들림 없는 상태이다.

8. **사마디(Samadhi, 삼매)**: 집중 대상에 몰입하여 대상과 주체가 하나가 된 상태이다. 8단계 요가에서 최고의 상태이다.

《요가수트라》의 8단계 요가는 야마라는 다섯 가지의 도덕적 계율과 니야마라고 하는 다섯 가지의 자기 수련을 거쳐 명상을 하기 위한 심성을 닦은 후, 아사나를 취하고 호흡 수련을 하여 정신 집중을 하기 위한 신체적 상태를 만든다. 그 후 정신을 모아 내면으로 집중하여 다라나, 디야나, 사마디의 과정에 들어가는 것이 바로 8단계 요가의 골자다.

《요가수트라》의 8단계 요가

/

아쉬탕가 요가의 의미는 파타비 조이스가 만든 아사나 시퀀스 수련을 통해 《요가수트라》의 8단계 수련을 모두 하게 된다는 것이라고 한다. 그러나 아쉬탕가 요가에서는 요가의 8단계 중 아사나 외에 야마와 니야마라든가, 디야나와 같은 다른 단계에 대한 설명은 하지 않는 편이다. 파타비 조이스의 저서 《요가 말라》에서는 주로 아쉬탕가 요가 수련 시 얻는 신체 정화와 건강 효과를 설명하며, 나디와 빈두 및 차크라 등 전통 하타 요가의 개념을 다루고 있다. 그러므로 아쉬탕가 요가는 《요가수트라》의 8단계 요가보다는 전통 하타 요가 쪽에 가까운 것으로 보인다. 《요가수트라》의 8단계 요가에서는 아사나를 명상을 위한 앉은 자세로 국한하였으며 신체 수련에 대한 언급은 별로 없기 때문이다. 따라서 《요가수트라》의 8단계 요가와 파타비 조이스의 아쉬탕가 요가는 별다른 접점이 없어 보인다. 이에 대해 파타비 조이스에게 오랜 가르침을 받은 미국의 유명한 아쉬탕가 요가 교사는 파타비 조이스가 파탄잘리의 8단계 요가와 전통 하타 요가를 혼합하여 아쉬탕가 요가 체계를 세웠을 거라는 의견을 내기도 했다.[1]

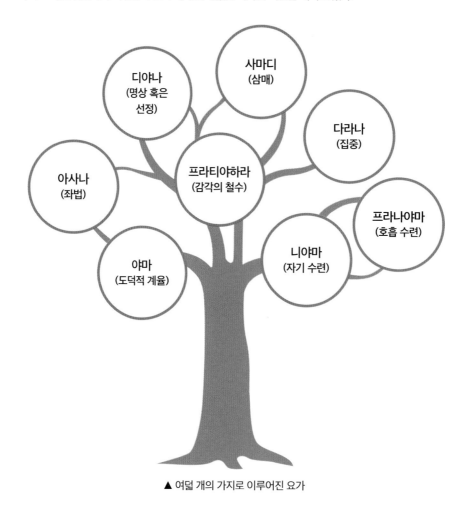

▲ 여덟 개의 가지로 이루어진 요가

---

1   《아쉬탕가 요가의 힘》, 키노 맥그레거, 홍승준·김윤 옮김, 도서 출판 침묵의 향기, 2013, 28페이지 참고

파타비 조이스가 하타 요가보다 공통점이 없어 보이는 《요가수트라》의 '아쉬탕가 요가'라는 단어를 그의 요가에 이름 붙인 이유는 명확하게 알 수 없다. 다만 파탄잘리의 《요가수트라》가 아사나를 언급한 가장 오래된 요가의 문헌이며, 인도의 요가 체계 중에 가장 권위가 있다고 여겨 그 이름을 붙임으로써 자신의 요가 체계에 정통성을 부여하고 싶었던 것은 아닌가 하고 유추할 뿐이다. 혹은 그가 설명한 아쉬탕가 요가의 '트리스타나'라고 하는 상태가 파탄잘리의 8단계 요가에서 설명되는 다라나, 디야나, 사마디와 사실상 동일한 육체 정신적 상태라고 여겼기 때문일 수도 있다.

아쉬탕가 요가만이 아니라 현대 요가를 전파하는 대부분의 요가 단체들 사이에 《요가수트라》가 가지는 권위와 의미는 막강하다. 《요가수트라》 외에도 오랜 전통을 지닌 요가 문헌들이 존재하지만 현대 요가 단체는 대부분 《요가수트라》의 가르침을 집중 언급하고 교육하는 편이다. 《요가수트라》보다 좀 더 앞선 시대의 문헌인 고전 《우파니샤드》에서 요가라는 단어가 등장하고, 인도인들에게 있어서 성경과 같은 《바가바드기타》에 지혜의 요가, 헌신의 요가, 행위의 요가 등이 언급되지만, 이들 문헌들에서는 아사나가 등장하지 않기 때문에 '요가=아사나 수련'으로 여겨지는 현대 하타 요가에서는 그런 문헌들에서 정통성을 찾기가 어려울 것이다.[2]

현대 하타 요가의 모태가 된 인도 전통 하타 요가의 문헌들에는 신체 수련 중심의 내용이 강조되었고, 이때 몇몇 문헌들에서 아사나는 현대 하타 요가에서도 볼 수 있는 여러 가지 자세들을 가리키는 의미로 바뀌었다. 즉 《요가수트라》에서 '좌법'에 국한되었던 아사나가 '체위'라는 요가의 전문 용어로서 의미가 달라졌다.[3] 그러므로 현대 하타 요가는 《요가수트라》보다는 전통 하타 요가의 문헌들에서 정통성을 찾는 것이 더 합리적일 것이다. 그럼에도 불구하고 현대 요가 수련자들 사이에서 전통 하타 요가의 《고락샤의 100송》, 《하타 요가 프라디피카》와 같은 문헌보다 《요가수트라》가 더 자주 회자되는 것은 아이러니한 일이다. 아마도 《요가수트라》는 좀 더 이른 시기부터 연구가 있었고 번역본도 풍부한 데 반해 전통 하타 요가의 문헌은 잘 알려지지 않았고 연구된 것도 적었기 때문이었을 것이다.

아쉬탕가 요가의 실질적인 수련 방식과 《요가수트라》의 아쉬탕가 요가(8단계 요가) 사이의 공통점이나 접점은 사실상 찾아보기 어렵다. 오히려 전통 하타 요가의 관점에서 아쉬탕가 요가를 이해하는 것이 더 쉽고 명확할 것이다.

아쉬탕가 요가 수련을 통해 몸이 가볍고 날씬해지며 건강해진다는 점은 이미 마니아층을 이룬 많은 아쉬탕가 요가 인구가 증명한다. 그리고 육체적 건강에서 멈추지 않고 정신적·심리적으로 좋은 영향을 준다는 점은 세계적으로 자질이 훌륭한 아쉬탕가 요가 교사들 및 수련자들의 면모와 경험담을 통해 점차 드러나고 있다. 그들의 경험담에서 우러나오는 참다운 자기에 대한 통찰력과 깨달음, 그리고 스승에게 보내는 존경심에서 아쉬탕가 요가 체계에는 분명 무언가 있음을 보여준다.

---

2 《요가의 84가지 체위법》, 구드룬 뷔네만, 박영길 옮김, 도서출판 여래, 2011, 55~56페이지 참고

3 물론 전통 하타 요가의 문헌들을 면밀히 살펴보면 체위로서 언급되는 아사나의 가짓수는 상당히 적은 편이며, 주요 수련법은 아닌 것으로 나타난다. 전통 하타 요가는 인체 내의 빈두(생명수)를 보존하여 생명력을 강인하게 하고, 인체의 꼬리뼈 내에 잠들어 있는 '쿤달리니'라고 하는 특별한 에너지를 특수한 수행법으로 각성하여 정수리로 상승시키는 것이 목적이기 때문에 신체 건강을 주요 목적으로 하는 현대의 하타 요가들과는 궤를 달리한다. 그리고 쿤달리니 각성 수행은 매우 어렵고도 위험한 것이어서, 세상을 등지고 은둔자로 생활하며 스승에게서 제자로 비밀리에 전수되는 전통을 지닌 것으로 알려져 있다.

대부분의 현대 하타 요가 수련자들에게 출가하여 스승을 찾을 수 있는지도 미지수인 쿤달리니 각성을 위한 전통 하타 요가를 하라고 권하기는 어려울 것이다. 그러므로 전통 하타 요가와 현대 하타 요가는 서로 성격과 목적이 분명히 다르다는 점을 인지할 필요가 있다.

2
아쉬탕가 빈야사 요가 수련의 원리

아쉬탕가 요가는 일정한 수련 규칙이 있으며 이 규칙에는 특정한 구성 요소들이 있다. 이 구성 요소들은 아쉬탕가 요가 수련 시에 신체를 보호하고, 에너지를 조절하며 정신을 집중하게 한다. 이 규칙들을 지키지 않고 아사나만 한다면 아쉬탕가 요가를 수련한다고 말하기는 어려울 것이다. 아쉬탕가 요가의 구성 요소는 웃자이 호흡, 반다, 빈야사, 드리스티, 아사나이다. 빈야사(웃자이 호흡+아사나), 반다, 드리스티가 일치할 때 이를 트리스타나라고 부른다.

웃자이 호흡

/

여러 명이 함께 수련하는 아쉬탕가 요가 수련실에 들어가면, "솨—" 하는 큰 호흡 소리에 강한 인상을 받는다. 목의 성문을 조여 공기의 마찰음이 생기는 웃자이 호흡(ujjayi pranayama)을 아쉬탕가 요가의 시퀀스 수련 시 항상 함께하기 때문이다. 1시간짜리 하프 시퀀스(half sequence)를 하건, 1시간 30분이 넘는 풀 시퀀스(full sequence)를 하건 이 호흡 소리는 커졌다 작아졌다 하며 그 안에 있는 수련자로 하여금 '웃자이 호흡 수련을 하고 있음'을 자각하게 한다.

웃자이 호흡은 '승리자의 호흡', 혹은 '승리 호흡'이라는 의미이다. 웃자이 호흡은 성문을 조여 들숨과 날숨 시 목에서 파도 혹은 동굴의 바람 소리가 난다. 이 호흡은 반드시 코로 숨이 들어오고 나가야 한다. 파타비 조이스에 따르면 웃자이 호흡은 열을 내어 몸을 따뜻하게 데워주며, 신체 안의 불순물을 제거하는 효과가 있다고 한다. 또한 웃자이 호흡은 호흡이 들어가고 나가는 통로를 조절해 호흡이 길어지게 한다. 아쉬탕가 요가는 각 자세마다 호흡수가 정해져 있는 만큼, 호흡의 길이는 자세 수련의 시간을 결정한다. 충분히 아사나를 수련하려면 호흡이 길어야 하는 시스템으로, 웃자이 호흡은 길이와 세기 조절에 용이하다. 파타비 조이스는 이러한 장점이 있는 웃자이 호흡을 아사나와 일치시켜 수련해야 한다고 강조했다.

웃자이 호흡 소리내기

1   대지와 연결된 토대가 단단한지 느끼면서 척추를 펴고 앉거나 선다. 의자에 앉아서 해도 좋다.
2   성대 주변(성문)을 살짝 조인다. 성문을 활짝 열지 않고 조금 닫는다는 느낌도 좋다. 혀뿌리 부분이 목구멍을 막는다는 느낌이 들면 혀끝을 둥글게 말아 입천장에 편하게 붙인다. 그렇게 하면 목구멍 입구가 좀 더 확보되는 것을 알 수 있다. 성문 자체는 좁히는 것이지만 들어가는 입구는 넓게 확보한 상

태를 만들어야 한다.

3 성문을 조인 채 코로 천천히 숨을 마신다. 숨이 들어오고 나가는 입구가 좁아지니 호흡을 할 때 공기가 마찰되어 "사−" 하는 소리가 날 것이다.

4 역시 성문을 조인 채 천천히 코로 숨을 내쉰다. 이때는 "하−" 하는 소리가 난다. 마치 좁은 빨대로 음료를 빨아들일 때의 느낌과 비슷하며, 목에서 울리는 소리는 동굴 깊은 곳에서 울리는 바람 소리 또는 파도 소리와 비슷하다.

5 성문을 조이고 소리를 들으며 호흡하기를 5~10회 정도 반복한다. 여유가 있다면 조금 더 연습해도 좋다.

주의 사항 | 처음 웃자이 호흡을 연습하면 대부분의 사람들은 성대 근육을 조이는 것이 익숙하지 않기 때문에 소리가 잘 나지 않는다. 콧구멍에서 강제적인 소리를 내기도 하나 이것은 의미가 없으므로 소리가 잘 나지 않는다면 일단 소리를 내지 않고 성문을 조이는 느낌에 집중하도록 한다.

반다

/

산스크리트로 반다(bandha)는 '잠금', '봉인'을 의미하며 프라나(prana)라는 생명 에너지가 외부로 빠져나가지 않게 잡아주는 장치로 고안된 수련법이다. 외부로 빠져나가는 에너지를 봉인하는 반다의 의미에는 모순이 있는데, 이는 반다의 수련으로 프라나를 깨우고 나디(에너지 통로)를 통해 전신에 프라나를 보내주기 때문이다. 다시 말하자면 생명 에너지가 우리 몸에서 바깥으로 빠져나가는 것은 차단하지만 인체 내부의 구석구석에 그 에너지가 충분히 흐르도록 풀어주는 역할을 한다는 것이다. 내부 에너지가 바깥으로 나가는 것을 차단했을 때, 내부에 그 에너지의 압력이 높아지면서 가득 차게 되는 것은 어쩌면 당연한 일일 것이다. 반다는 회음과 복부, 목 이렇게 인체 내 세 가지 부위의 근육을 조이며 수련할 수 있다.

회음을 조이는 물라 반다(mula bandha)와 복부를 끌어 올리는 웃디야나 반다(uddiyana bandha)는 아쉬탕가 요가 수련 시에 지속적으로 행해야 하지만, 목을 조이는 잘란다라 반다(jalandhara bandha)는 거의 하지 않는다. 잘란다라 반다는 목구멍을 완전히 잠그는 수련이기 때문에 숨을 멈춰야 할 때 쓰이며, 아사나 없이 따로 수련하는 완전한 웃디야나 반다 및 쿰바카(지식 호흡: 들숨 혹은 날숨 후에 숨을 멈추는 호흡 수련)를 할 때에 실행된다. 목구멍을 절반 정도 잠그는 '약한 잘란다라 반다'는 살람바 사르방가 아사나 혹은 할라 아사나처럼 거꾸로 서는 자세나 고개를 아래로 숙인 채 배꼽을 바라보는 아도 무카 스바나 아사나, 가슴을 앞으로 내밀고 턱을 끌어 내려 쇄골 사이에 붙이는 파드마 아사나를 할 때 실행된다.

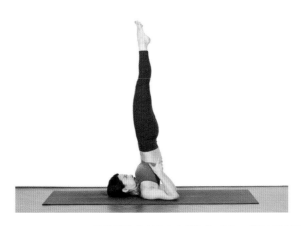
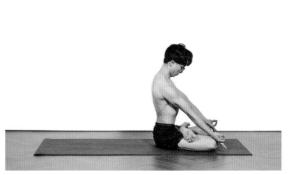

▲ 약한 잘란다라 반다가 실행되고 있는 거꾸로 선 살람바 사르방가 아사나와 파드마 아사나

● 물라 반다

물라(mula)는 '뿌리'를 의미한다. 물라 반다는 골반 아래에 위치한 회음을 수축하는데, 이 위치는 전통 하타 요가의 인체 생리학에서 차크라(cakra)라고 하는 에너지 센터 중 제1번 차크라와 밀접한 관련이 있다. 제1번 차크라는 꼬리뼈 근처에 위치해 있다고 알려져 있으며, 아래로 향하는 에너지와 관계된다. 물라 반다는 아래로 빠져나가는 에너지를 봉인하여 영적인 각성을 이루기 위해 수련하는 것으로 알려져 있다. 물라 반다는 아사나 수련 시 웃디야나 반다와 병행하는 경우가 있지만, 따로 떨어뜨려 수련해보면 그 차이가 명확하다. 웃디야나 반다보다 훨씬 더 섬세한 감각을 필요로 한다.

여성의 경우 회음부를 수축하고 남성의 경우 고환과 항문 사이를 수축한다. 그러나 회음부 아래쪽과 바깥쪽 전체를 수축하는 것은 아니고 자궁 경부에서 자궁 주변이다. 물라 반다를 처음 연습하게 되면 항문과 아랫배 그리고 회음부 전체를 조이게 되고 따로 분리해 수련하는 것이 쉽지 않다. 또는 온몸에 힘이 함께 들어가기도 한다. 흔히 물라 반다를 항문 근육을 조이는 것과 혼동하는데, 항문 근육의 수축은 '아스위니 무드라(asvini mudra)'[1]라는 조금 다른 수련법이다.

물라 반다의 연습

1 등을 바닥에 댄 뒤 온몸에 힘을 빼고 편안하게 눕는다.

2 눈을 감고 회음부의 문이 활짝 열려 있다고 상상한다.

3 구슬 하나가 회음부 안으로 들어온 것을 상상한다. 회음부 바깥쪽의 문을 서서히 닫고 구슬을 자궁 경부(남성의 경우 생식기와 항문 사이 위치에서 안쪽 부분을 연상하면서) 쪽으로 천천히 밀어 넣는 것을 상상하며 회음부 근육을 수축한다. 외부의 어떤 도움도 없이 감각만으로 이 모든 움직임을 해내는 것이다.

4 구슬을 점점 더 자궁 경부 깊이 밀어 조절해보고 깊게 뒷면으로 들어가게 한다. 이때 가능하면 웃디야나 반다가 함께 실행되지 않도록 노력한다. 또한 구슬을 밀어 넣기 위해 회음부 속의 힘을 제외한 다른 곳에는 힘을 쓰지 않아야 한다.

5 자궁 혹은 자궁 경부 뒷면에 구슬이 도달하면 구슬이 빠져나가지 않도록 유지하며 감각에 집중한다.

---

1 전통 하타 요가의 항문 근육을 수축하는 수련법. 어렵고 세심하게 수련해야 하는 물라 반다를 배우기 전에 예행단계로 하는 수련이다.

호흡은 자연스럽게 한다. 가장 중요한 것은 구슬을 자궁 속에 유지시키기 위한 회음부 내부의 힘을 제외하고 다른 모든 곳은 이완되어 있어야 한다는 점이다.

6   가능한 만큼만 유지하고 숨을 내쉴 때 천천히 회음부의 입구를 열어 구슬을 내보낸다.

7   처음 해보는 사람은 회음부 주변이 간질간질하며 참기 힘든 이질적인 감각이 느껴지기도 해서 바로 포기할 수도 있다. 처음에는 아주 짧게 3초 유지 후 휴식, 또 3초 유지 후 휴식하는 방식으로 어색한 감각을 익숙하게 만들어가는 과정을 충분히 가져본다.

8   점점 익숙해지면 유지 시간을 늘린다. 예를 들어 30초 유지 후 힘을 풀고 10초 휴식한 뒤 다시 시도 하는 방식이다.

물라 반다의 수행은 웃디야나 반다와 마찬가지로 아사나 수행 시 중심에서 에너지를 잡아주고 사지로 뻗어나가는 힘을 조절해 부상을 줄이며 스트레칭 자세를 할 때에 감각을 극대화시킨다. 또 골반 신경을 자극시켜 요실금 증상을 완화시키거나, 장이 정상화되어 배변 활동에도 도움이 된다. 물론 아사나 수련 만으로도 이런 효과들이 따라오기는 하지만 물라 반다의 적극적인 활용은 훨씬 더 큰 효과를 가져온다. 모든 반다가 초보자에게는 어렵겠지만 특히 이 물라 반다의 경우 좀 더 섬세한 감각이 필요하기 때문에 습득하기까지 오래 걸릴 수 있다. 반드시 노련한 교사의 지도를 받아야 하고 잘못된 방법으로 혼자 수행 하지 않도록 한다.

● 웃디야나 반다

웃디야나(uddiyana)는 '위로 날다'라는 의미로, 아랫배에서부터 복부를 끌어 올리는 수련이다. 신체 내부 에너지를 아래에서 위로 끌어 올리는 작용을 한다. 웃디야나 반다는 숨을 완전히 내쉬고 나서 숨을 마시 지 않은 상태를 유지하며, 아랫배에서부터 윗배까지 복부 전체를 뒤로 끌어당기고 위로 들어 올린다. 웃 디야나 반다를 할 때는 횡격막이 위로 밀려 올라가며 복부는 진공 상태가 되어 움푹 꺼지게 되는데, 이때 목과 복부에 있는 경직된 근육들에 자극이 가기도 하며, 복부뿐 아니라 쇄골 주변까지 내부로 당겨진다. 하지만 아사나 수련 시에는 이렇게까지 하기 어렵다. 아쉬탕가 빈야사 요가의 시퀀스 수련 시 병행하는 웃디야나 반다는 아랫배 수축의 방식으로 이루어진다. 요가 경험자라면 수련 시간에 아랫배를 조이라 는 말을 많이 들어봤을 것이다. 이 아랫배를 수축하는 웃디야나 반다는 아도 무카 스바나 아사나에서 날 숨 끝에 느껴보기 쉽다. 비교적 쉬운 자세를 할 때의 웃디야나 반다는 아랫배를 허리 쪽으로 수축하는 정 도로 조절할 수 있고 몸을 들어 올리거나 강한 힘이 필요한 아사나를 할 때는 반다도 강하게 실행하게 된 다. 그러므로 이때에는 복부 전체를 등 쪽으로 깊게 수축하고 살짝 위쪽으로도 끌어 올리게 된다.

웃디야나 반다의 수련은 정확히는 신체 내부 에너지의 조절과 상승을 이끌어내는 것이지만 실제로 그 작용을 체험하기 전까지는 막연하게 느껴질 수 있다. 아사나 수련 시 하는 웃디야나 반다가 잘 이해되지 않을 때에는 헬스나 기타 근육 운동에서 코어(몸통 중심부)를 강조하는 것과 비슷한 맥락으로 받아들이는 것도 괜찮다. 여러 운동들에서 코어 근육을 핵심으로 여기는 것처럼 아쉬탕가 요가에서 웃디야나 반다는 아사나를 할 때 힘을 내는 핵심이다. 아사나 수련을 하는 내내 호흡을 멈추지 않는 것과 마찬가지로, 웃 디야나 반다 역시 지속적으로 유지해야 한다.

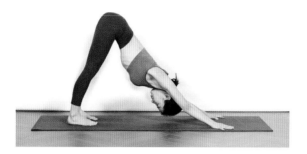

▲ 아도 무카 스바나 아사나에서 이루어지는 웃디야나 반다: 자연스럽게 배가 수축하며, 날숨 끝에 웃디야나 반다가 더욱 잘 이루어진다.

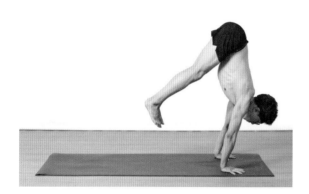

▲ 점프 백에서 이루어지는 웃디야나 반다: 골반을 들어 올리기 위해 힘껏 복부를 조여 위로 끌어 올리므로, 웃디야나 반다가 강력하게 이루어진다.

아쉬탕가 요가는 빈야사를 할 때마다 위의 사진처럼 골반을 들어 올려 웃디야나 반다가 반드시 필요한 아사나들이 많다. 웃디야나 반다는 단순히 복근의 수축이 아니라 에너지를 위로 끌어 올리는 것이기 때문에 웃디야나 반다에 숙달된 수련자일수록 골반과 하체를 가뿐하게 들어 올린다.

이 복부의 잠금은 정확히 몸의 중심부에서 이루어지고 몸의 중심부가 흔들리지 않게 잡아주는 역할을 한다. 이 중심에서 뻗어나간 수많은 갈래의 실이 팔다리로 연결되어 있다고 생각하며 웃디야나 반다가 실의 중심부를 단단하게 붙잡고 있는 것을 떠올려보자. 여기서 팔을 들어 올렸을 때 손끝부터 몸 중심까지 실이 팽팽하게 당겨질 것을 쉽게 상상할 수 있다. 그 팽팽함이 강해야 스트레칭의 효과가 커지고 연결이 끊어지지 않을 것이다. 만일 반다로 중심을 잡는 힘이 약하면 팔을 위로 뻗어 올릴 때 실이 힘없이 중심을 잃고 위로 딸려 올라가듯, 복부에 힘이 빠지면 팔과의 연결성도 느슨해지게 된다. 그렇게 되었을 때 스트레칭의 효과 역시 떨어진다. 동시에 허리가 과도하게 뒤로 젖혀져 통증으로 이어질 수도 있다. 웃디야나 반다는 복부를 당기는 것이므로 골반을 바로 세우고 허리가 뒤로 꺾이지 않도록 잡아주는 역할을 한다. 다음 사진의 강하게 척추를 뒤로 젖히는 자세를 보면, 웃디야나 반다를 충실히 행함으로써 골반 경사를 조절하고 젖힘 활동을 척추 전체가 고루 분담하여 허리를 보호함을 알 수 있다.

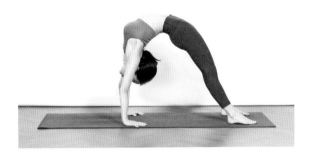

▲ 강하게 척추를 젖히는 자세에서 이루어지는 웃디야나 반다

웃디야나 반다의 연습

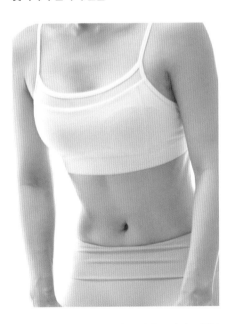

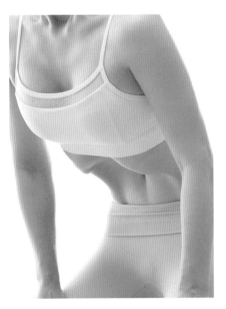

1 양쪽 다리를 어깨너비로 벌리고 서서 무릎을 약간 굽힌 후 양손을 허벅지 위에 짚는다.

2 숨을 마셨다가 최대한 모두 내쉰다. 숨을 다 내쉬었다면, 허리를 약간 둥글게 말며 양손으로 허벅지를 누른다.

1 숨을 내쉬고 참은 채로 아랫배에서부터 복부 전체를 위로 끌어 올린다.

2 아랫배에서부터 복부가 위로 들려 올라가며 갈비뼈가 도드라지고 갈비뼈 라인을 따라 복부가 움푹 들어가는지 확인한다.

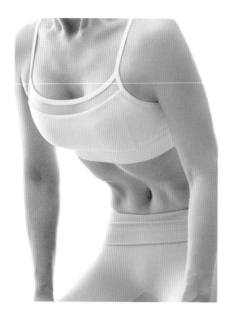 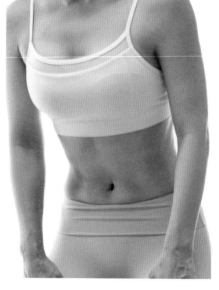

천천히 숨을 마시며 풀어준다.　　　　　　　　복부의 힘을 완전히 푼다.

웃디야나 반다와 웃자이 호흡의 연습

웃자이 호흡을 하는 모습을 정면에서 보면 아코디언이 연상된다. 아코디언의 여러 겹으로 접혀 있는 풀무(바람통)에 바람이 들어가면 접힌 주름 간격이 점차 벌어지고, 바람이 빠져나갈 때 주름 간격이 좁혀진다. 그와 마찬가지로 웃자이 호흡이 숙달된 수련자의 갈비뼈를 보면, 들숨에 위쪽에 위치한 갈비뼈들은 사이가 벌어지고 흉곽 전체도 좌우로 펼쳐지며, 날숨에 벌어졌던 흉곽 전체가 다시 오므라들면서 갈비뼈 사이 간격도 줄어드는 것을 볼 수 있다.

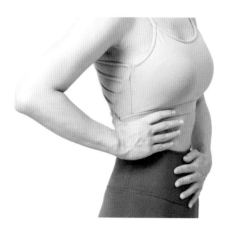

1　척추를 펴고 서서 한 손은 아랫배에, 한 손은 갈비뼈에 가볍게 올려둔다. 갈비뼈를 잡은 손의 엄지손가락은 등 뒤로, 나머지 네 손가락은 복부 쪽에 두고 살짝 오므린다.
2　숨을 내쉬고 아랫배를 수축하여 웃디야나 반다를 한다.

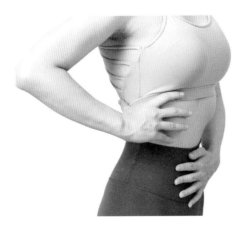

1 천천히 숨을 마시며 흉곽을 확장한다. 갈비뼈 사이가 벌어지며 전체적으로 들려 올라가는데, 이때 갈비뼈를 감싼 손가락들이 서서히 벌어지는지 살펴본다.

2 등 뒤쪽에 놓인 엄지손가락과 나머지 네 손가락이 앞뒤로도 간격이 멀어지는 것을 느껴본다. 이때 아랫배는 웃디야나 반다를 한 상태여서 앞으로 나오지 않는다. 오히려 흉곽이 크게 벌어지기 때문에 배는 더 들어간 것처럼 보이게 된다.

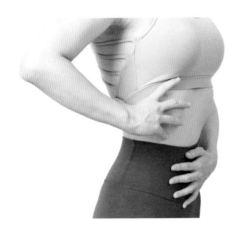

1 흉곽이 크게 벌어져 폐가 들어 있는 부분의 용적이 넓어지면 폐 안 가득히 숨이 차오른다.

2 들숨이 끝나면 다시 천천히 내쉬기 시작한다.

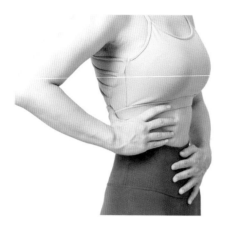

숨을 내쉬면서 들려 올라갔던 흉곽이 내려오고, 네 손가락 사이가 다시 오므라들며 엄지손가락과 네 손가락의 간격도 가까워진다.

주의 사항 | 웃디야나 반다의 수행으로 아랫배를 수축하고 있는 상태이기 때문에 들숨에 아랫배는 나오지 않는다. 오히려 확장되는 몸통 부분 때문에 더 오목해 보일 것이다. 어깨는 비교적 고정되어 있어야 한다. 들숨 시 어깨가 들썩이며 어깨와 목 사이가 짧아지는 경우가 있는데 그렇게 되면 어깨와 목 주변이 긴장하게 된다. 이것은 웃디야나 반다와 물라 반다를 제대로 하지 않았을 때에 나타나는 현상이다. 또는 바닥과 연결된 토대(앉았을 때는 엉덩이, 서 있을 때는 발)가 제대로 바닥을 눌러주지 못할 때 나오는 잘못된 결과이기도 하다. 토대에 대한 설명은 뒤에서 자세히 언급할 것이다.

TIP | 몸에서 에너지가 빠져나가지 않도록 위에서는 성문을 잠그고 아랫배를 웃디야나 반다로 잠근 후 호흡을 깊게 반복하면 몸통이 점점 따뜻하게 데워진다. 몸 전체의 온도가 서서히 올라가면 굳었던 몸이 점점 부드러워져 아사나의 수련 시 관절이나 근육의 부상을 예방할 수 있게 된다.

빈야사

빈야사(vinyasa)는 동작과 호흡의 일치를 가리키는 전문 용어이며, 아쉬탕가 요가 수련의 특징을 육안으로 뚜렷하게 구별할 수 있게 하는 움직임이기도 하다. 아쉬탕가 요가를 할 때 하나의 주요 자세를 한 후 호흡에 맞춰 일련의 연속 동작을 하게 되는데, 한 호흡에 한 동작이 배정된다. 날숨에 팔 굽혀 펴기와 같은 차투랑가 단다 아사나를 하고 들숨에 상체를 뒤로 젖혀 우르드바 무카 스바나 아사나를 한 후, 날숨에 골반을 들어 올려 아도 무카 스바나 아사나를 한 다음, 들숨에 가볍게 점프하거나 혹은 걸어서 앞으로 돌아가는 식이다. 아쉬탕가 요가 수련 시작 시 신체의 웜업(warm-up)을 위해 여러 차례 반복하는 수리야 나마스카라는 아도 무카 스바나 아사나에서 머물러 5회 호흡하는 것 외에는 각 자세마다 단 하나의 호흡이 배정된다. 전형적인 빈야사의 형태이다(46페이지, 수리야 나마스카라 참고).

빈야사의 실질적인 수련법에 대해서는 다음 챕터에서 자세히 다룬다.

드리스티

/

아쉬탕가 요가에서 각각의 아사나를 할 때, 시선을 고정시키기 위한 응시점이 있다. 이것을 드리스티 (dristi)라고 하는데 모두 아홉 개가 있다. 드리스티는 집중을 이끌어내고 밖으로 떠돌기 쉬운 마음을 내부로 집중시키는 훈련을 위한 것이다.

- **나사 그라이(nasa grai)**: 코끝
- **앙구스타 마디야이(angusta madyai)**: 엄지손가락
- **브루 마디야(broo madhya)**: 미간
- **나비 차크라(nabi chakra)**: 배꼽
- **우르드바(urdhva)**: 위
- **하스타 그라이(hasta grai)**: 손
- **파다요라 그라이(padhayora grai)**: 발가락
- **파르스바(parsva)**: 왼쪽 먼 곳
- **파르스바(parsva)**: 오른쪽 먼 곳

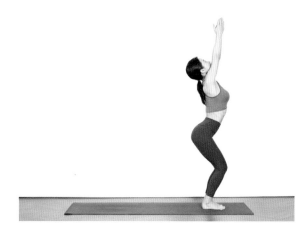

▲ 웃카타 아사나

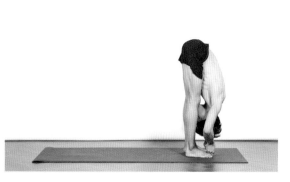

▲ 파당구쉬타 아사나

웃카타 아사나의 드리스티는 앙구스타 마 디야이이다. 수련자의 시선이 엄지손가락을 향하는 것을 알 수 있다. 파당구쉬타 아사나의 드리스티는 나사 그라이로 코끝이다. 엄지손가락 드리스티는 팔을 뻗는 자세에서 많고, 코끝 드리스티는 뒷목을 이완한 전굴 자세에 많이 사용한다. 이렇게 각 아사나마다 시선을 한 점에 고정하여 집중하게 함으로써 마음이 정처 없이 방황하는 것을 방지하고 내면으로 집중되게 한다.

아사나

/

아사나(asana)는 하타 요가에서 건강을 위해 특별히 취하는 자세들을 말한다. 요가의 전문 용어로 체위라고도 번역하기도 한다. 파타비 조이스는 이 아사나들의 수련이 가져오는 신체적 건강에 상당한 관심을 기울였다. 그는 아쉬탕가 요가의 아사나 수련을 통해 신체의 건강이 좋아지며, 수련 시 발생하는 열로 인해 체내의 불순물이 제거된다고 설명했다.

모든 요가의 아사나 수련은 8단계 요가 중 두 번째 단계인 니야마에 들어가는 타파스(tapas)와 연관된다고도 볼 수 있다. 타파스는 본디 열을 내는 것을 의미하며 열이 날 만큼 노력하는 것에서 고행이라는 의미가 되었기 때문이다. 《요가수트라》의 주석을 쓴 브하사는 숨을 멈추는 수련인 지식 호흡을 언급하면서, '가장 우수한 타파스'라고 설명했다. 타파스의 개념을 확장하여 아사나에 대입하면 아사나 수련 역시 타파스의 일종이라고 할 수 있을 것이다. '스스로를 발전시키기 위한 강한 노력'을 고행이라 생각했을 때 아쉬탕가 요가의 아사나 수련은 신체와 정신 모두 훌륭한 고행이다. 《요가수트라》에서 고행은 정신적 장애물을 제거한다고 했는데, 아쉬탕가 요가의 아사나 수련 규칙은 나태해지기 쉬운 정신을 단련시키는 효과가 있다. 또한 아사나들은 사지의 단련 효과뿐만 아니라 신체 중심을 압박하고 마사지하는 효과가 있기 때문에 몸통 중심부 근육 경직과 소화기관의 무기력을 해소한다. 그리고 쌓여 있는 적체도 해소한다. 아쉬탕가 요가를 수련하면 무겁고 소화가 오래 걸리는 음식을 저절로 멀리하게 되고, 몸에 유익하고 맑은 음식을 즐기게 되기 때문이다. 이러한 일련의 변화 속에 노력과 일시적인 신체적 불편함을 기꺼이 감내함이 들어 있기 때문에 아사나 수련을 타파스라고 표현해도 잘못된 말은 아닐 것이다.

아사나 수련은 수련자가 자신의 몸에 정신을 집중하도록 도와 항상 외부에 쏠려 있고 반응하는 우리의 관심을 내부로 돌리는 전환점이 된다. 아사나는 육체의 구석구석에 지속적으로 다양하게 자극을 가하면서 그 자극을 유심히 바라보고 알아차리는 과정을 반복하게 만들고, 그 과정에서 계속 외부로 떠돌던 주의가 점차 자신에게 머무르게 만들기 때문이다. 이를 통해 둔했던 신체 감각이 좀 더 예민하고 섬세하게 일깨워지는데, 이는 내면으로 들어갈 준비 단계이다. 비교적 집중하기 쉬운 신체의 자극을 통해 점차 심층적이고 집중하기 까다로운 마음의 상태에 집중할 수 있게 하는 것이다. 그런 의미에서 봤을 때 아사나 수련은 우리가 더 깊은 내면으로 집중하는 능력을 계발하는 훌륭한 도구라고 보아도 좋다.

● 구체적인 아사나 수련 방법

요가의 아사나 수련 초기에는 몸의 바깥쪽 근육의 자극이 먼저 느껴진다. 작고 섬세한 것들보다는 크게 느껴지는 부분들이 먼저 다가오는 것은 당연한 일이다. 어떤 사람을 처음 만났을 때 그 사람의 내면보다는 외모에 먼저 관심이 갈 수밖에 없는 것과 같다. 쉽게 보이는 것은 외모이고 아주 관심 있게 오랫동안 지켜보지 않으면 그 사람의 내면이 어떤지는 알 수가 없기 때문이다.

앉아서 앞으로 몸을 숙이는 전굴 자세를 예로 들면 다리 뒷면이 당기는 불편함이나 허리의 통증처럼 즉각적으로 반응하는 감각들이 가장 먼저 느껴진다. 요가 교사는 그 감각을 있는 그대로, 어떤 느낌인지 좀 더 자세히 바라보라고 할 것이다. 그러다 보면 그저 당기고 불편하다고 느껴졌던 감각이, '시원하게 당긴다' 또는 '찌릿하게 당긴다', '한쪽 다리 뒷면만 당긴다' 등 여러 가지 감각으로 나뉘어 느껴지기 시작한다. '당긴다'라는 감각 속에 더 다양한 갈래의 감각들이 숨어 있는 것이다. 우리의 감각이 둔했을 땐 미처 느껴지지 않았던 것들이 관찰하고 알아차리는 과정을 통해 조금씩 드러난다.

손가락이나 발가락 하나하나마다 연결된 근육과 인대, 관절은 모두 다르다. 요가의 아사나 수련은 그러한 것들을 섬세하게 느끼고 관찰하는 과정이다. 한 가지 예를 들면 엄지손가락 아래 뼈를 바닥으로 눌렀을 때 팔 안쪽을 통해 겨드랑이 안까지 연결된 긴 실 같은 신경들과 근육이 느껴지는지 관찰해보는 방식이다. 손가락은 모두 10개이니 10번 다 다른 신경과 근육을 느끼게 될 것이다. 한의원에서 침을 맞을 때 침을 놓는 부위가 찌릿하면서 다른 부위까지 자극이 가거나, 아픈 부위와 관련이 없다고 생각할 만큼 멀리 있는 부위에 침을 맞았는데 아픔이 낫는 것과 같은 원리이다. 이렇게 우리 몸 모든 곳에 존재하는 깊은 심층부의 근육과 수많은 갈래로 이어지는 신경을 느끼는 수련을 반복하면 감각이 점점 더 민감해지고 아주 작은 몸의 반응들을 매 순간 느낄 수 있게 된다.

이렇게 몸을 섬세하게 관찰하면, 마음의 변화가 몸으로 이어질 때의 감각도 느낄 수가 있게 된다. 사람들은 화가 나면 가슴이 답답하다고 한다. 화병이 있는 사람이 가슴을 주먹으로 치는 것도 그 이유일 것이다. 몸에서 일어나는 감각을 통해 그 감각에 이어져 있는 감정을 관찰하는 것은 꽤 흥미로운 일이다. 다음은 나의 실질적인 경험이다. 분노가 강할 때 배꼽 아래에서 뜨거운 불덩어리 같은 물질이 꿈틀대더니 그 물질이 마치 화산처럼 위로 올라와 순식간에 배꼽부터 목구멍까지 뜨겁게 만드는 과정이 느껴졌다. 그 느낌에 이어 평소 고질적인 통증이 있었던 왼쪽 목부터 연결된 왼쪽 약지의 저림과 동시에 왼쪽 허리 아래부터 발바닥까지 전기에 감전된 듯이 찌릿했으며 두통도 덩달아 따라왔다. 그것은 분노에 처했을 때 신체에 일어나는 구체적인 반응을 목격한 순간이었다. 매번 그런 것은 아니지만 확률적으로 매우 높게 분노라는 감정과 몸의 반응이 동반되며, 분노가 사라지고 평화로워지면 몸의 부정적인 반응도 점차 사라진다.

이러한 경험들은 우리의 몸과 마음이 서로 연결되어 있다는 것을 알려준다. 그러니 우리가 마음에 비해 쉽게 인지할 수 있는 신체 감각을 관찰할 줄 모른다면 마음을 들여다볼 방법을 터득하기는 더 어려울 것이다. 우리가 내면으로 들어가기 위해서는 아사나 수련을 하여 전신을 움직이고 깊게 자극하면서 그 자극을 관찰하고, 감각을 섬세하게 일깨우는 과정이 필요하다. 대부분의 사람들은 몸을 관찰하는 것보다 마음을 관찰하는 것을 더 어려워한다. 우선 몸을 들여다보고 관찰하는 연습을 충분히 하다 보면, 서서히 마음을 들여다볼 준비가 이루어진다. 아사나 수련을 하면서 몸을 관찰하고 있다면 다음과 같이 점차 심화해보자.

1   특정 자세를 통해 큰 근육의 자극 들여다보기
2   큰 근육의 자극 속에는 어떠한 다양한 갈래의 자극이 있는지 관찰해보기
3   몸을 둘러싸고 있는 큰 근육 밑에는 무엇이 있고 어떻게 움직이고 있는지 느껴보기(예: 소근육 → 관절 → 신경)
4   아사나 수련 시 몸을 어떻게 써야 부상 없이, 균형 있게 움직일 수 있는지 관찰해보기

꾸준히 아사나 수련을 통해 몸을 관찰하고 분석하기를 이어간다면 감각이 예민하게 발달되어 마음의 작용이나 변화도 예전보다 쉽게 인지할 수 있다. 마음의 변화는 실로 빠르고 무쌍하다. 마음이 순간순간 어떻게 작용하고 변화하는지, 또 몸과 어떤 연결성이 있는지 관심을 가져본다. 방법은 몸 바라보기와 마찬가지로 큰 감정 먼저 느껴보고 점차 그 속으로 들어간다. 가령 화가 난다면, 가슴의 답답함, 차오르는 열감을 인지하고 호흡을 관찰한 후 화가 날 때에 따라 올라오는 느낌과 생각들을 하나씩 인지하고 한 발 떨어져서 관찰하는 식이다.

트리스타나

/

빈야사(웃자이 호흡+아사나), 반다, 드리스티가 합일되는 것을 트리스타나(tristana)라고 한다. 아쉬탕가 요가의 핵심은 이 트리스타나 상태에 도달하는 것이며, 이를 이루기 위해서는 무수한 반복만이 방법이다. 매일 매트 위에 서서 수련하라는 말을 듣는 것은 아쉬탕가 요가 수련자들에게 매우 익숙한 일이다. "요가는 1%의 이론과 99%의 수련"이라는 말은 파타비 조이스의 유명한 격언이다.

파타비 조이스가 트리스타나에 대해 자세히 설명한 것은 찾아보기 어렵지만, 트리스타나라는 것은 호흡과 아사나, 반다와 드리스티 이 모든 것에 정신이 잘 집중되어 인체 내부의 에너지 변화까지 가져오는 심신일체의 상태를 말하는 것이라고 생각한다. 아쉬탕가 요가에 대해 아는 이들 사이에서는 트리스타나 상태에 이르는 것은 매우 어려우며 트리스타나 상태가 되면 엄청난 경지에 들어 평범한 사람이 아니게 될 것이라는 오해를 하는 경우를 종종 본 적이 있다. 이런 오해는 종교나 동양의 심신 수련을 하다가 특수한 경험 혹은 상태에 든 것을 지칭하는 언어를 접할 때 생기기 쉽다. 하지만 이런 상태들에 대해 어떠한 고정관념도 갖지 않고 마음을 열어두어야 더욱 다양하고 풍부한 체험을 할 수 있다. 트리스타나는 아쉬탕가 요가를 꾸준히 수련하면서 자신에게 온전히 집중하면 누구나 체득할 수 있다. 하지만 트리스타나를 비롯한 특수한 경험들은 머리로 이해하는 것이 아닌, 몸으로 직접 체득해야 알 수 있다.

똑같이 아쉬탕가 요가 수련을 해도 몸과 정신이 개운한 날이 있는가 하면, 어떤 날은 두통이 생기거나 머릿속에 안개가 낀 것처럼 개운하지 못한 날도 있다. 다음은 나의 경험담이다.

평소보다 몸이 가볍다고 느꼈던 어느 날이었다. 빈야사, 반다와 드리스티가 비교적 잘 합일된 상태에서 아쉬탕가 요가 수련을 마친 이후 생소하면서도 특별한 감각이 느껴졌다. 나는 한참 후에야 이것이 트리스타나 상태에 들었었고, 수련 이후의 특별했던 신체의 감각은 트리스타나로 인해 얻은 에너지의 변화임을 알게 되었다. 나는 어려서부터 늘 왼쪽 몸 전체의 마비 증세와 통증에 시달렸었는데, 항상 왼쪽 몸의 여기저기가 막혀 있는 듯했고 오른쪽에 비해 감각도 근육의 크기도 발달되지 못해 비대칭적인 상태였다. 그랬던 몸 왼쪽의 감각이, 아쉬탕가 수련이 매끄럽고 막힘 없이 잘 되었다고 느껴졌던 그 날, 수련 직후 마치 막힌 호스가 뻥 뚫려서 물이 콸콸 흐르는 듯한 느낌으로 가득했다. 그리고 늘 시달렸던 목과 어깨에서 허리와 다리로 이어지던 통증이 말끔하게 사라졌으며, 흥미롭게도 기복이 심하던 감정이 기쁨과 희열 속에서도 차분히 진정되었다.

트리스타나 상태라고 생각될 만큼 수련이 잘 된 날의 내 마음가짐은 '내려놓음'에 가까웠다. 잘하겠다는 의욕을 앞세우지 않고 그저 호흡과 움직임의 일치에 몰입하여 드리스티를 지켰으며 자세의 완성도에 대한 집착을 내려놓았다. 대신 전체의 흐름과 몸의 감각을 섬세하게 바라보고 관찰하는 것에 집중하다 보니 90분의 수련이 마치 30분밖에 하지 않은 것처럼 가뿐하고 수월했다. 그 이후로도 간혹 트리스타나 상태를 경험했고 약간 뜬구름 잡는 소리처럼 느껴졌던 트리스타나 상태에 이른다는 말이 실제로 있다는 것을 깨닫게 되었다.

오랜 기간 동안 내가 안내해온 요가 수련생들은 이와 비슷한 경험담을 가끔 들려준다. 물론 일반 요가 수련생인 그들에게 특별히 트리스타나 이론을 알려준 적은 없으니 그들은 그게 트리스타나라고 부르는 것인지는 모를 것이다. 트리스타나에 대해서 너무 어렵게 생각하지도 말고 그렇다고 그것을 빨리 경험하고 싶다는 욕망도 내려놓고 그냥 아쉬탕가 요가 수련 자체를 집중하고 즐긴다면 어느 누구든 트리스타나를 체험할 수 있을 것이다.

3
마이소르 시스템과 현재 운영 체제에 대해

아쉬탕가 빈야사 요가의 체계

／

아쉬탕가 요가는 세 가지 그룹으로 나누어져 있으며 총 여섯 개의 시퀀스로 이루어져 있다. 첫 번째인 프라이머리 시리즈(primary series), 두 번째인 인터미디어트 시리즈(intermediate series), 세 번째인 어드밴스드 시리즈(advanced series) 그룹이며, 세 번째 그룹인 어드밴스드 시리즈는 다시 A, B, C, D로 나뉜다. 각각의 시리즈는 앞의 한 단계를 숙지하고 다음 단계로 넘어가도록 되어 있다.

프라이머리 시리즈는 파타비 조이스가 요가 치킷사(yoga chikitsa)라고 하였는데, 신체를 정화하고 균형을 이루게 한다는 의미라고 한다. 풀(full) 시리즈와 하프(half) 시리즈로 나누기도 하는데, 하프 시리즈는 시간적 혹은 체력적으로 풀 시리즈를 모두 수련하기 어려운 이들에게 제공된다.

세컨드(second) 시리즈라고도 불리는 인터미디어트 시리즈는 신경계통을 정화시키며, 파타비 조이스는 이를 나디 쇼다나(nadi shodhana)라고 했다. 나디 쇼다나는 인도 전통 하타 요가의 코로 연결되는 나디와 그 나디로 흐르는 에너지를 정화하는 호흡 수련법이기도 하다.

서드(third) 시리즈로 불리는 어드밴스드 시리즈는 스티라 바가(sthira bhaga)라고 하며, 이를 수련하는 이들은 전 세계적으로도 드물다.

전 세계 대부분의 아쉬탕가 수련자들이 프라이머리 시리즈를 가장 많이 수련하고 있으며, 프라이머리 시리즈만 숙지하는 데에도 몇 년이 걸린다.

마이소르와 수련 현장

／

인도 남부의 마이소르 지역은 아쉬탕가 요가의 본고장이라고 할 수 있다. 아쉬탕가 요가의 창시자인 파타비 조이스는 오랜 세월 이 지역에서 요가를 수련하고 그의 제자들을 가르쳐왔다. 파타비 조이스는 향년 93세이던 2009년 작고하였고, 현재는 그의 손자인 샤라스 조이스(샤라스(ji))[1]가 마이소르에서 아쉬탕

---

1   인도에서는 스승이라는 단어 '구루'에 경칭의 의미인 ji를 붙여 쓴다.

가 요가를 지도하고 있다. 예전부터 마이소르에서는 꾸준히 아쉬탕가 요가를 수련하면서 정기적으로 마이소르를 방문하고, 구루(스승)인 파타비 조이스와 샤라스 조이스에게 헌신적인 아쉬탕가 요가 학생에게 '공인 교사(Authorized teacher)' 자격을 부여해왔다. 이 과정은 몇 년씩 걸리며 조건이 쉽지는 않기 때문에 공인 교사 자격을 취득한 아쉬탕가 요가 수련자는 세계적으로도 그다지 많지는 않았다.

마이소르에서 인정한 아쉬탕가 요가 공인 교사가 되기 위해서는 1년에 한 번씩 서너 해 이상 마이소르에 방문을 해야 하며, 스승에게 헌신해야 한다는 조건이 있다. 한국의 정서로는 이해가 쉽지 않겠지만 인도에서는 스승을 하늘처럼 우러르며 헌신하는 문화가 있다. 헌신은 인도에서 중요한 가치관이다. 스승과 제자 사이는 매우 밀접한 관계이고 제자는 스승을 아버지처럼 여기며, 스승에 대한 제자의 헌신이 강조되는 경우가 많은데 이는 미누 법전에 명시되어 있을 정도로 당연한 것이다. 이러한 인도의 문화적 전통은 과거 오랜 세월 동안 지속되어 왔으며 카스트 제도의 가장 위에 위치한 사제 계급인 브라만들은 어릴 때부터 스승의 집에서 기거하며 교육을 받는 관습이 있다. 브라만 출신인 파타비 조이스 또한 그의 스승 크리슈나 마차리야에게 매우 헌신적이었다고 전해지며, 이러한 문화적 영향을 받아서인지 마이소르에서도 스승에 대한 학생의 헌신적 태도를 매우 중시하는 분위기가 있다.

스승인 파타비 조이스(현재는 샤라스 조이스 또는 샤라스(ji))가 인정했다는 의미의 공인 교사 자격은 꾸준한 수련뿐 아니라 정기적인 방문을 하고 겸허하며 헌신적인 학생에게만 부여되는 것이기 때문에 이 조건을 충족시키는 것은 까다로운 일이다. 한국에 아쉬탕가 요가가 보급되기 시작한 2000년대 중반까지는 한국인 출신의 아쉬탕가 공인 교사는 없었다. 그 이후 한국에 아쉬탕가 요가 마니아층이 형성되고 세월이 흐르면서 공인 교사 자격을 받은 이들이 국내에도 다수 탄생했다. 그중의 한 분인 서문식 선생님께 마이소르 수련의 궁금점에 대해 질문하였다.

Q1. 마이소르에서 지도하는 시리즈는 어떤 종류가 있나요?

Ⓐ 기본적으로 프라이머리 시리즈를 수련합니다. 서드 시리즈(어드밴스드 시리즈) 이상을 수련하는 이가 간혹 있어요. 하지만 보통 세컨드 시리즈(인터미디어트 시리즈) 초중반을 수련하며 그 이상은 극소수지요.[1] 아쉬탕가 요가에 헌신하고 마이소르를 꾸준히 방문한다면 본인의 아사나 진도는 그만큼 늘어납니다. 마이소르에서의 수련은 여러 가지 측면에서 수행에 많은 도움이 됩니다.

Q2. 다음 아사나 혹은 시리즈로 넘어가는 기준 혹은 지침이 정해져 있나요?

Ⓐ 특별히 정해진 룰은 없고, 스승의 판단 하에 결정됩니다. 예를 들어 카포타 아사나는 뒤로 젖혀 양손으로 발을 잡아야 다음으로 넘어가는 것이 보편적일 것 같지만, 무조건 그런 것은 아니며 이전 단계를 하

---

1   이들 시리즈는 모두 순차적으로 수련해야 하며, 학생이 자기 임의대로 다음 단계를 수련하는 것은 금지되어 있다. 예를 들어 가장 첫 번째인 프라이머리 시리즈를 온전하게 수련할 수 있다고 스승이 판단하면 다음 시리즈인 인터미디어트 시리즈로 넘어가라는 허락을 받는다. 여섯 개의 시리즈는 물론이고, 한 시리즈 내의 아사나들도 순서가 있다. 이 아사나들도 다음 단계의 고난도 자세로 넘어가려면 스승(과거에는 파타비 조이스, 현재는 샤라스(ji))의 허락이 있어야 한다.

지 못하더라도 다음 단계로 넘어가라는 피드백을 들을 수도 있어요. 요가와 스승에게 헌신하는 정도나 태도에 따라 달라집니다.

Q3. 공인 교사 자격은 어떤 과정을 거쳐야 받을 수 있나요?

Ⓐ 인도에서 2~3개월 이상 머무르며 수련하는 과정을 총 3~5회를 채워야 공인 교사 자격을 준다는 룰이 과거의 기준이었는데요. 파타비 조이스가 작고하고 현재는 샤라스(ji)가 마이소르의 아쉬탕가 연구소를 운영하면서 다소 바뀌었습니다. 현재 3번의 연속적인 방문과 총 6개월의 수련을 채운다면 공인 교사 자격을 요청할 수 있습니다. 레벨 1과 2가 있는데, 제 기억으로는 에카파다 시르사 아사나와 드위파다 시르사 아사나 이상으로 넘어가면 레벨 2를 받는 것으로 알고 있습니다.

Q4. 샤라스(ji)가 현장의 학생들을 모두 지도하나요?

Ⓐ 인원이 많기 때문에 샤라스(ji)가 모두 지도하는 것은 아니고, 시즌마다 마이소르를 방문하는 공인 교사 중에서 보조 교사 신청자를 받아요. 그중 몇몇 학생을 선정하여 타임당 2, 3명의 보조 선생님이 들어갑니다. 하지만 진도를 줄 수 있는 건 오직 샤라스(ji)뿐이죠.

Q5. 마이소르에서 하는 아쉬탕가 요가의 한 클래스에 몇 명 정도가 들어가나요?

Ⓐ 이전에는 한 반에 70여 명이었는데, 현재는 더 넓은 곳으로 옮겼어요. 레드 클래스의 경우 많으면 대략 200~300명 정도까지도 들어가는 것 같아요. 하지만 코로나 이후 매트의 간격을 넓혀 최근에는 좀 더 적은 수의 수련자가 들어가는 것 같더군요.

Q6. 마이소르 현지에서는 레드 클래스와 셀프 클래스[2]를 둘다 진행하나요? 만약 그렇다면 어느 클래스에 비중을 더 두고 있나요?

Ⓐ 화요일~금요일은 각자 진도에 맞는 셀프 수련을 하고 토요일은 한 클래스에 모두 모여서 프라이머리 시리즈를 수련합니다. 월요일에는 프라이머리 레드 클래스가 끝난 후 인터미디어트 레드 클래스가 있습니다. 인터미디어트 레드 클래스의 공포는 정말 큰데요. 카포타, 바카, 핀차, 티티바 같은 자세에서 카운트가 정말 길기 때문에 이 클래스에 들어가는 어드밴스드 수련생들은 생각보다 많은 스트레스를 받는답

---

2   아쉬탕가 요가에서 레드 클래스란 교사의 구령에 따라 일제히 아쉬탕가 요가 시퀀스를 수련하는 것을 말하고, 셀프 클래스란 각자 아쉬탕가 시퀀스를 자기 호흡에 맞춰 수련하는 것을 말한다. 레드 클래스는 모두 함께 시작하고 끝나며, 셀프 클래스는 각자의 호흡과 신체 상태에 따라 진행 속도가 개인마다 다르다.

니다. 그래서 그 전날인 일요일에 함부로 뭘 하지를 못해요. 이야기하고 보니 '인도에 왔으면 수련에 집중해!' 라는 스케줄이네요. 샤라스(ji)도 분명히 힘든 것을 아실 테지만 일부러 이렇게 시킨다는 생각도 듭니다. 저는 개인적으로 군대에서 유격 훈련 받던 생각이 나서 유격 레드라고도 부릅니다. 본국에 돌아가서 수련해도 일주일에 하루는 꼭 프라이머리 시리즈를 해야 하는 것도 룰입니다.

Q7. 현재 한국 공인 교사는 몇 명이나 되나요?

Ⓐ 상당히 많습니다. 홈페이지 sharathyogacenter.com에 들어가면 확인이 가능합니다. 현재 38명이고 인구 대비 아시아에서 가장 많은 숫자네요. 리스트에 아직 올라가지 않은 분들이 있어서 더 많을 거라고 예상합니다.

Q8. 마이소르에서 아쉬탕가 요가의 가치관에 대해 무엇을 강조하는지 궁금한데요. 아사나에 대한 많은 피드백이 있나요?

Ⓐ 수련 시간 외에는 오히려 아사나보다는 여러 가지 삶의 형태에 대해 많은 이야기를 합니다. 주말마다 컨퍼런스를 여는데, 이 자리에서는 샤라스(ji)가 아사나를 제외한 여러 가지 질문을 받고 조언을 해줍니다. 수련자의 어려운 상황, 에너지 측면에 대한 것, 세계 평화 등 정말 많은 질문을 주고받는데, 다양한 가치에 대한 논의와 상담의 장이 되지요.

Q9. 아사나만이 요가의 전부는 아니라는 것을 강조하는 것일 수 있겠네요.

Ⓐ 네 맞습니다. 요가 수련의 시작이 아사나일 뿐이지 오랜 기간 요가를 하다 보면, 하루 한 시간의 요가 수련을 위해 내려놓아야 할 것들이 정말 많다는 것을 깨닫게 됩니다. 사회적 관계나 자기 스스로를 대하는 방식도 그렇고요. 아사나 수련을 열심히 하다 보면 에고라 부를 만한 무언가가 자꾸 올라옵니다. 타인과 자신의 아사나를 비교하고 심지어는 과거의 자신, 미래의 자신과 경쟁하게 됩니다. 샤라스(ji)는 이런 상황에서 고민하는 학생들의 질문에 간단한 대답을 잘해주셨어요. 한번은 "왜 채식을 해야 하나요?"라는 질문에 "다들 입술을 벌리고 '이~' 하면서 치아를 봐라. 우리의 치아는 맹수들의 날카로운 이빨과 다르게 소와 같은 모양을 하고 있다. 그러니까 채식을 해야 한다"라고 대답하셨습니다. 재치 있고 수긍 가능한 이야기 아닌가요? 하지만 저는 채식을 하지는 않습니다.

Q10. 마이소르에 가서 아쉬탕가 요가를 하면서 좋았던 점은 무엇인가요?

Ⓐ 요가를 하기에 적합한 기후, 여유 시간, 문화 등 다채로운 경험을 하게 됩니다. 마이소르에서는 요가 수련 후 갖게 되는 개인 시간이 참 좋았어요. 또 한국에서 보내는 치열한 일상과의 완벽한 단절, 이 부분

에 다들 크게 만족합니다. 긴 휴가가 없는 한국의 문화에서는 이런 시간을 보내기가 어렵고 수련을 방해하는 요소들이 많은데, 마이소르에서는 딱 요가에만 집중할 수 있으니 아사나적으로도 많은 변화가 생기고요. 운이 좋으면 세계적으로 유명한 선생님들과 옆자리에서 같이 수련을 하기도 하지요. 한번은 키노 선생님 옆에서 세컨드 레드 클래스를 같이 했는데 드리스티는 사라지고 자꾸 키노 선생님께 눈이 가더라고요. 한두 달 길게 있으면 정말 많은 스토리가 생깁니다. 개인적으로 가장 좋았던 점은 제 스승님인 바유 선생님을 마이소르에서 만난 것입니다.

Q11. 아쉬탕가 요가를 매우 좋아하지만, 마이소르에 가지 못하는 상황에 처해 있는 사람들을 위해 조언을 해주세요.

Ⓐ 이슬람인들은 메카로, 기독교인은 예루살렘으로 성지순례를 가는 것처럼 요가를 하는 이들이 인도에 가는 것은 상징적인 의미가 크다고 생각해요. 많은 분들이 공인 교사가 되거나 이력에 도움될 것을 염두에 두고 인도를 방문하지만, 오직 그런 점에만 의미를 두면 마이소르에 가서 너무 한정적인 것만을 느끼고 오게 돼요. 요가의 본고장인 인도의 문화를 느끼고, 아쉬탕가 요가의 메카와 같은 마이소르에 가서 그곳의 분위기를 직접 느끼고 체험하면 그 자체로 즐거울 수 있어요. 그런데 특정 목적만을 가지고 가면 더 많이 힘들어하게 됩니다. 예를 들어 더 많은 자세 진도를 받으려 했다거나 공인 교사 자격을 얻고자 하는 마음으로 마이소르에 갔다가 계획이 어그러지면 낙심이 커지기 때문이에요. 마음 편하게 특별히 무엇을 목적하지 않고 다녀온다면 좋은데, 목적이 뚜렷하다면 오히려 마이소르 방문을 다음으로 미루고 그런 것에 편안해질 때 가는 것이 좋아요. 이제는 공인 교사가 많기 때문에 어드밴티지를 누리려면 마이소르를 다녀오는 것 자체보다는 자기 힘을 키우는 것이 더 중요하다고 생각합니다.

Q12. 선생님은 아쉬탕가 요가만 하나요?

Ⓐ 네. 다른 요가를 따로 할 시간이 없어서 아쉬탕가 요가만 하고 있어요. 다른 요가는 마치 외식하는 느낌으로 가끔 수련하지요.

Q13. 요가 수련을 하면서 어떤 변화를 겪었나요?

Ⓐ 많은 변화가 있었지만 '나도 뭔가 할 수 있는 사람이구나'라고 생각의 방향이 바뀌었습니다. 어린 시절에는 뭘 해도 항상 뒤처지는 학생이어서 소극적이었고 자존감도 많이 낮았습니다. 요가를 시작한 이후 반복되는 수련에서 작은 성취를 이루고 그게 쌓이다 보니 자연스레 한층 성장한 나를 발견했습니다. 5년차에 느끼는 게 다르고 10년이 지나면 또 다르죠. 이제 거의 20년을 앞두고 있는데 아직도 진행 중인 변화에 요가가 지루할 틈이 없네요.

Q14. 이 책의 독자들에게 조언을 부탁드립니다.

Ⓐ 어떤 이들은 아쉬탕가 요가나 하타 요가 수련자들이 아사나를 열심히 하는 것을 보고, 몸만 움직이고 이론이나 마음 공부를 등한시한다는 비판을 하기도 해요. 하지만 길은 하나로 통한다고 생각합니다. 아사나 수련을 열심히 하면 수련을 하다가 다쳤을 때, 나태해졌을 때와 같이 일상적 생활에서 겪는 많은 일들을 수련실 내에서도 똑같이 겪고 거기에서 배우고 깨닫는 점들도 많아요. 타인의 비난에 일희일비하지 말고, 같은 곳을 바라보는 도반들과 함께 내가 믿는 길, 보는 길로 올곧게 간다면 그게 가장 좋은 일이 아닐까 생각합니다.

일러두기

▶ 책 본문 중에서

· 원래 아쉬탕가 요가는 한 번의 들숨 또는 날숨에 아사나를 취한 다음 다섯 번 연속 호흡한다. 그러나 숨 한 번에 신체 관절들을 여러 차례 구부리고 비트는 자세를 만들어내는 것은 매우 어려운 일이다. 어려운 자세의 경우 한 번의 숨에 맞춰 무리하게 자세를 만들다 약한 부위에 부상을 입을 위험이 있다. 마이소르에서는 숨 한 번에 아사나를 완성하도록 지시하지만, 숙달되지 않은 수련자 입장에서는 그것이 어렵다는 점을 감안하여 본문에서는 몇몇 자세에서 임의로 호흡을 나눠서 할 수 있도록 설명했다. 설명이 안 되어 있는 자세이더라도 자신이 버거우면 호흡을 한두 번 더 하며 조금 더 천천히 자세를 완성해도 무방하다.

▶ 준비물

· **개인 매트와 작은 수건**: 아쉬탕가 요가는 땀이 많이 나기 때문에 개인 매트를 사용해야 하며, 흘러내리는 땀을 닦을 수건이 필요하다.

▶ 주의점

· **머리카락을 잘 정리할 것**: 아쉬탕가 요가를 하면서 숙이고 젖히고 뒤로 구르다 보면 금세 '산발'이 된다. 헤어 밴드 등을 준비하거나 머리를 단정히 묶어 머리카락이 수련에 방해되지 않게 하는 것이 좋다.

· **공복에 수련할 것**: 아쉬탕가 요가는 웃디야나 반다를 기본으로 하여 신체를 깊게 구부리고 강하게 비틀어 복부를 자극하는 자세들이 많다. 위장에 음식이 남은 채로 아쉬탕가 요가를 수련한다면 속이 매우 불편할 수 있다. 그렇다고 해서 너무 허기진 상태에서 수련하는 것은 근육을 조절할 에너지가 부족해지기 쉽기 때문에 부상의 위험이 커진다. 수련 전의 마지막 식사는 비교적 가볍게 하고, 만일 고기와 같이 소화에 시간이 걸리는 음식을 먹은 후라면 충분히 소화가 된 뒤에 수련할 것을 권한다.

· **통증**: 근육이 힘을 내기 위해 수축할 때 생기는 약간의 둔통은 위험하지 않으며 오히려 전혀 힘든 느낌이 없다면 운동 효과가 없을 수 있다. 단 관절이나 근육 일부에서 느껴지는 날카로운 통증, 특정 부위의 저린 느낌은 부상 위험을 알려주는 신호일 수 있으므로 주의 깊게 살펴야 한다.

· **어깨의 긴장**: 어깨에 힘이 들어가 위로 들리지 않도록 주의한다. 특히 몸을 앞으로 굽히는 자세를 할 때 습관적으로 어깨에 힘이 들어가 승모근의 뭉침이 발생하기 쉽다. 어깨의 힘을 빼라는 지시는 대부분의 자세 설명에서 표기했다.

- **지나친 의욕에 주의할 것**: 여럿이 함께하는 요가 수련실에 들어가면 경쟁 심리가 자극될 때가 있다. 특히 아쉬탕가 요가에는 어려운 자세가 많다 보니 도전 의욕이 생기고 경쟁 심리가 일어나 무리하는 경우도 발생하기 쉽다. 그럴 때에는 자기의 마음을 주시하고, 무리하게 도전을 하는 것이 아닌지 살펴야 한다. 다른 누군가보다 더 뛰어나게 잘하고 싶다는 욕망이 생기거나, 빨리 다음 단계의 난이도가 높은 자세를 하기 위해 마음이 조급해지고 있지는 않은지 항상 스스로 살펴 그러한 유혹들을 뿌리치도록 한다. 다른 수련자들의 실력이 어떠한지, 교사가 나를 어떻게 볼지, 내가 자세를 얼마나 잘 하느냐 마느냐는 모두 외부적인 것들이다. 외부적인 것들에 집착하면 마음의 평화가 흐트러지기 쉬우며, 이는 제대로 된 요가 수련이라고 할 수 없다. 자세와 호흡이 끊임없이 이어지며 다른 생각할 틈이 없게 만드는 빈야사의 흐름을 즐기며 내면에 온전히 집중했을 때에 올바른 수련이 되고 진정한 아쉬탕가 요가의 묘미를 맛볼 수 있다.

▶ **수련 시 핵심 포인트**

- **반다와 호흡**: 반다 특히 웃디야나 반다는 웃자이 호흡과 함께 아쉬탕가 요가 수련이 끝날 때까지 지속한다. 몸의 움직임에 따라 반다와 호흡의 강약이 계속 변하지만, 멈추는 것은 아니다. 본문에서 반다라고 표기한 부분은 웃디야나 반다를 가리킨다.

- **토대**: 아사나마다 바닥과 닿아 있는 신체에 무게 중심을 싣도록 설명했다. 모든 자세는 어떤 부위이든 반드시 바닥과 연결되어 있다. 자세마다 가장 하단에 위치한 부위로 바닥을 눌러 묵직하게 잡아주는 것은 마치 기둥 아래 주춧돌을 견고하게 두는 것과 같다. 주춧돌이 기우뚱하거나 제대로 다져지지 않았다면 기둥이 기울게 되고 금세 무너질 것이다. 토대를 다지는 것은 자세를 안정화하며 신체 에너지를 효율적으로 사용하기 위한 중요 포인트이다.

▶ **아사나 영문 표기법**

- 이 책에서 나오는 아사나들의 산스크리트 이름 영문 표기는 파타비 조이스의 방식을 따랐으며, 국제적으로 표기하는 산스크리트의 로마자 표기와 다른 부분들이 다소 있다. 예를 들어 아쉬탕가 요가는 기존 산스크리트 로마자 표기법으로는 'astanga yoga'이나, 파타비 조이스의 요가에서는 'ashtanga yoga'라고 한다. 또한 편의상 산스크리트의 장음이나 권설음 등과 같은 특수 표기를 하지 않았다.

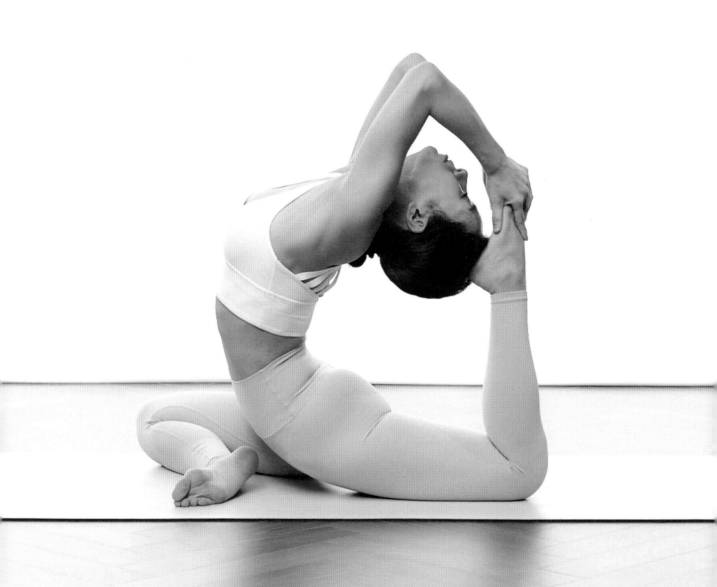

ASHTANGA VINYASA YOGA PRIMARY SERIES

아쉬탕가 빈야사 요가 프라이머리 시리즈

아쉬탕가 프라이머리 QR코드

아쉬탕가 빈야사 요가 프라이머리 시리즈 시퀀스(90분)

수리야 나마스카라 A(Surya namaskara A, 태양 경배 체조 A)-5회 반복

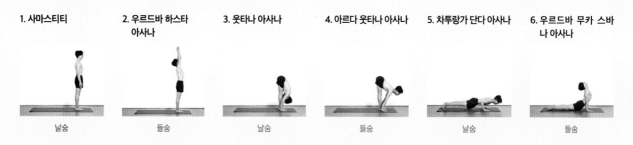

1. 사마스티티	2. 우르드바 하스타 아사나	3. 웃타나 아사나	4. 아르다 웃타나 아사나	5. 차투랑가 단다 아사나	6. 우르드바 무카 스바나 아사나
날숨	들숨	날숨	들숨	날숨	들숨

수리야 나마스카라 B(Surya namaskara B, 태양 경배 체조 B)-3회 반복

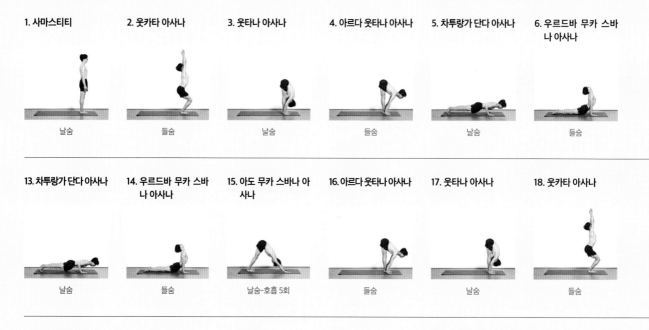

1. 사마스티티	2. 웃카타 아사나	3. 웃타나 아사나	4. 아르다 웃타나 아사나	5. 차투랑가 단다 아사나	6. 우르드바 무카 스바나 아사나
날숨	들숨	날숨	들숨	날숨	들숨

13. 차투랑가 단다 아사나	14. 우르드바 무카 스바나 아사나	15. 아도 무카 스바나 아사나	16. 아르다 웃타나 아사나	17. 웃타나 아사나	18. 웃카타 아사나
날숨	들숨	날숨-호흡 5회	들숨	날숨	들숨

스탠딩 시퀀스(The standing sequence, 선 자세 시퀀스)

· 각 자세마다 호흡은 5회 실행한다.
· 오른쪽 → 왼쪽 순서대로 진행한다. 단 비라바드라 아사나 B의 경우
  만 예외적으로 왼쪽을 먼저 한다.
· 각 자세가 끝나면 사마스티티로 돌아간다(T로 표시).

T: 사마스티티
V: 빈야사

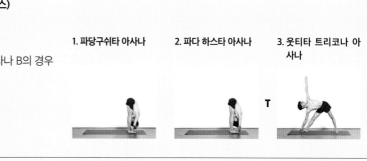

1. 파당구쉬타 아사나	2. 파다 하스타 아사나	3. 웃티타 트리코나 아사나

     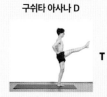

10. 프라사리타 파도타나 아사나 D	11. 파르스보타나 아사나	12. 웃티타 하스타 파당구쉬타 아사나 A	13. 웃티타 하스타 파당구쉬타 아사나 B	14. 웃티타 하스타 파당구쉬타 아사나 C	15. 웃티타 하스타 파당구쉬타 아사나 D

7. 아도 무카 스바나 아
사나

8. 아르다 웃타나 아사나

9. 웃타나 아사나

10. 우르드바 하스타 아
사나

11. 사마스티티

 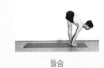 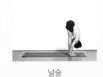 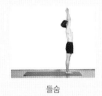 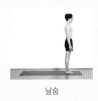

날숨-호흡 5회

들숨

날숨

들숨

날숨

---

7. 아도 무카 스바나 아
사나

8. 비라바드라 아사나 A

9. 차투랑가 단다 아사나

10. 우르드바 무카 스바
나 아사나

11. 아도 무카 스바나 아
사나

12. 비라바드라 아사나
A

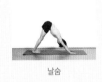

날숨

들숨

날숨

들숨

날숨

들숨

---

19. 사마스티티

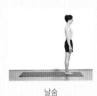

날숨

---

4. 파리브르타 트리코나
아사나

5. 웃티타 파르스바코나
아사나

6. 파리브르타 파르스바
코나 아사나

7. 프라사리타 파도타나
아사나 A

8. 프라사리타 파도타나
아사나 B

9. 프라사리타 파도타나
아사나 C

T 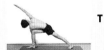T

---

16. 아르다 밧다 파드모
타나 아사나

17. 웃카타 아사나

18. 비라바드라 아사나
A

19. 비라바드라 아사나
B

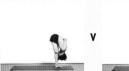V V 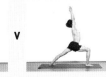 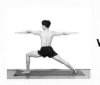V

시티드 시퀀스(The seated sequence, 앉은 자세 시퀀스)

· 각 자세마다 호흡은 5회 실행한다.
· 오른쪽 → 빈야사 → 왼쪽 → 빈야사 순서대로 진행한다.
· 파스치모타나 아사나는 원래 A, B, C, D가 있지만 현재는 A와 C만
  하는 추세이다.
V: 빈야사
C: 차크라 아사나(뒤 구르기)

1. 단다 아사나	2. 파스치모타나 아사나 A	3. 파스치모타나 아사나 C
		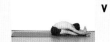 V

10. 마리챠 아사나 A	11. 마리챠 아사나 B	12. 마리챠 아사나 C	13. 마리챠 아사나 D	14. 나바 아사나	15. 부자피다 아사나
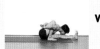 V	V	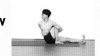 V	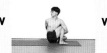 V	V	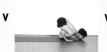 V

22. 우파비스타 코나 아사나 A	23. 우파비스타 코나 아사나 B	24. 숩타 코나 아사나 A	25. 숩타 코나 아사나 B	26. 숩타 파당구쉬타 아사나 A	27. 숩타 파당구쉬타 아사나 B
	V		V	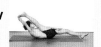	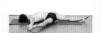

피니싱 시퀀스(The finishing sequence, 마무리 시퀀스)

· 각 자세마다 호흡수가 다른 관계로 사진 아래 표기한다.
V: 빈야사
C: 차크라 아사나(뒤 구르기)

1. 살람바 사르방가 아사나	2. 할라 아사나	3. 카르나피다 아사나
호흡 10회	호흡 8회	호흡 8회

10. 밧다 파드마 아사나	11. 파드마 아사나	12. 톨라 아사나	13. 사바 아사나
		V	
호흡 10회	호흡 10회	호흡 10회	휴식 5~15분

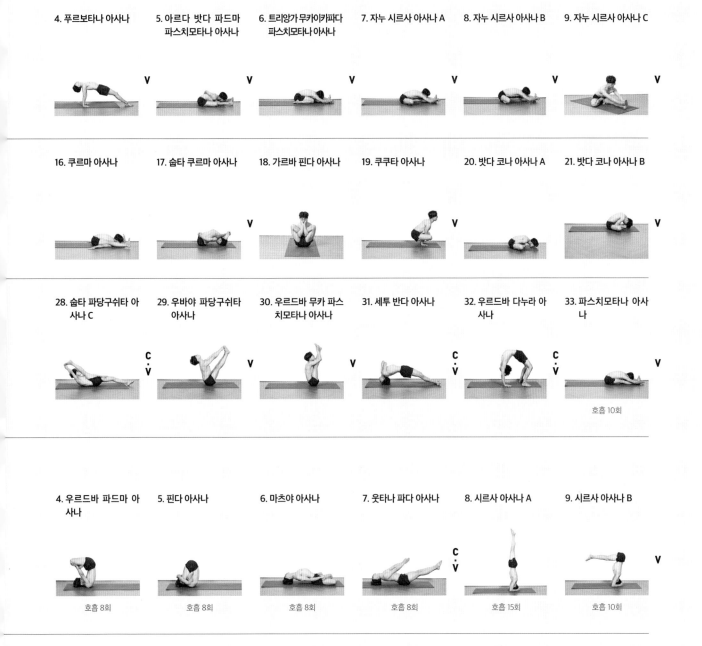

| 4. 푸르보타나 아사나 | 5. 아르다 밧다 파드마 파스치모타나 아사나 | 6. 트리앙가 무카이카파다 파스치모타나 아사나 | 7. 자누 시르사 아사나 A | 8. 자누 시르사 아사나 B | 9. 자누 시르사 아사나 C |

| 16. 쿠르마 아사나 | 17. 숩타 쿠르마 아사나 | 18. 가르바 핀다 아사나 | 19. 쿠쿠타 아사나 | 20. 밧다 코나 아사나 A | 21. 밧다 코나 아사나 B |

| 28. 숩타 파당구쉬타 아사나 C | 29. 우바야 파당구쉬타 아사나 | 30. 우르드바 무카 파스치모타나 아사나 | 31. 세투 반다 아사나 | 32. 우르드바 다누라 아사나 | 33. 파스치모타나 아사나 |

호흡 10회

| 4. 우르드바 파드마 아사나 | 5. 핀다 아사나 | 6. 마츠야 아사나 | 7. 웃타나 파다 아사나 | 8. 시르사 아사나 A | 9. 시르사 아사나 B |

호흡 8회 · 호흡 8회 · 호흡 8회 · 호흡 8회 · 호흡 15회 · 호흡 10회

1

수리야 나마스카라(태양 경배 체조)

SURYA NAMASKARA

'수리야'는 태양을 뜻하고 '나마스카라'는 존경과 공경의 인사이다. 태양 경배 체조라고 흔히 번역하는데, 태양에 대한 경배라는 뜻에 거부감이 든다면 나의 내면에 현재 존재하고 있는 신성에게 존경과 공경의 마음을 보내는 것도 좋다. 수리야 나마스카라는 '요가' 상태로 가기 위한 수행에서의 첫 걸음이며 충분히 몸을 달궈줌과 동시에 정처 없이 떠돌던 정신을 내면으로 집중시켜주는 과정이기도 하다.

몸+마음+영혼의 결합을 연습하는 첫 시도

수리야 나마스카라는 요가 장르에 따라 몇 가지 다른 방식으로 소개되어 왔는데 어떤 것은 맞고 어떤 것은 틀리다고 말 할 수는 없다. 모든 수리야 나마스카라는 들숨과 날숨, 드리스티(응시점), 반다(잠금)가 결합되어 움직여야 하는 규칙들을 따르며 이 결합들을 집중해서 느끼고 움직이는 명상의 상태가 되어야 한다. 이 규칙들을 따르지 않고 그저 신체의 움직임에만 몰두한다면 그것은 '운동'일뿐 실제 요가 수행을 한다고 말할 수 없다.

이 과정은 호흡과 동작이 일치되어 지속적으로 이어지는 빈야사 방식으로 약 15분 정도 반복 수행하게 될 것이다. 이것이 빈야사의 기초이며 본격적인 시퀀스에서 다루는 빈야사의 방법도 여기에서 출발한다. 수련하는 동안 파도 위에서 서핑을 타듯 호흡의 리듬에 맞춰 몸을 움직여보도록 하자.

빈야사를 이끌어가는 가장 중요한 요소 중 하나인 호흡은 움직임의 원천이 되고, 호흡과 반다의 결합은 에너지를 내부로 끌어당겨 오며 그 에너지는 육체와 정신을 조절한다. 눈은 몸의 밸런스와 응시점(드리스티)을 향하고, 귀로는 웃자이 호흡의 소리를 들으며, 손과 발의 감각은 땅에서 올라오는 견고한 에너지를 느낀다. 수리야 나마스카라는 모든 요소들이 결합되어가는 과정을 몸소 경험해볼 수 있는 잘 짜여진 프로그램이다.

수리야 나마스카라를 진행하는 동안 쉬는 시간 없이 계속해서 몸을 움직이게 되는데, 이러한 단순 반복되는 움직임은 몸 내부에서 열을 만들어낸다. 이 열은 몸의 온도를 상승시키고 근육과 관절을 부드럽게 하며 혈행 증가를 위해 혈관을 확장시킨다. 이 과정을 통해 땀을 배출해내고 그 땀은 몸의 독소를 밖으로 내보내는 역할을 하게 된다. 아사나 수련에 들어갔을 때 근육과 관절이 안전할 수 있도록 도와주는 준비운동 개념이기도 하다.

전체 시퀀스의 첫 단계인 만큼 가벼운 마음으로 부드럽게 시도해보자. 자세가 완벽하지 않아도 좋다. 자세 하나를 완벽히 만들고자 하는 것보다는 전체적인 흐름에 집중하고 호흡이 몸 구석구석의 공간들을 채우는 느낌을 관찰해본다.

수리야 나마스카라 A는 5회, B는 3회 반복한다. 아직 무리라고 느껴진다면 횟수를 줄여서 시작하고 체력이 올라감에 따라 횟수도 함께 늘려간다.

발과 손 사용법

수리야 나마스카라에서는 발이 토대가 되는 자세와 손과 발이 동시에 토대가 되는 자세가 반복적으로 나온다. 토대는 우리 몸의 무게를 감당하고 있는 주춧돌이며 몸이 흔들리지 않게 잡아주는 뿌리 역할을 하기도 한다. 손과 발은 땅의 에너지를 흡수해 몸 가운데로 끌어 올리고 다시 척추를 통해 사지로 뻗어나가게 도와준다. 발로 바닥을 누르고 움켜쥐는 힘이 허벅지로 올라가 엉덩이와 아랫배로 연결된다면 손바닥의 힘은 팔 근육을 통해 어깨로 올라가고 등을 지나 아랫배로 간다. 힘이 이동하는 동선은 다르지만 원리는 같다. 토대의 사용법을 제대로 알고 아사나를 수행해야 부상의 위험을 줄일 수 있으며 바닥을 밀어내고 쥐는 요령을 통해 몸통의 힘을 최대한 효율적으로 사용할 수 있다. 여기서 설명하는 발과 손의 사용법은 수리야 나마스카라뿐만 아니라 모든 시퀀스에서 공통으로 적용된다.

발 사용법

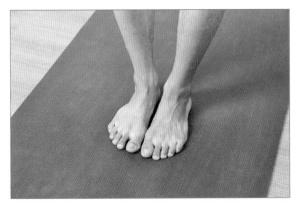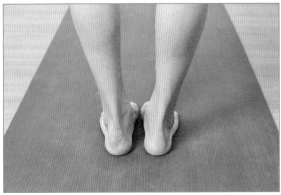

가능한 만큼 발가락 전체를 부채처럼 펼치고 선다. 이때 두 번째 발가락이 정면을 향하게 놓고 양쪽 엄지발가락은 서로 붙인다. 발은 앞쪽이 넓고 뒤가 좁기 때문에 두 번째 발가락을 기준으로 11자로 섰을 때 뒤꿈치가 살짝 떨어지게 되는 것이 자연스럽다.

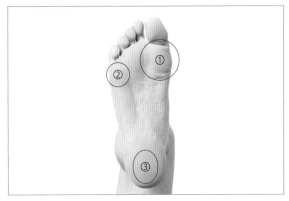

①엄지발가락 아래 뼈, ②새끼발가락 아래 뼈, ③발뒤꿈치 가운데 뼈, 이 세 지점이 바닥을 누르는 힘의 포인트이다. 한군데라도 바닥에서 떨어지면 몸 전체의 불균형이 시작되고 흔들리게 된다.

세 지점에 힘을 주어 바닥을 누르고 발가락과 발바닥 전체로 바닥을 부드럽게 움켜쥔다. ④발바닥 안쪽에 아치 형태의 공간이 생기는데 이것이 무릎 관절에 가해질 수 있는 직접적인 압박을 감소시켜준다. 무릎 관절의 꽉 찼던 힘이 허벅지 근육의 부드러운 수축으로 옮겨갈 것이다.

아무리 해봐도 발바닥 안의 아치가 안 보인다면, 새끼발가락 아래 뼈의 힘이 부족한지 살펴보고 발날 바깥쪽으로 힘으로 좀 더 밀어내본다. 나머지 두 지점이 들려서는 안 된다. 지금 당장 연습해보자. 발바닥의 아치가 무릎 뼈의 꽉 찬 조임을 좀 더 부드럽게 풀어주는 것을 느낄 수 있다.

속도의 차이는 있겠지만 선천적이든 후천적이든 평발을 가진 사람도 연습을 통해 변화될 수 있다. 일상 생활 속에서도 발이 바닥을 딛고 있는 순간에는 항상 관찰하고 자각한다.

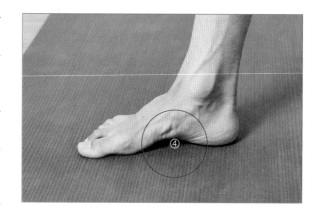

손 사용법

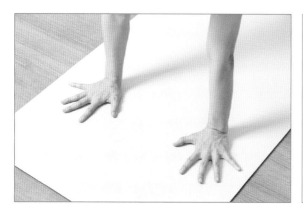

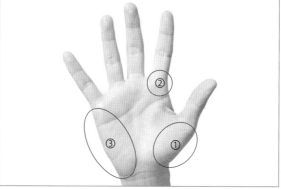

열 손가락을 최대한 부채처럼 펼치고 두 번째 손가락이 정면을 향하도록 하며 바닥에 놓는다.

①엄지손가락 아래의 넓은 뼈와 ②두 번째 손가락 아래 뼈, ③새끼손가락 아래쪽부터 손날 바깥쪽 아랫부분으로 이어지는 뼈까지 손바닥 전체에 균등하게 무게를 나누어 싣고 바닥을 누른다. 손바닥 가운데는 살짝 공간이 느껴진다. 동그라미 표시가 되어 있는 세 군데로 무게가 균등히 실리지 않고 한쪽으로만 치우친다면 손목이나 팔꿈치에 무리가 간다.

손으로 바닥을 밀어내는 힘도 중요하지만 동시에 손가락 끝으로 바닥을 누른 후 살짝 구부려서 손바닥 전체로 바닥을 부드럽게 쥐는 힘도 포함되어야 한다. 감각을 좀 더 세심하게 느껴보면 이 두 가지가 함께 적용되었을 때 팔꿈치 관절의 꽉 찬 느낌(이것은 관절을 서서히 손상시킨다)이 사라지고 부드럽게 풀림을 알 수 있다. 손바닥으로 바닥을 미는 힘과 부드럽게 움켜쥐는 두 힘의 결합은 관절에 직접적인 힘이 실리는 것을 막아주고 그 주변을 감싼 팔 근육의 수축을 이끌어내 관절을 보호해주는 역할을 한다.

수련을 하는 과정에서 손목이나 팔꿈치의 통증이 느껴진다면 손바닥의 쓰임이 제대로 이루어지고 있는지 다시 한 번 점검하고 수행하길 바란다.

1 · 수리야 나마스카라 A(Surya namaskara A, 태양 경배 체조 A)

<u>01</u>　사마스티티(Samasthiti, 선 자세)

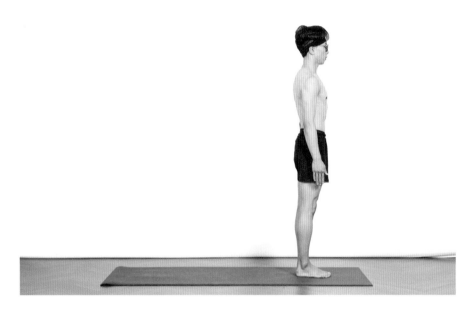

1 숨을 내쉬며 양발을 11자로 모아 서고 코끝을 응시한다.

2 발은 바닥 아래로 깊게 누르고 척추와 정수리는 위로 길게 늘인다.

3 양쪽 허벅지 앞쪽을 끌어 올리고 아랫배를 뒤로 수축한다(웃디야나 반다).

4 꼬리뼈를 아래로 살짝 말아 내려서(개개인의 자세에 따라 정도의 차이가 있다) 허리가 뒤로 젖혀지지 않게 한다.

5 가슴을 위로 확장하고 양쪽 어깨가 좌우로 서로 멀어지게 한다.

6 목을 길게 늘여 귀와 어깨의 간격을 벌리고 턱을 목 쪽으로 살짝 당겨 귀가 어깨 위에 수직으로 위치하게 한다.

7 발로 바닥을 깊게 누르면서 부드럽게 움켜쥐는 힘이 위로 올라가 허벅지, 반다, 척추, 정수리로 연결되는지 주의를 기울인다(47페이지 참고, 발 사용법).

* 드리스티: 코끝

주의 사항 | 바로 서기 위해 과한 힘을 주지 않는다. 어깨와 목은 편안해야 하고, 몸이 위아래로 늘어나 키가 커지는 느낌을 가져본다.

TIP | 이 자세는 앞으로 나올 모든 사마스티티에서 시작과 끝이 된다.

02   우르드바 하스타 아사나(Urdbha hasta asana, 위로 손 뻗은 자세)

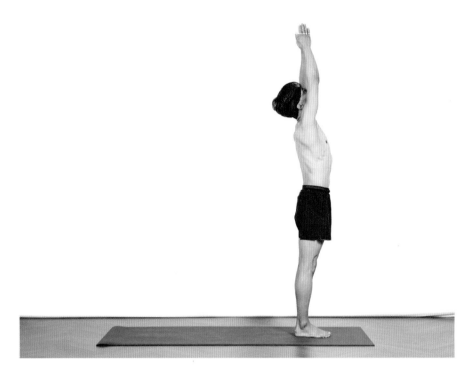

1   숨을 마시며 양팔을 위로 뻗어 올리고 엄지손가락을 응시한다. 숨이 흉곽 가득 채워지는 과정을 거치고 들숨 끝에 가슴을 위로 높이 확장하며 팔을 끌어 올린다.

2   양쪽 손바닥은 서로를 누르며(특히 손날 바깥쪽) 그 힘으로 위를 향해 더 뻗는다. 가슴을 충분히 열어야 목뒤의 불편함이 감소된다.

3   발로 바닥을 아래로 깊게 누르고 배꼽부터 가슴을 지나 손끝까지 위를 향해 끌어 올려 서로 상반된 힘에서 나오는 강력한 스트레칭 상태를 만든다.

4   꼬리뼈를 아래로 말아 내리고 웃디야나 반다를 행해 허리가 뒤로 젖혀지지 않도록 한다.

* 드리스티: 엄지손가락

주의 사항 | 엄지손가락을 보는 것이 목표가 아니다. 바닥을 누르는 견고한 발의 힘과 위로 늘이는 부드러운 선, 균형점을 잡고 있는 반다 등 몸 전체의 움직임을 이해해야 한다. 가슴이 충분히 열리지 않으면 아직 엄지손가락을 보는 것이 어려울 수 있으니 정면을 봐도 좋다.

<u>03</u>　웃타나 아사나(Uttana asana, 서서 전굴 자세)

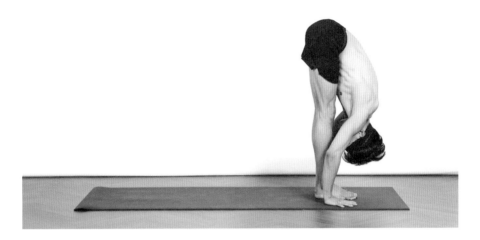

1　숨을 내쉬며 골반을 앞으로 굽혀 상체를 숙이고 손은 양발 바깥쪽을 짚는다.
2　몸이 흔들리지 않도록 양발로 바닥을 깊게 누르고 웃디야나 반다를 서서히 더 깊게 실행한다.
3　웃디야나 반다로 수축한 아랫배가 허벅지와 멀어지고 갈비뼈, 가슴, 이마 순으로 다리에 붙인다.
4　엉덩이를 위로 밀고 척추와 정수리는 길게 바닥으로 늘인다.
5　손으로 바닥을 누르면 척추가 더 길게 펴지고 다리 뒤가 늘어날 것이다.
6　어깨를 등 쪽으로 밀어 귀와 멀리 떨어지게 한다.

* 드리스티: 코끝

척추가 둥글게 말린다면

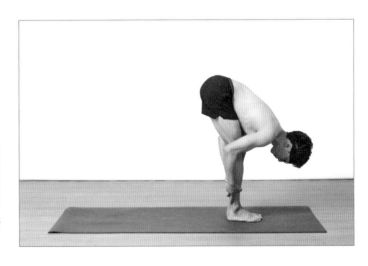

척추가 둥글게 말린 채 몸을 숙이게 되면 오히려 척추 건강이 악화될 수 있다. 이때 무릎을 구부리면 고관절의 움직임이 부드러워져서 척추를 좀 더 펼 수 있게 된다. 척추는 곧게 펴서 늘이고 다리 뒷면의 자극에 집중한다. 손으로 바닥을 짚는 것이 힘들 경우 정강이를 잡는다.

04   아르다 웃타나 아사나(Ardha uttana asana, 서서 반전굴 자세)

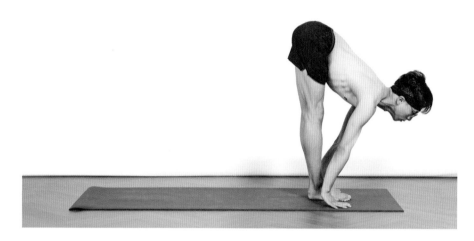

1   숨을 마시며 손으로 바닥을 밀고 가슴을 들어 올린다. 척추를 앞으로 길게 늘이고 고개를 들어 미간 (제3의 눈)을 응시한다.

2   고개를 들 때는 목뒤가 압박되지 않도록 목을 길게 늘이고 양쪽 어깨를 뒤로 당긴다.

3   발로 바닥을 단단히 누르고 다리 뒷면을 늘이며 반다가 실행되고 있는지 확인해서 발과 가슴 사이의 팽팽한 삼각형의 힘을 느낀다.

＊ 드리스티: 미간(제3의 눈)

다리 뒤가 지나치게 당긴다면

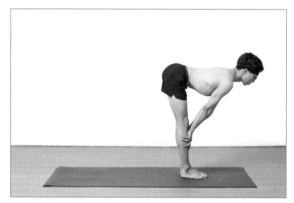 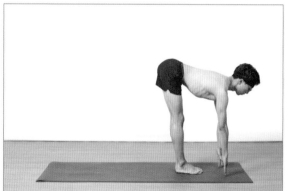

다리 뒤가 경직된 수련자는 체중이 뒤로 쏠리며 엉덩이를 뒤로 빼는 경향이 있다. 체중을 발가락 쪽에도 고르게 싣고 다리 뒤쪽을 늘이 며 동시에 척추를 곧게 펼 수 있는 지점을 손으로 짚어 민다. 손으로 미는 힘은 구부정한 척추를 펴는 데 도움이 된다. 손끝을 바닥에 대 는 자세를 했을 때에는 가능한 한 손끝을 세워 바닥을 민다. 척추가 둥글게 말렸다면 허리 아랫부분(요추)이 오목하게 들어간다는 느낌이 들게 해야 곧게 펴진다.

<u>05</u>　차투랑가 단다 아사나(Chaturanga danda asana, 팔 굽혀 내려가기)

1　숨을 내쉬며 손으로 바닥을 강하게 밀고 점프해 엉덩이를 위로 높이 들어 올린다. 이때 양쪽 다리는 편 상태이며 발은 높이 올라가지 않는다.

2　물라 반다와 웃디야나 반다를 강하게 하고 어깨가 손목보다 더 앞으로 가게 해서 엉덩이를 위로 들어 올린다.

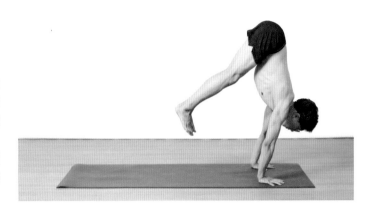

양발을 뒤로 보내 바닥에 착지하고 정수리부터 발뒤꿈치까지 일직선을 만든다. 발이 바닥에 닿는 순간 복부에 힘이 풀리면 허리가 아치로 꺾이고 부상을 입을 수 있으므로 반드시 반다를 행한다. 이때 대부분의 무게는 여전히 어깨에 있다.

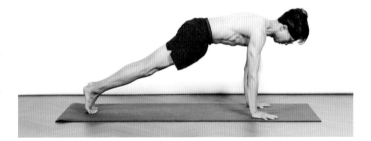

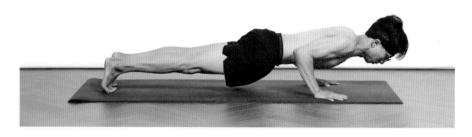

1 양팔을 90도로 굽히며 내려간다. 팔꿈치는 옆구리에 붙여 벌어지지 않도록 하고 양쪽 어깨를 뒤로 당겨 귀와 멀어지게 한다.

2 양쪽 어깨가 좌우로 멀어지게 하고 가슴은 앞으로 내밀며 가능하면 손목과 팔꿈치가 직각을 이루도록 한다.

3 시선은 코끝을 본다. 정수리부터 발뒤꿈치까지 곧게 뻗은 직선 상태이다.

4 웃디야나 반다를 지속하여 허리가 아치로 꺾이지 않도록 한다. 손과 발만 바닥에 닿아 있고 몸은 떠 있는 상태이다.

* 드리스티: 코끝

점프 외의 다른 방법

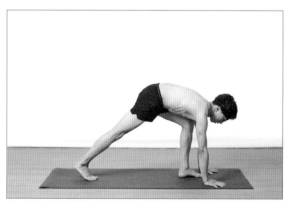

꼭 점프하지 않아도 된다. 한 발 한 발 뒤로 걸어가서 연결한다.

팔 힘이 부족하다면

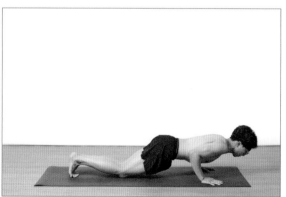

팔 힘이 부족할 경우 무릎을 바닥에 닿게 하고 팔을 굽혀 내려간다.

06 우르드바 무카 스바나 아사나(Urdhva mukha svana asana, 위를 향한 개 자세)

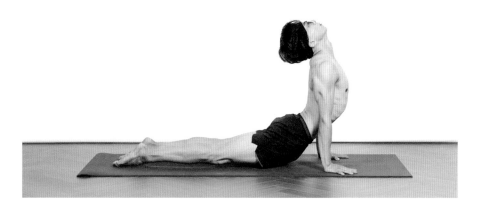

1   숨을 마시며 양손으로 바닥을 강하게 밀고 몸을 위로 들어 올린 후 뒤로 둥글게 젖힌다.

2   발가락을 굴려서 발등이 바닥에 닿게 한 다음 발등으로 바닥을 눌러 들어 올리는 힘을 보탠다. 팔이 완전히 펴지고 손바닥과 발등을 제외한 몸의 앞면 전체를 바닥에서 띄운다.

3   아랫배를 조이고 꼬리뼈는 아래로 눌러 허리를 보호한다.

4   허벅지 앞부터 가슴, 턱을 지나 이마까지 최대한 몸의 앞면을 바깥쪽으로 길게 늘여 뒤로 젖힌다.

5   가슴을 먼저 확장하고 마지막에 목을 젖혀야 숨을 온전히 마실 수 있다. 발끝부터 이마까지 몸의 앞면 전체를 길게 스트레칭한다.

* 드리스티: 코끝

허리가 아프거나
완전히 뒤로 젖히기가 어렵다면

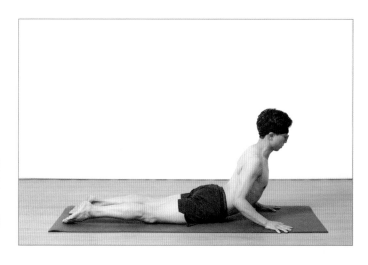

몸을 들어 올리기가 어렵다면 허벅지를 바닥에 내려놓고 팔꿈치를 구부린 상태로 유지한다. 허리 뒤쪽의 불편함이 없을 정도로만 팔을 편다.
목뒤에 불편함이 느껴진다면 목을 젖히지 않아도 좋다. 가슴을 확장하는 데 집중한다.

07 아도 무카 스바나 아사나(Adho mukha svana asana, 아래를 향한 개 자세)

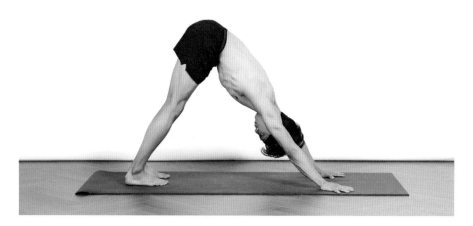

1 숨을 내쉬며 엉덩이를 위로 밀어 올린다.
2 양손으로 바닥을 뒤로 밀어 기지개를 켜듯 온몸을 늘이며 양발은 골반 너비로 벌려 11자로 가지런히 놓고 발뒤꿈치를 바닥에 붙인다.
3 양쪽 어깨 사이와 날개뼈를 좌우로 넓게 편다. 목은 편히 늘이고 배꼽을 본다. 목이 불편하면 발 사이를 보아도 좋다.
4 체중이 어깨에 과하게 실리지 않도록 골반을 뒤로 민다. 아랫배를 조인 다음 허벅지 방향으로 밀고 허벅지 앞을 수축해 끌어 올린다.
5 어깨와 등이 바닥으로 눌리지 않도록 몸 앞쪽 갈비뼈와 아랫배를 등 방향으로 조인 웃디야나 반다를 실행한다.
6 5회 깊게 호흡한다.

* 드리스티: 배꼽

TIP | 마치 개가 기지개를 켜는 모습과 흡사하여 붙은 이름이며 자세 이름처럼 몸 전체가 개운하게 늘어난다.

척추가 둥글게 말리거나 다리 뒤가 너무 당긴다면

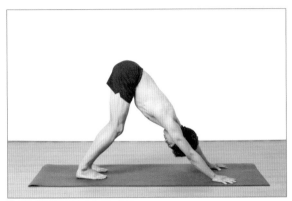 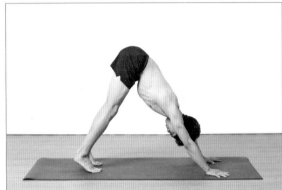

다리 뒤쪽이 뻣뻣한 수련자는 무릎을 펴기가 어렵거나 척추가 둥글게 말리기 쉽다. 그러한 경우에는 무릎을 구부리거나 발뒤꿈치를 들어보자. 척추를 좀 더 곧게 펼 수 있다.

<u>08</u>   아르다 웃타나 아사나(Ardha uttana asana, 서서 반전굴 자세)

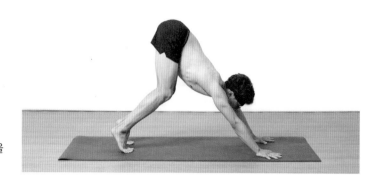

숨을 마시며 고개를 들어 손 사이를 보고 까치발을
들며 무릎을 구부린다.

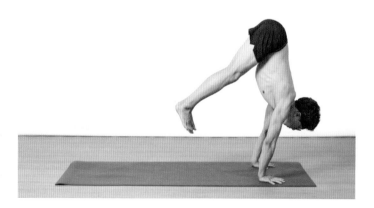

점프해서 엉덩이를 위로 높이 띄우며 반다를 강하
게 실행한다. 점프 후 엉덩이가 가장 높은 곳에 위
치할 때 어깨와 머리는 손보다 더 앞으로 나오고
어깨에 모든 무게가 실린다.

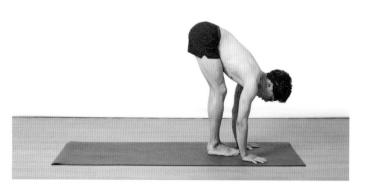

발을 양손 사이로 내리며 착지한다. 이때 반다를 강
하게 유지하며 천천히 내려오도록 조절한다.

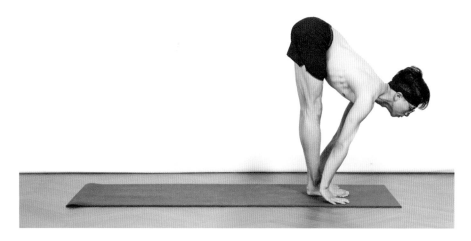

착지 후 가슴을 들어 올린다(52페이지 참고).

점프 외의 다른 방법

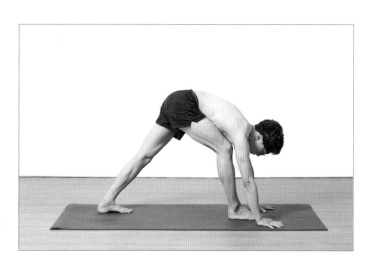

손목이나 어깨가 약하거나 점프를 시도하기가 아
직 두렵다면 한 발 한 발 걸어 들어간다.

09 웃타나 아사나(Uttana asana, 서서 전굴 자세)

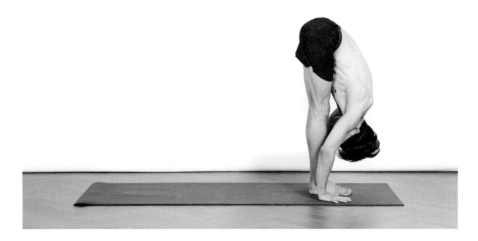

숨을 내쉬며 골반을 앞으로 굽혀 상체를 숙이고 척추를 아래로 길게 늘인다(51페이지 참고).

10 우르드바 하스타 아사나(Urdbha hasta asana, 위로 손 뻗은 자세)

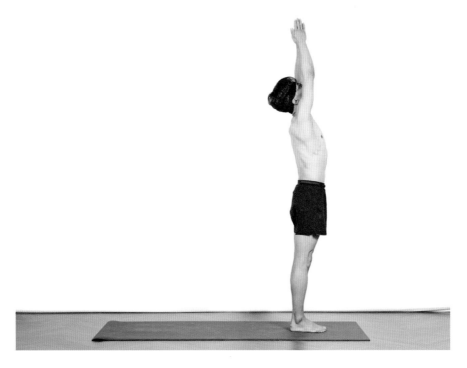

숨을 마시며 양팔을 위로 곧게 뻗어 올리고 고개를 젖혀 양손을 본다(50페이지 참고).

<u>11</u>   사마스티티(Samasthiti, 산 자세)

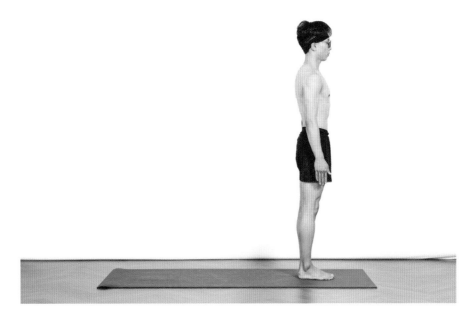

숨을 내쉬며 양손을 내려 허벅지 옆에 두고 바르게 선다(49페이지 참고).

2· 수리야 나마스카라 B(Surya namaskara B, 태양 경배 체조 B)

* 수리야 나마스카라 A와 중복되는 자세는 설명을 생략한다.

<u>01</u>　사마스티티(Samasthiti, 산 자세)

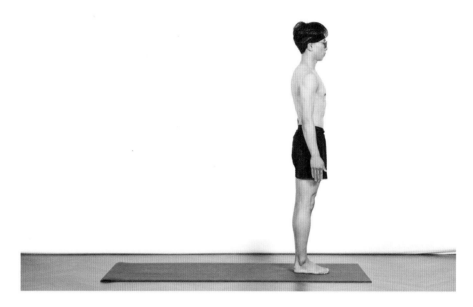

숨을 내쉬며 바르게 선다(49페이지 참고).

02   웃카타 아사나(Utkata asana, 의자 자세)

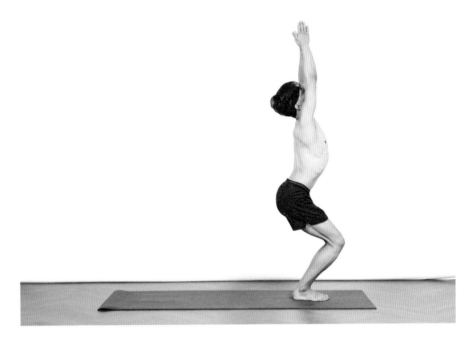

1   숨을 마시며 무릎을 90도 정도(조절 가능)로 구부려 투명한 의자 위에 앉았다고 상상한다.

2   발 전체로 바닥을 깊게 누르고 허벅지와 엉덩이 근육의 자극에 집중해 힘을 조절한다.

3   웃디야나 반다를 유지하고 엉덩이를 뒤로 밀어 무릎이 발가락보다 지나치게 앞으로 넘어가지 않도록 한다.

4   배꼽부터 가슴을 지나 손끝까지 위로 길게 늘여 스트레칭하며 마지막으로 고개를 젖혀 엄지손가락을 응시한다. 가슴이 충분히 확장되어야 목뒤가 불편하지 않다(128페이지 참고).

* 드리스티: 엄지손가락

03 웃타나 아사나(Uttana asana, 서서 전굴 자세)

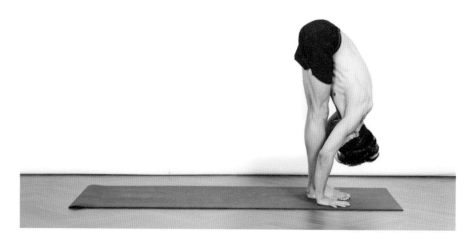

숨을 내쉬며 골반을 앞으로 굽혀 상체를 숙이고 척추를 아래로 길게 늘인다(51페이지 참고).

04 아르다 웃타나 아사나(Ardha uttana asana, 서서 반전굴 자세)

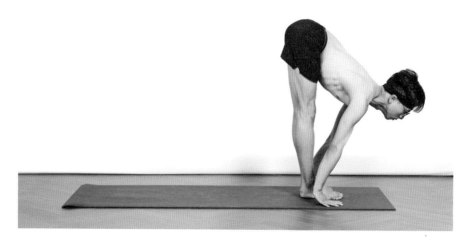

숨을 마시며 가슴을 들어 올린다(52페이지 참고).

05 차투랑가 단다 아사나(Chaturanga danda asana, 팔 굽혀 내려가기)

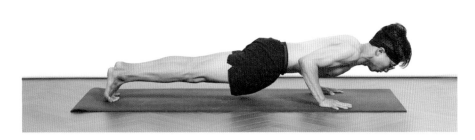

숨을 내쉬며 양손으로 바닥을 짚고 뒤로 점프해 팔을 굽혀 내려간다(53페이지 참고).

06 우르드바 무카 스바나 아사나(Urdhva mukha svana asana, 위를 향한 개 자세)

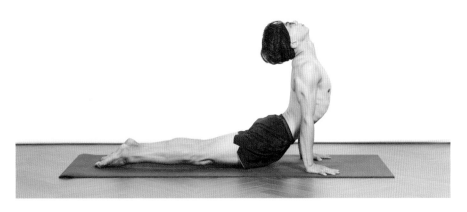

숨을 마시며 몸을 들어 올려 뒤로 젖힌다(55페이지 참고).

07 아도 무카 스바나 아사나(Adho mukha svana asana, 아래를 향한 개 자세)

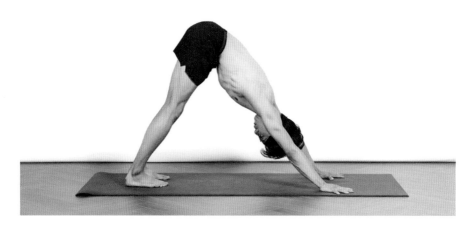

숨을 내쉬며 엉덩이를 위로 밀어 올리고 몸의 뒷면 전체를 늘인다(56페이지 참고).

08 비라바드라 아사나 A(Virabhadra asana A, 전사 자세 A)

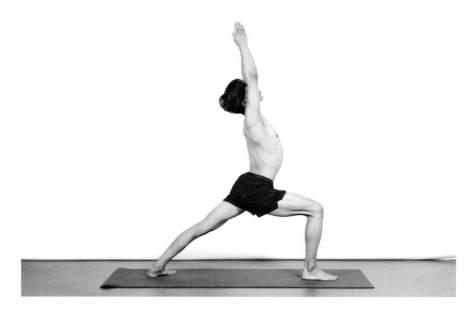

1   숨을 마시며 왼발을 바깥쪽으로 45도 이상 돌리고 오른발을 오른손 안쪽으로 가져가 놓는다.
2   오른쪽 무릎을 90도로 구부리고 일어나 양팔을 위로 뻗어 올리고 엄지손가락을 응시한다(133페이지 참고).

　* 드리스티: 엄지손가락

09 차투랑가 단다 아사나(Chaturanga danda asana, 팔 굽혀 내려가기)

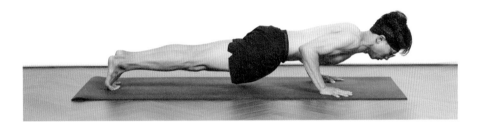

숨을 내쉬며 상체를 숙여 양손으로 오른발 좌우 바닥을 짚고 오른발을 뒤로 보낸 후 팔을 굽혀 내려간다 (53페이지 참고).

10 우르드바 무카 스바나 아사나(Urdhva mukha svana asana, 위를 향한 개 자세)

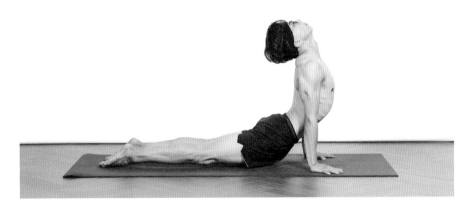

숨을 마시며 몸을 들어 올려 뒤로 젖힌다(55페이지 참고).

11 아도 무카 스바나 아사나(Adho mukha svana asana, 아래를 향한 개 자세)

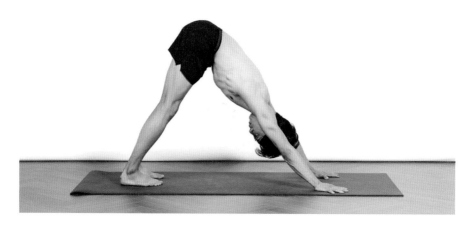

숨을 내쉬며 엉덩이를 위로 밀어 올리고 몸의 뒷면 전체를 늘인다(56페이지 참고).

12 비라바드라 아사나 A(Virabhadra asana A, 전사 자세 A)

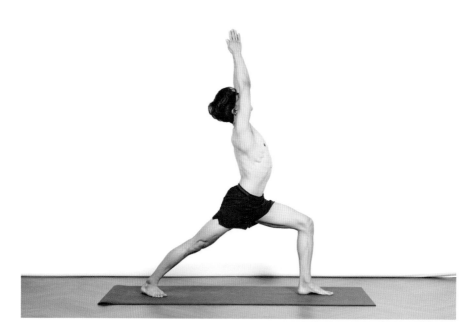

1 숨을 마시며 오른발을 바깥쪽으로 45도 이상 돌리고 왼발을 왼손 안쪽에 가져다 놓는다.
2 왼쪽 무릎을 90도로 구부리고 일어나 양팔을 위로 뻗어 올리고 엄지손가락을 응시한다(133페이지 참고).

13 차투랑가 단다 아사나(Chaturanga danda asana, 팔 굽혀 내려가기)

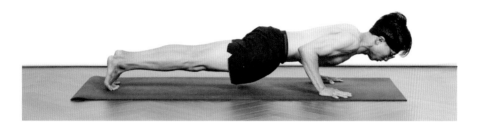

숨을 내쉬며 상체를 숙여 양손으로 왼발 좌우 바닥을 짚고 왼발을 뒤로 보낸 후 팔을 굽혀 내려간다(53페이지 참고).

14 우르드바 무카 스바나 아사나(Urdhva mukha svana asana, 위를 향한 개 자세)

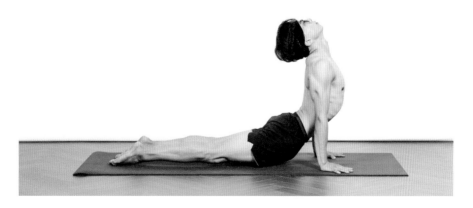

숨을 마시며 몸을 들어 올려 뒤로 젖힌다(55페이지 참고).

15 아도 무카 스바나 아사나(Adho mukha svana asana, 아래를 향한 개 자세)

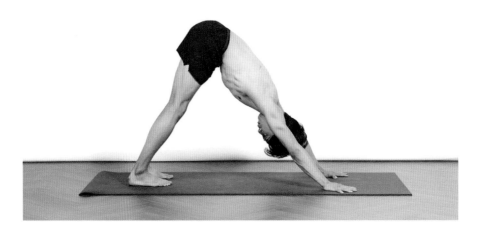

1 숨을 내쉬며 엉덩이를 위로 밀어 올리고 몸의 뒷면 전체를 늘인다.
2 깊게 5회 호흡하며 머무른다(56페이지 참고).

16 아르다 웃타나 아사나(Ardha uttana asana, 서서 반전굴 자세)

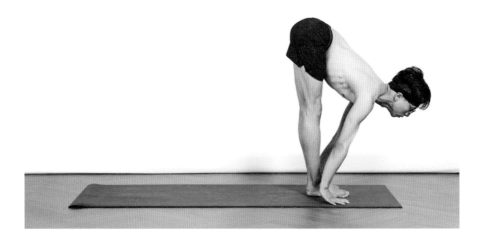

1 숨을 마시며 고개를 들고 손 사이를 바라보며 점프한다.
2 양손 사이로 발을 가져가 내려놓고 가슴을 들어 올린다(52페이지 참고).

17   웃타나 아사나(Uttana asana, 서서 전굴 자세)

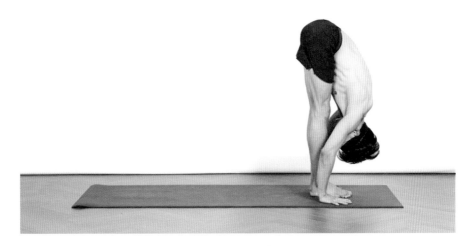

숨을 내쉬며 골반을 굽혀 상체를 숙이고 척추를 아래로 길게 늘인다(51페이지 참고).

18   웃카타 아사나(Utkata asana, 의자 자세)

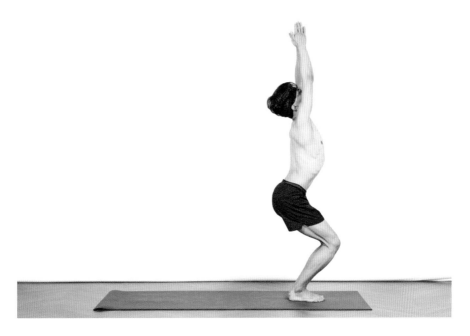

숨을 마시며 무릎을 90도로 구부리고 양팔은 위를 향해 뻗어 올려 엄지손가락을 응시한다(128페이지 참고).

<u>19</u>   사마스티티(Samasthiti, 산 자세)

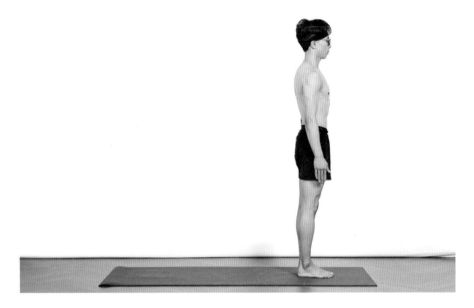

숨을 내쉬며 무릎을 펴고 올라가 양손을 허벅지 옆으로 내리고 바르게 선다(49페이지 참고).

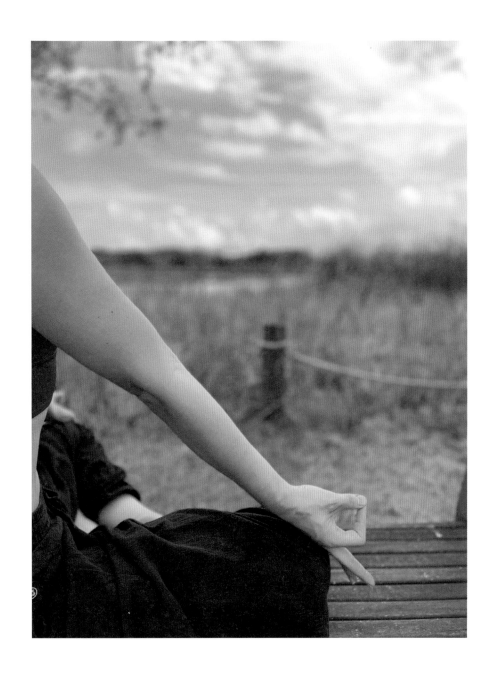

수행을 거듭할수록 누군가가 나를 알아주기를 바라는 마음이 조금씩 옅어집니다.

누가 알아주지 않아도 스스로 뿌리내려 굳건히 서 있는 나무처럼요.

누군가에게 의존하지 않고 그저 내가 나로서 존재할 수 있게 된다면,

뜨거운 볕과 갑작스러운 비를 피해 찾아온 이들에게

잠시 쉬어갈 수 있는 휴식처가 되어줄 수 있지 않을런지요.

2
스탠딩 시퀀스(선 자세 시퀀스)

THE STANDING SEQUENCE

수리야 나마스카라 A와 B를 마친 후 스탠딩 시퀀스가 시작되는데, 이 움직임들 안에 빈야사의 원리가 들어 있다. 호흡과 자세를 일치시켜 리듬감 있게 반복하는 동안 흐름을 점점 익히게 되고 몸을 데워 본격적인 자세들을 수련하기 위한 준비를 하게 된다.

선 자세에서는 우리 몸을 땅과 연결해줄 '토대'인 발 사용법부터 배우게 된다. 발바닥 아래의 세 꼭짓점(엄지발가락 아래 뼈, 새끼발가락 아래 뼈, 발뒤꿈치 가운데 뼈)을 연결하는 삼각형은 땅으로부터 올라온 에너지가 다리를 타고 온몸으로 펴지게 한다.

무릎이나 발목, 고관절의 부상 없이 선 자세들을 수행해내기 위해서는 앞서 설명한 발 사용법(47페이지)을 꼭 참고하도록 한다.

선 자세에서의 발은 우리 몸의 뿌리 역할을 한다. 발로 바닥을 단단히 누르는 법을 알아야 몸을 위로 들어 올리고 확장하거나 늘일 때도 좀 더 효과적이고 안정적일 수 있다. 또, 발로 바닥을 누르는 힘은 골반 안쪽의 근육을 수축하는 데 도움이 되어 골반의 균형을 잡아주는 물라 반다의 실행을 더 수월하게 만든다. 민감한 수련자는 발로 바닥을 딛고 아래로 깊이 누를 때 대지의 에너지가 발바닥을 통해 허벅지로 올라와 척추로, 또 전신으로 뻗어나가는 것을 감지할 수도 있다.

선 자세에서 토대와 반다(웃디야나, 물라)의 실행이 균형 있게 이루어진다면 척추와 골반이 바르게 정렬될 것이다. 또 움직임에 있어서 어깨와 고관절이 부드럽게 풀어지게 되고 척추가 좀 더 자유로워진다.

요가 자세를 실행할 때 자유로움을 느끼기 위해서는 땅속 깊이 뿌리내리는 힘과, 위로 뻗는 힘 이 두 가지가 균형점을 찾아야 한다. 서로 상반된 힘 속에서 어느 순간 균형점을 찾으면 큰 힘을 들이지 않고도 자세가 유지된다.

스탠딩 시퀀스에서는 이 모든 움직임을 차근차근 수행해나간다. 비교적 큰 근육들의 움직임 위주로 시작하게 되며, 이 몸을 데우는 과정은 좀 더 정교하게 움직여야 하는 시티드(앉은 자세) 시퀀스를 준비하는 과정이기도 하다.

<u>01</u>　파당구쉬타 아사나(Padangustha asana, 서서 전굴 자세 A)

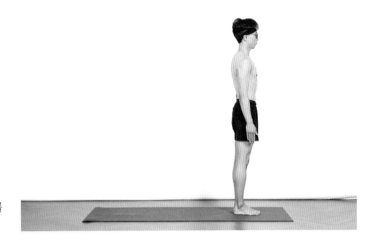

스탠딩 시퀀스에서는 사마스티티에서 모든 자세를
시작하고 끝낸다.

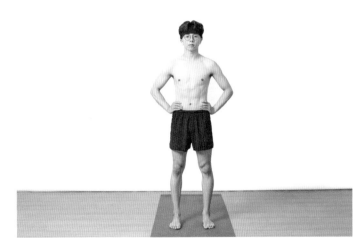

1　손을 골반뼈 위에 놓고 숨을 마시며 가볍게 점
　 프해 다리를 골반 너비로 벌려 선다. 발은 11자
　 이다. 무릎이 약하다면 걸어도 좋다.
2　가슴과 등의 공간을 들숨으로 채우며 양손으로
　 웃디야나 반다가 잘 이루어졌는지 점검한다.

1　숨을 내쉬며 골반을 앞으로 굽혀 상체를 숙이
　 고 엄지손가락과 두 번째, 세 번째 손가락으로
　 엄지발가락을 고리처럼 걸어 잡는다. 이때 무
　 릎을 가볍게 구부리면 골반이 좀 더 쉽게 앞으
　 로 회전된다.
2　숨을 마시며 팔이 완전히 펴질 만큼 가슴을 들
　 어 앞으로 뻗는다.
3　엄지발가락 아래 뼈를 바닥으로 누르고 가슴
　 과 척추는 위로, 또 앞으로 뻗는 상반된 힘을
　 만든다. 그 힘을 이용하여 균형과 스트레칭의
　 효과를 극대화한다.

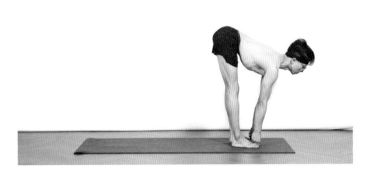

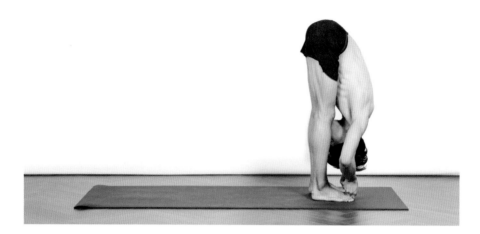

1 숨을 내쉬며 골반을 앞으로 굽혀 상체를 숙이고 배, 가슴, 이마 순으로 다리에 맞붙인다.

2 발이 바닥을 깊이 밀어내는 힘으로 엉덩이를 위로 밀고 웃디야나 반다를 좀 더 깊게 하며 몸을 접는다.

3 엉덩이는 위로, 척추는 바닥으로 늘여 다리 뒤를 길게 편다.

4 팔꿈치를 좌우로 굽히고 양쪽 어깨는 귀와 멀어지도록 한다.

5 날개뼈 사이를 좌우로 넓게 펴고 목은 편안한 느낌이 들도록 아래로 길게 떨군다.

6 다리 뒷면이 당기는 자극에 집중하며 5회 호흡한다.

* 드리스티: 코

TIP | 손가락으로 발가락을 잡는 모든 자세에서는 엄지와 검지 두 개만 사용해도 좋고 엄지, 검지, 중지 세 개를 사용해도 좋다. 본인이 편한 대로 실행한다. 이 책에 실린 모든 손가락으로 발가락을 잡는 자세에 공통으로 적용된다.

숨을 마시며 가슴을 들고 척추를 곧게 편다.

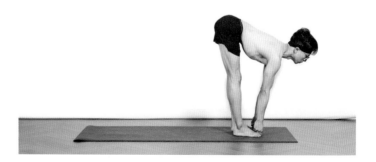

<u>02</u> 파다 하스타 아사나(Pada hasta asana, 서서 전굴 자세 B)

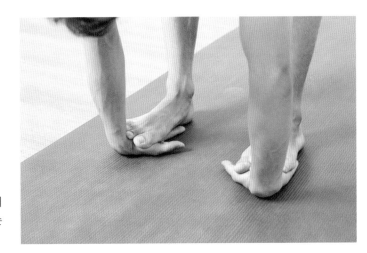

1 숨을 내쉬며 손바닥을 발바닥 아래에 넣는다.
2 손바닥이 위를 향하게 놓고 발가락이 손목의 접힌 안쪽 부분에 닿게 한다. 만약 힘들다면 손가락만 발바닥 아래에 넣어도 좋다.

1 숨을 마시며 발바닥으로 손바닥을 누르고 가슴과 척추는 위로 들어 올려 길게 앞으로 뻗는다. 발로 손을 누르는 힘과 가슴과 척추를 들어 올리는 상반된 힘이 견고하게 균형을 이루게 한다.
2 웃디야나 반다를 실행하되 아랫배의 조임으로 국한하고 나머지 윗배나 갈비뼈 등 그 주변 부위는 확장과 수축이 자유로워야 한다. 여기서 아랫배의 조임은 척추를 앞으로 뻗을 때 토대 역할을 해준다.

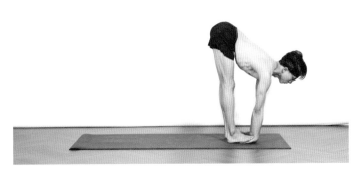

TIP | 줄자는 끝부분이 몸통 안쪽에 고정되어 있기 때문에 늘이고 팽팽하게 당기는 것이 가능하다. 복부의 반다를 줄자의 끝부분으로, 길게 늘어나는 줄 부분을 척추에 비유하면 이해가 쉬울 것이다.

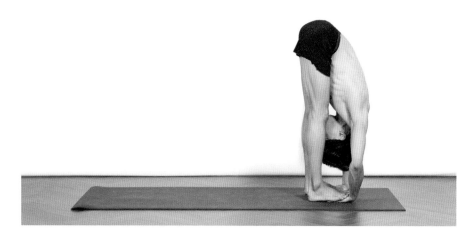

1   숨을 내쉬며 골반을 앞으로 굽혀 상체를 숙이고 척추를 길게 아래로 뻗는다.
2   파당구쉬타 아사나와 같은 방법으로 발로 바닥을 미는 힘을 이용해 엉덩이를 위로 밀어 올리고 다리 뒤를 늘인다.
3   양쪽 어깨와 날개뼈는 좌우로 넓게 펼치고 팔은 바깥쪽으로 구부리며 발을 살짝 당긴다.
4   몸을 더 깊게 접고 싶을 때는 바닥을 미는 발의 힘과 복부를 수축하는 웃디야나 반다의 힘을 좀 더 깊게 조절한다.
5   깊게 5회 호흡한다.

   * 드리스티: 코끝

1   숨을 마시며 가슴을 들어 올려 앞으로 뻗는다.
2   발로 손을 누르는 힘과 척추를 앞으로 길게 뻗는 힘이 팽팽한 삼각형을 만들어낸다.

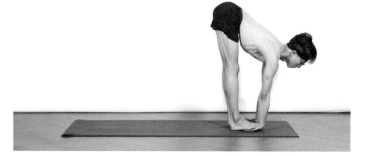

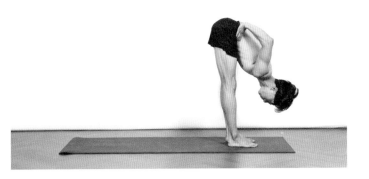

1   숨을 내쉬며 앞 자세를 유지하고 손을 허리에
    얹는다. 이때 손으로 웃디야나 반다를 확인할
    수 있다. 이 방법은 손을 허리에 얹는 모든 자
    세에서 공통적으로 적용된다.
2   체중이 무릎 관절에 실리지 않도록 무릎을 과
    하게 펴지 않아야 하고, 허리 보호를 위해 반다
    를 반드시 확인한다.

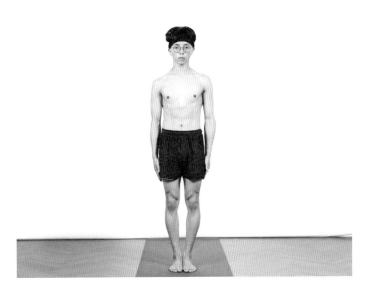

숨을 마시며 서서히 상체를 일으켜 몸을 세우고 숨
을 내쉬며 점프하거나 걸어서 사마스티티로 돌아
간다.

TIP | 파당구쉬타 아사나와 파다 하스타 아사나는 고관절의 움직임이 부드러워야 쉽게 접근할 수 있는데, 어려울 경우 무릎을 접어 시도하면
움직이지 않던 고관절이 앞으로 회전되는 것을 알 수 있다.
척추가 둥글게 말린다면 무릎을 굽혀서라도 척추를 곧게 펴고 다리 뒤쪽의 적당한 자극이 느껴질 정도로 조절한다.
자세를 유지하는 동안 발뒤꿈치에 있던 체중을 발가락 아래 뼈 쪽으로 일부 이동해보면 다리 뒷면이 더 강하게 늘어남이 느껴질 것이다. 그러
나 체중을 너무 앞으로만 보내도 넘어진다. 깊이 호흡하며 몸을 계속 관찰하여 체중을 조금씩 이동해갈 때 어떤 변화가 있는지 살펴본다면 점
차 몸과 더 친숙해질 것이다.

주의 사항 | 몸을 더 깊게 접고자 어깨와 팔의 과도한 힘으로 당기는 경우를 빈번하게 본다. 어깨의 긴장은 어깨와 목 주변부에 압박을 주고,
그로 인해 순환이 막혀 얼굴이 벌게지기도 한다. 더 깊게 전굴하고자 할 때는 앞서 설명했듯이 발로 바닥을 미는 힘과 웃디야나 반다를 조절
해야 하며, 어깨는 좌우로 열고 귀와 멀어지도록 등 쪽으로 당겨 목 뒷부분이 자유로운 상태로 실행한다.

손으로 발을 잡기 어렵다면

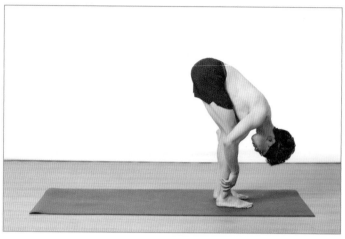

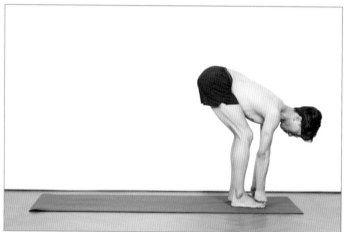

모든 전굴(앞으로 굽히는 자세)은 척추를 길게 늘여 바르게 펴는 것이 가장 중요하다.
손으로 발가락을 잡지 못하거나 손을 발바닥 아래에 넣지 못한다면 손으로 발목을 잡으면 된다.
고관절의 움직임이 자유롭지 못한 경우 또는 다리 뒤쪽이 과도하게 굳은 경우에는 무릎을 자신의 상태에 맞춰 구부리고 허리와 등이 둥글게 말리지 않도록 조절한다. 이때 반다의 실행은 필수이고 다리 뒤를 조금씩 늘여가며 자극되는 부위를 유심히 관찰한다.

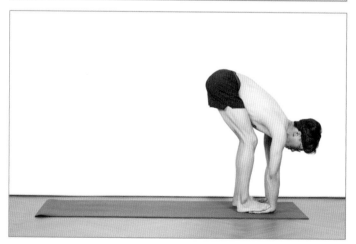

<u>03</u> 웃티타 트리코나 아사나(Utthita trikona asana, 삼각 자세)

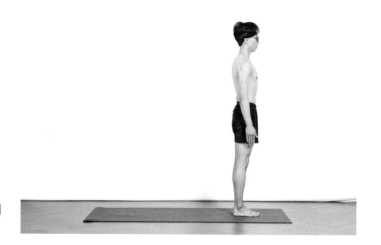

숨을 내쉬며 발로 바닥을 단단히 누르고 사마스티
티로 준비한다.

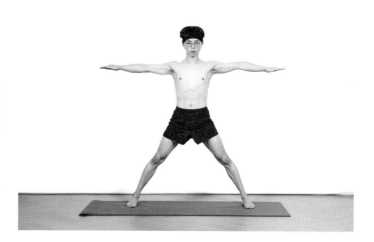

1 숨을 마시며 오른쪽으로 대략 1m(신체 조건에
　따라 다름) 정도 다리 간격을 넓히고 선다. 이때
　양팔을 평행으로 넓게 펼치며 가볍게 점프(또
　는 걷기)해서 균형을 잃지 않도록 한다.
2 웃디야나 반다로 몸 중심부의 힘을 조절하여
　점프하고 착지할 때 오른발이 사뿐히 바닥을
　짚어야 한다.
3 관절보다는 근육에 무게를 실어준다.

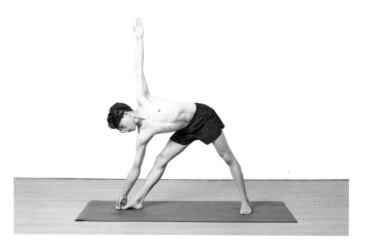

1 숨을 내쉬며 오른발을 오른쪽으로 돌리고 왼
　발을 몸의 정면 또는 살짝 안으로 돌린다.
2 오른손을 향해 고개를 돌리고 오른발을 향해
　상체를 옆으로 숙여 엄지손가락과 두 번째 손
　가락으로 엄지발가락을 잡는다.
3 오른쪽 무릎을 지나치게 펴면 다리 안쪽과 뒤
　쪽이 과신전(과하게 펴짐)되므로, 무릎은 아주
　미세하게 구부리고 발로 바닥을 단단히 밀어
　낸다.

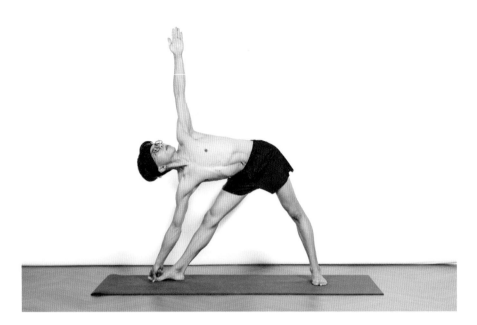

1 숨을 마시며 상체를 배꼽, 가슴, 시선 순으로 위를 향해 비틀듯이 돌리고 위로 뻗은 왼손을 응시한다.

2 양쪽 골반을 왼쪽으로 밀고 척추와 정수리는 오른쪽으로 늘여 반대되는 힘에 의한 균형을 만들어 낸다.

3 오른쪽 엉덩이를 바닥으로 회전시킨 후 앞으로 내밀고 왼쪽 골반과 허벅지 안쪽을 밖으로 연다.

4 반다가 풀리지 않게 주의하고 상체가 하체보다 앞으로 쏟아지지 않도록 하며 양팔을 서로 멀어지게 하듯 펼친다.

5 깊게 5회 호흡한다.

* 드리스티: 위로 뻗은 손

TIP | 이 자세의 어려운 부분 중 하나는 상체가 하체보다 앞으로 쏟아지며 등이 무너지는 것이다. 등 뒤쪽을 당기고 가슴을 비틀 듯 위를 향해 열어야 한다. 바닥과 닿아 있는 토대, 즉 발을 견고하게 지탱해주어야 그 힘이 허벅지와 엉덩이, 반다로 올라가 자신의 무게를 편하게 받쳐줄 수 있다.

엄지발가락 아래 뼈, 새끼발가락 아래 뼈, 발뒤꿈치 가운데 뼈, 이 세 군데가 바닥을 누름과 동시에 허벅지 앞쪽을 부드럽게 끌어 올려 수축하고 반다를 실행한다. 그 반다를 중심으로 시작해서 양팔 끝으로, 또 척추를 통해 정수리로 길게 힘이 뻗어나가는 에너지를 느끼며 스트레칭한다.

매 순간 한쪽 발에 힘이 더 쏠리지 않는지 유심히 관찰하고, 한쪽 발에 힘이 더 많이 실린다고 느껴지면 다시 양발에 무게가 동일하게 실리도록 조절한다.

주의 사항 | 무릎을 과도하게 펴면 무릎 관절 부분이 꽉 채워진 느낌이 드는데 이는 서서히 관절을 상하게 한다. 무릎 뼈에는 공간이 느껴지도록 풀어주고(눈에 띄지 않게 구부린다고 생각한다) 발바닥 안의 아치를 살려 허벅지 근육을 부드럽게 수축한다.

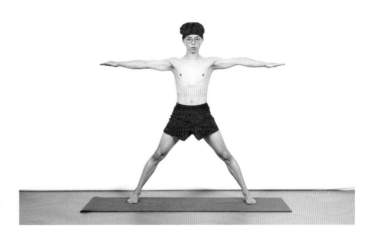

1 바닥 쪽에 있는 오른손을 향해 고개를 돌리고 숨을 마시며 올라간다. 이때 무릎 보호를 위해 무릎을 살짝 굽혀 근육에 무게를 싣고 발로 바닥을 밀며 상체를 일으킨다. 반다는 끝까지 유지한다.
2 반대쪽으로 전환하기 위해 오른발을 안으로 돌려 양발을 평행하게 놓는다.

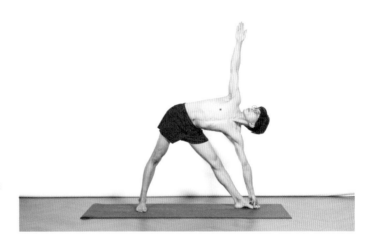

1 숨을 내쉬며 왼발을 왼쪽으로 90도 틀고 왼쪽으로 상체를 숙여 오른쪽과 동일하게 실행한다.
2 5회 깊게 호흡한다.

손으로 발가락을 잡을 수 없다면

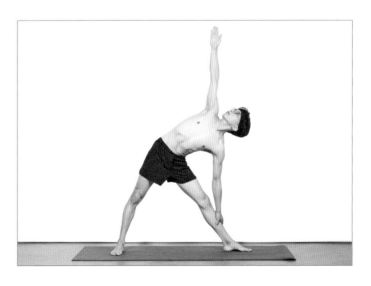

발목이나 정강이 부근을 짚는다. 상체가 앞으로 쏟아지지 않는 것이 중요하고 다리를 짚은 오른손에 자신의 무게를 의지하지 않도록 한다. 왼쪽 허리와 골반 주변부의 당김이 느껴질 정도로 내려간다.

<u>04</u> 파리브르타 트리코나 아사나(Parivrtta trikona asana, 비튼 삼각 자세)

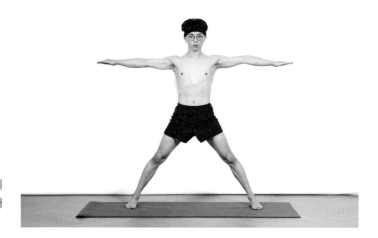

바닥 쪽에 있는 왼손으로 고개를 돌리고 숨을 마시며 상체를 일으킨다. 그 다음 왼발을 안으로 틀어 양발을 11자로 돌려놓는다.

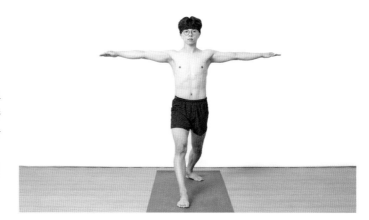

1   팔을 넓게 펼쳐 몸과 함께 오른쪽으로 돌리고 왼발을 안으로 45도 돌린다. 오른발은 오른쪽으로 완전히 돌린 몸과 함께 정면을 향하게 놓는다.
2   골반 좌우를 수평으로 놓고 양발의 발뒤꿈치는 같은 선상에 놓는다.

숨을 내쉬며 상체를 오른쪽으로 회전하며 숙이고, 왼쪽 손바닥을 오른쪽 발날 바깥쪽에 놓은 후 바닥을 민다. 그 다음 몸통 앞면이 오른쪽 벽과 평행하도록 더 깊게 회전한다. 이때 시선은 바닥이었다가 회전의 마지막 단계에서 위로 뻗은 오른손을 향해 돌린다. 양쪽 골반의 높이는 같아야 한다.

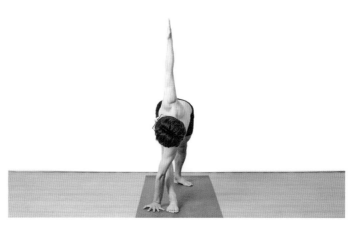

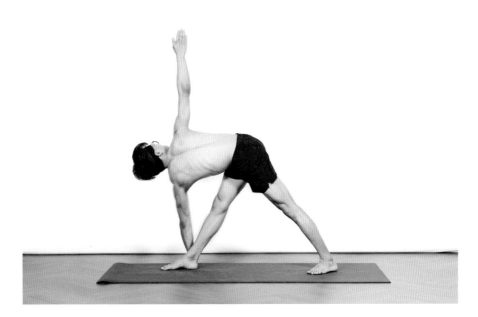

1. 왼손으로 바닥을 강하게 밀고, 오른손을 위로 날개를 펼치듯 뻗어 올린다.
2. 왼쪽 어깨가 바닥으로 무너지지 않도록 오른손을 위로 더 높이 들어 오른쪽 가슴을 완전히 위를 향해 연다.
3. 오른쪽 골반을 뒤로 살짝 뺀 후 바닥 쪽으로 낮추고 왼쪽 골반은 앞으로 당겨 양쪽 허리의 길이를 같도록 맞춘다.
4. 양쪽 발의 세 꼭짓점으로 바닥을 강하게 누른다. 그 누르는 힘이 허벅지로 연결되고 또다시 반다로 연결되어 상체를 앞뒤로 더 길게 늘이며 회전하게 돕는다.
5. 5회 깊게 호흡한다.

• 드리스티: 위로 뻗은 손

TIP | 회전하기에 앞서 먼저 행해야 할 것은 엉치뼈(천골)부터 정수리까지 길게 늘여주는 것이다. 그 긴 통로가 위축되거나 막힌 곳 없이 뻥 뚫린 호스처럼 길게 늘어난 후 회전해야 한다. 그러기 위해서는 먼저 바닥을 미는 발의 견고함이 기초가 되어야 하고 양쪽 골반의 높이를 맞춰 양쪽 옆구리가 균등하게 늘어나야 한다. 반다를 실행하면 척추부터 정수리까지 길게 늘어남이 훨씬 더 편안하게 이뤄지고 회전도 좀 더 편하게 된다. 이는 직접 경험해보는 것이 좋다.

들숨에는 몸을 앞뒤로 확장하고 척추를 길게 늘인다. 날숨에는 손으로 바닥을 강하게 밀면서 반다를 더 깊게 한 후 가능한 만큼 몸을 비튼다.

들숨에는 숨이 몸에 가득 차므로 몸을 쥐어짜기가 힘들고 날숨에는 몸속이 비워지므로 그 속도에 맞추어 몸을 비트는 것이 더 자연스럽고 부드럽게 느껴질 것이다.

들숨, 날숨의 리듬에 맞추어 몸을 늘이고 비틀고를 반복한다. 몸이 눈에 띄게 움직이는 것은 균형이 흐트러질 수 있으므로 좋지 않지만, 자신만 느낄 정도의 부드럽고 작은 움직임은 무방하다. 들숨과 날숨에 대한 설명은 모든 비틀기 자세에서 공통으로 적용된다.

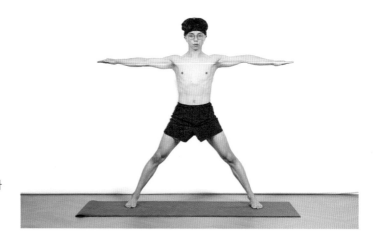

1 바닥을 짚은 왼손으로 시선을 돌리고 숨을 마
   시며 상체를 일으킨다.
2 왼쪽으로 몸을 돌린 후 양발을 11자로 놓는다.

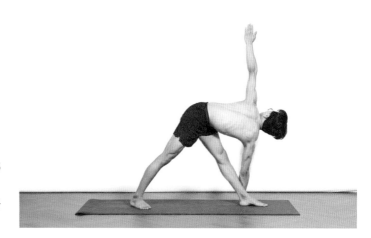

1 왼발을 왼쪽으로 돌리고 오른발은 안으로 45
   도 돌리며 몸통 전체가 왼쪽을 바라보게 한다.
2 숨을 내쉬며 상체를 숙이고 오른쪽과 동일하
   게 실행하며 5회 호흡한다.

**다리를 펴기 어렵거나
손으로 바닥을 짚기 어렵다면**

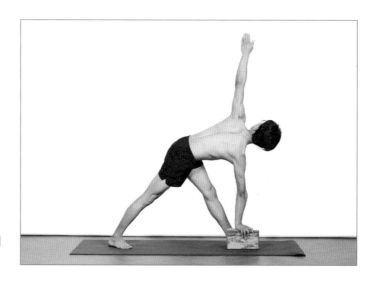

블록을 높게 세워 짚고 다리와 척추를 편다. 블록의
높이는 개인의 상태에 맞추어 조절한다.

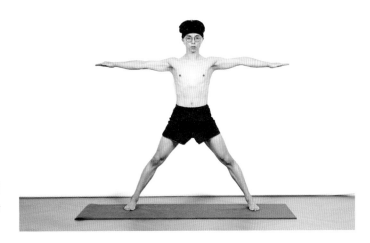

바닥을 짚은 오른손으로 시선을 돌리고 숨을 마시며 오른쪽으로 상체를 일으킨 후 양발을 11자로 놓는다.

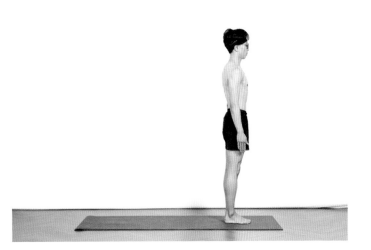

숨을 내쉬며 왼쪽으로 몸을 돌리고 매트 앞으로 점프하거나 걸어서 사마스티티로 돌아간다.

05 웃티타 파르스바코나 아사나(Utthita parsvakona asana, 무릎 굽힌 삼각 자세)

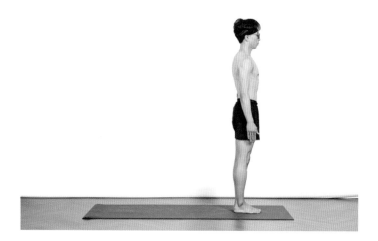

숨을 내쉬며 사마스티티로 서서 준비한다.

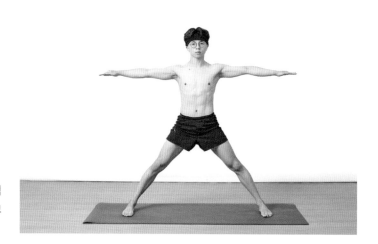

숨을 마시며 오른쪽으로 양팔을 벌리고 가볍게 점 프하거나 걷는다. 양발의 간격을 약 1.2m(앞 자세보 다 좀 더 넓게)로 넓히고 선다. 양발은 11자이다.

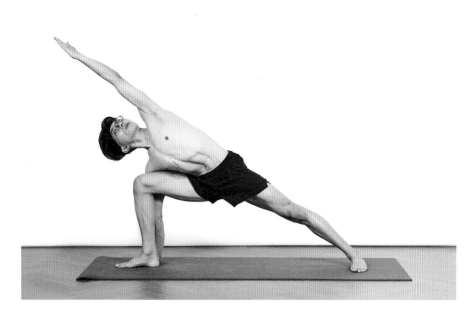

1   숨을 내쉬며 오른발을 바깥쪽으로 90도 돌리고 무릎을 직각으로 구부린다.

2   왼발은 정면 또는 안으로 살짝 돌려놓고 오른손으로 오른발 바깥쪽을 짚는다.

3   오른쪽 무릎을 바깥쪽으로 밀어 어깨 안쪽 겨드랑이 부근에 붙이고 양발에 힘을 균등하게 주며 양쪽 허벅지 안쪽이 서로 멀어지도록 바깥쪽으로 연다.

4   배꼽, 가슴, 시선 순으로 위를 향해 회전하고 왼팔은 뺨 옆으로 길게 뻗어 손을 바라본다.

5   왼쪽 발날 바깥쪽으로 바닥을 강하게 누르고 발날부터 왼손 끝까지 이어지는 긴 선을 따라 몸의 측면이 확장되는 감각에 집중한다.

6   꼬리뼈를 아래로 말아 내리고 반다를 강하게 해서 허리와 등이 아치 모양으로 꺾이는 것을 주의한다.

7   어깨를 허리 쪽으로 끌어 내려 귀와 멀리 있게 하고 5회 호흡한다.

* 드리스티: 위로 뻗은 손

TIP | 측면을 펴는 것은 쉽게 성공하더라도 상체가 바닥으로 무너지지 않고 위를 향해 돌리는 것은 상당히 어렵다. 구부린 무릎을 바깥쪽, 즉 겨드랑이 쪽으로 확고하게 밀어주고 무릎 뒤에 있는 팔이 그 힘을 견고히 견디면 가슴을 위로 여는 데 도움이 된다.

주의 사항 | 자세를 유지하는 동안 어깨와 목 사이가 좁아지지 않아야 한다. 발의 힘으로 바닥을 누르고, 꼬리뼈를 아래로 말아 내리며, 반다를 강하게 하여 날개뼈를 아래로 끌어 내려 자칫 어깨로 올라갈 수 있는 힘을 바닥으로 내린다. 고개를 돌려 손을 보는 자세는 목의 근력을 향상시킬 수 있는데, 목이 아프거나 불편하다면 우선 정면을 보며 연습한다.

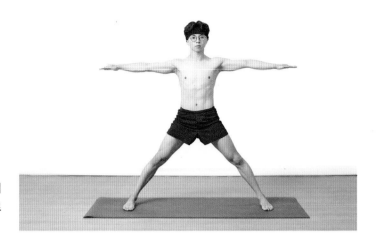

바닥을 짚은 오른손으로 고개를 돌린 후 숨을 마시며 오른쪽 무릎을 펴 상체를 세우고 양발을 11자로 놓는다.

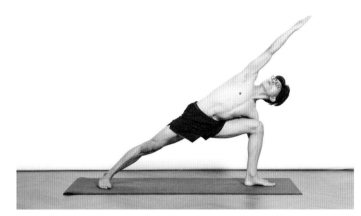

1   숨을 내쉬며 왼쪽으로 왼발을 돌리고 왼쪽 무릎을 90도로 구부린 후 오른쪽과 동일하게 실행한다.
2   깊게 5회 호흡한다.

손으로 바닥을 짚기 어렵다면

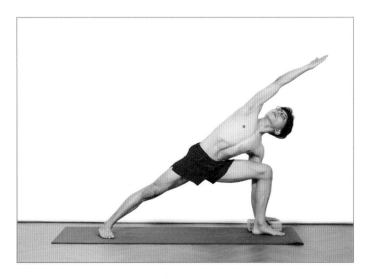

발 바깥쪽에 블록을 놓고 손을 블록 위에 놓는다. 수련자의 상태에 따라 블록의 높이를 조절할 수 있다. 이때 무릎은 발목을 넘어가지 않을 정도로만 굽힌다.

06 파리브르타 파르스바코나 아사나(Parivrtta parsvakona asana, 비튼 무릎 굽힌 삼각 자세)

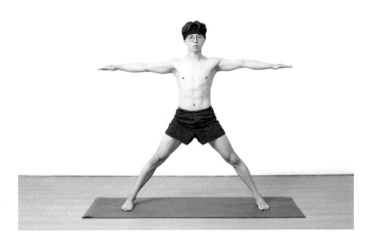

바닥을 짚은 왼손으로 고개를 돌려 숨을 마시며 왼쪽 무릎을 펴고 상체를 세운 후, 양발을 11자로 놓는다.

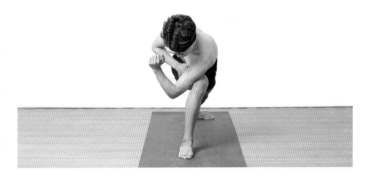

1 오른발을 90도 바깥쪽으로 돌리고 왼발은 살짝 안으로 돌려놓는다.
2 몸을 오른쪽으로 완전히 돌리고 오른쪽 무릎을 90도로 구부린다.
3 오른손으로 오른쪽 허벅지를 왼쪽으로 밀고 왼쪽 어깨 바깥쪽을 오른쪽 허벅지 바깥쪽에 깊게 끼운다.

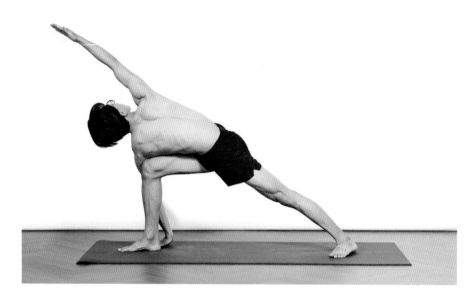

1 숨을 내쉬며 왼쪽 어깨와 가슴이 오른쪽 허벅지 밖으로 완전히 걸쳐지게 끼워 넣고 왼쪽 손바닥으로 바닥을 짚는다.

2 왼쪽 손바닥으로 바닥을 강하게 누르고 왼쪽 어깨로 오른쪽 허벅지를 밀어 상체를 오른쪽으로 회전 시킨다. 이때 오른쪽 허벅지는 밖으로 미는 힘, 왼쪽 어깨는 오른쪽 허벅지를 미는 상반된 힘을 이용 해 더 깊은 회전을 이끌어낸다.

3 오른팔을 머리 위쪽 방향으로 뻗으며 뒤로 힘 있게 뻗은 왼쪽 발날부터 오른손 끝까지 나선형으로 회전되는 몸 전체의 연결성을 느껴본다.

4 얼굴은 오른쪽 겨드랑이 쪽을 바라보게 돌린 후 살짝 젖혀 팔을 따라가 오른손 끝을 바라본다.

5 오른쪽 어깨를 밖으로 돌리며 끌어 내려 귀와 간격을 벌리고 손날 바깥쪽을 바닥 쪽으로 낮춘다.

6 5회 호흡하는 동안 들숨과 날숨의 리듬을 통해 몸의 경직을 막는다.

* 드리스티: 위로 뻗은 손

TIP | 앞서도 설명했지만 모든 비틀기는 호흡의 리듬 조절에 더욱 주의를 기울여야 한다. 좀 더 깊게 회 전하기 위해서는 날숨에서 반다의 강도를 약간 더 높인다. 들숨에는 흉곽의 공간 확장과 척추의 늘임에 주의를 기울이고 날숨에는 완전히 숨을 비울 때까지 그 숨의 속도에 맞추어 척추를 비튼다.

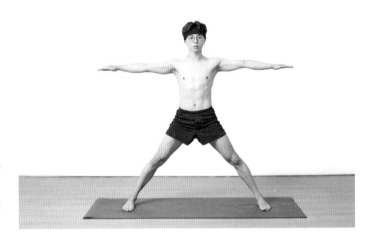

1 바닥을 짚은 왼손으로 시선을 돌리고 숨을 마시며 회전을 풀어 상체를 세운다.
2 굽힌 무릎을 편 후 왼쪽으로 몸을 돌리고 양발을 11자로 놓는다.

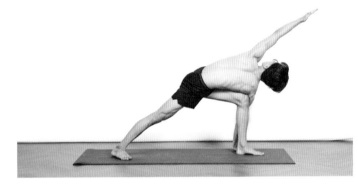

1 숨을 내쉬며 왼쪽으로 발과 몸을 한 번 더 돌리고 왼쪽 무릎을 90도로 구부린 후 오른쪽과 동일하게 실행한다.
2 깊게 5회 호흡한다.

주의 사항 | 무엇이든 지지대가 있어야 그것을 토대로 힘을 낼 수 있다. 바닥이라는 지지대를 발로 밀어 얻는 힘이 허벅지로 연결되고 반다로 이어져 자연스럽게 회전을 돕는다. 그 과정에는 리듬감 있는 호흡의 균형과 조절이 포함되어야 한다. 이 모든 과정을 생략하고 어깨와 상체의 힘만으로 과격한 비틀기를 시도하는 경우를 종종 보는데, 이 경우 몸이 부드러워지기는커녕 오히려 경직되고 특히 어깨와 목 주변부가 더 큰 긴장을 하게 되는 결과를 낳는다. 지금 자세에서 호흡이 자연스럽지 못하다면 당장 그 자세를 풀고 호흡을 균형 있게 할 수 있는 쉬운 자세(95페이지)로 천천히 연습을 시작한다.

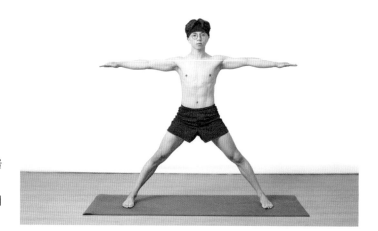

1 바닥을 짚은 오른손으로 시선을 돌린다. 숨을
   마시며 회전을 풀고 왼쪽 무릎을 편다.
2 양팔을 좌우로 길게 뻗으며 오른쪽으로 일어
   선 후 양발을 11자로 놓는다.

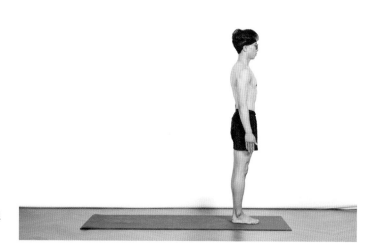

숨을 내쉬며 왼쪽으로 몸을 돌려 매트 앞으로 점프
하거나 또는 걸어서 사마스티티로 돌아간다.

자세가 어렵다면

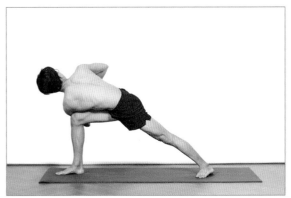 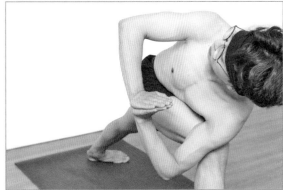

손이 바닥에 닿지 않는 경우에는 어깨로 다리를 미는 힘을 쓸 수 없게 된다. 꼭 어깨까지 끼워져야 하는 것은 아니다. 팔꿈치를 허벅지 바깥쪽에 걸치고 양쪽 손바닥을 붙여 합장한 후 팔꿈치로 다리를 밀어내며 가능한 만큼 회전한다. 이때 다리는 팔에 의해 밀리지 않도록 팔과 반대 방향, 즉 바깥쪽으로 힘을 가한다.

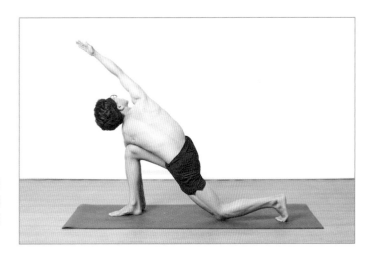

회전은 비교적 쉽게 되는데 뒷다리를 펴는 게 어려운 경우, 뒤로 뻗은 다리를 구부려 무릎을 바닥에 내려놓고 상체를 비튼다. 그 후 팔을 대각선으로 뻗는다.

07 프라사리타 파도타나 아사나 A(Prasarita padottana asana A, 발 넓게 벌린 전굴 자세 A)

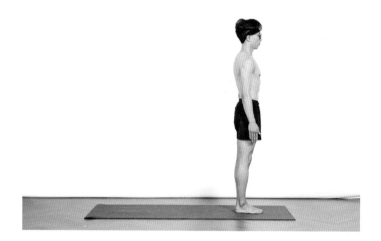

숨을 내쉬며 시마스티티로 서서 준비한다.

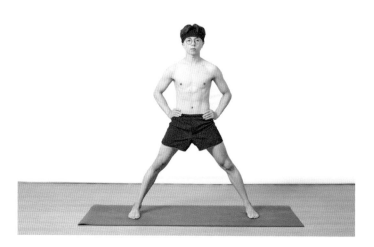

1 숨을 마시며 오른쪽으로 점프하거나 또는 걸어서 1~1.2m 정도(신체 조건에 맞추어 조절)의 너비로 다리를 벌린다.

2 양발은 11자로 놓고 양손은 골반뼈 바로 위 허리 위에 얹는다. 이때 네 손가락은 웃디야나 반다를 확인하며 시선은 코끝을 응시한다.

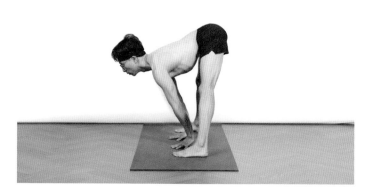

1 숨을 내쉬며 골반을 앞으로 굽혀 내려가 양손을 어깨너비로 벌려 바닥에 내려놓는다. 이때 양쪽 손가락 끝을 발가락 끝과 같은 선상에 놓는다.

2 숨을 마시며 양쪽 손바닥으로 바닥을 밀어 팔을 펴고 가슴을 들어 올려 척추를 앞으로 길게 늘인다.

3 발로 바닥을 밀어 허벅지 앞을 수축하고 이때 들숨과 반다의 힘을 이용해 척추가 힘 있게 펴지게 함과 동시에 허리가 뒤로 꺾이지 않도록 한다.

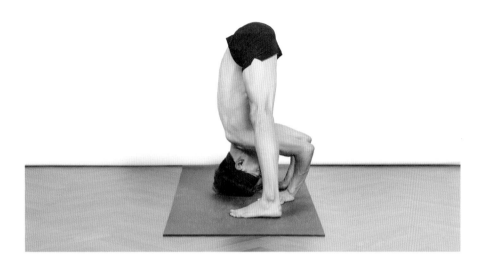

1 숨을 내쉬며 골반을 앞으로 굽혀 상체를 숙이고 팔꿈치는 뒤로 90도 구부린 후 정수리를 바닥에 댄다.

2 팔꿈치가 밖으로 벌어지지 않도록 뒤쪽으로 모으고 날개뼈와 어깨가 좌우로 펼쳐지게 해서 목과 어깨 부근이 편안히 확장되게 한다.

3 가능하다면 손바닥으로 바닥을 앞으로 밀어 상체를 더 깊이 아래로 숙인다.

4 체중을 살짝 앞쪽으로 이동해 발바닥 전체로 몸을 지탱한다.

5 깊게 5회 호흡한다.

* 드리스티: 코끝

TIP | 모든 전굴(몸을 앞으로 구부리는 자세)은 고관절을 앞으로 회전하며 내려간다. 고관절의 움직임이 자유롭지 못하거나 다리 뒷면이 굳어 있다면 자연히 척추가 둥글게 말리게 될 것이며 이러한 잘못된 자세는 곧 척추의 건강을 더 나쁘게 만든다. 무릎을 적당히 구부려 척추를 곧게 뻗고 허리가 아닌 다리 뒷면의 자극이 느껴지는지를 관찰한다.

주의 사항 | 상체를 많이 숙이는 것에만 목적을 두면 긴장이 목과 어깨 부근으로 집중될 수 있으므로 주의한다. 깊은 전굴은 상체를 숙이려는 힘이 아닌 토대로부터 올라오는 힘에 의해 이루어짐을 알아야 한다. 발바닥으로 바닥을 단단히 밀어 얻은 힘이 허벅지를 통해 웃디야나 반다로 이어진다. 토대로부터 올라온 이 힘의 적용이 척추를 길게 뻗게 해주며 더 깊은 전굴을 이끌어내주는 것을 경험해보자.

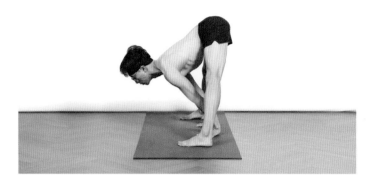

숨을 마시며 손으로 바닥을 밀고 가슴을 들어 올린 후 척추를 앞으로 길게 늘인다.

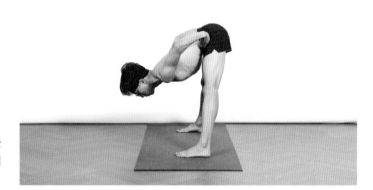

숨을 내쉬며 양손을 허리에 얹어 네 손가락으로 웃디야나 반다를 확인한다. 이때 무릎에 공간이 느껴지도록 살짝 굽히고 허벅지 근육을 이용해 선다.

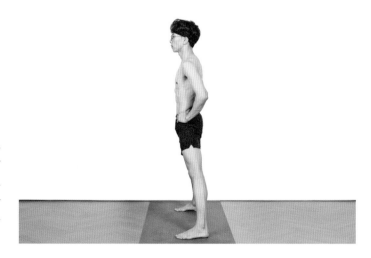

숨을 마시며 상체를 일으키고, 숨을 내쉬며 그대로 기다린다. 상체를 일으키는 동안 발바닥으로 바닥을 단단히 밀어 허벅지와 엉덩이 근육을 사용하고 무릎에는 체중을 거의 싣지 않는다. 이 과정은 프라사리타 파도타나 아사나 A~D에서 공통으로 적용된다.

다리 뒤가 뻣뻣하다면

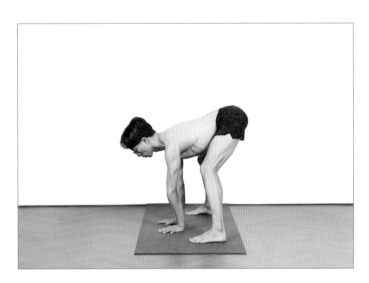

다리 뒷면이 굳어 척추가 둥글게 말린다면, 앞의
TIP(97페이지)을 참고하여 무릎을 구부리고 척추를
곧게 편다. 손과 발로 바닥을 눌러 척추를 더 곧게
펴주고 다리 뒷면을 가능한 만큼 늘이며 자극한다.
무릎을 굽혀도 손이 바닥에 닿지 않는다면 블록을
짚고 실행한다.

08 프라사리타 파도타나 아사나 B(Prasarita padottana asana B, 발 넓게 벌린 전굴 자세 B)

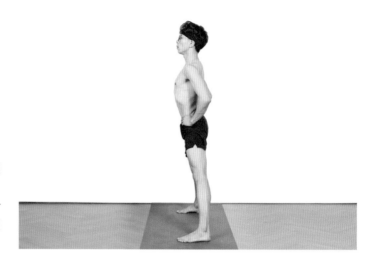

1 숨을 마시며 가슴을 약간 들어 올려 확장하되 허리가 과하게 젖혀지지 않도록 주의한다.

2 꼬리뼈를 아래로 당기고 손으로는 반다의 상 태를 확인하며 가슴 앞부분과 척추 전체를 위로 늘인다.

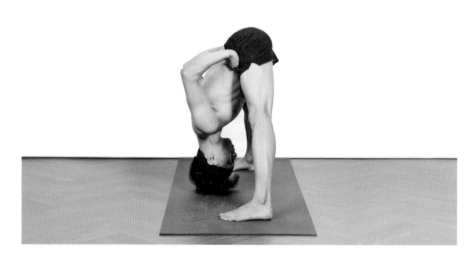

1 숨을 내쉬며 골반을 앞으로 굽혀 상체를 숙이고 정수리를 바닥에 댄다. 신체 조건에 따라 정수리가 바닥에 닿지 않을 수도 있다.

2 발에만 있던 무게를 정수리로 조금 이동시키고 다리 뒤를 곧게 늘인다.

3 척추는 아래로 길게 뻗고 어깨를 등 방향으로 당겨 귀와 멀어지게 한다.

4 손의 감각으로 웃디야나 반다를 지속적으로 점검하고 들숨과 날숨에 따라 반다의 강약 조절을 이어간다.

5 무릎이 안으로 조여지지 않도록 엄지발가락 아래 뼈를 꾹 누른 채 발날 바깥쪽으로 힘을 밀어 발바닥 안쪽의 아치를 확인한다.

6 무릎은 정면을 보고 허벅지 앞을 위로 끌어 올리며 깊게 5회 호흡한다.

* 드리스티: 코끝

TIP | 프라사리타 파도타나 아사나 A와 하체를 쓰는 방법은 동일하다. 손을 바닥이 아닌 허리에 둠으로써 웃디야나 반다를 계속해서 확인할 수 있다. 손으로 바닥을 지탱하지 않고 앞서 설명한 하체의 올바른 사용법과 반다의 조절만으로 더 깊고 길게 척추를 늘이고 전굴하는 자세이다. 근육과 관절의 컨트롤 능력을 좀 더 섬세하게 연습할 수 있을 것이다.

주의 사항 | 다리를 너무 넓게 벌리면 정수리가 바닥에 눌리며 등이 둥글게 말릴 수 있다. 신체 조건에 따라 다리 너비를 조절하고 목이 눌리지 않도록 어깨를 등 쪽으로 당겨 좌우로 넓게 편다.

다리 뒤가 뻣뻣하다면

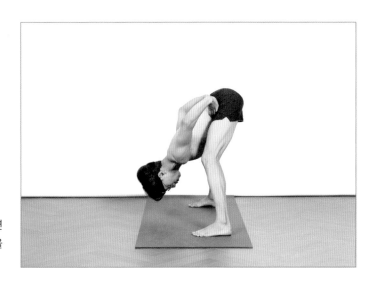

다리 뒤가 굳어 있거나 고관절의 전굴이 힘들다면 등과 허리가 둥글게 말리지 않고 곧게 펼 수 있을 만큼 무릎을 굽혀 조절한다.

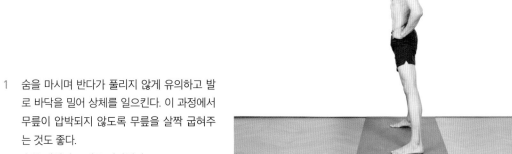

1 숨을 마시며 반다가 풀리지 않게 유의하고 발로 바닥을 밀어 상체를 일으킨다. 이 과정에서 무릎이 압박되지 않도록 무릎을 살짝 굽혀주는 것도 좋다.
2 숨을 내쉬며 그대로 기다린다.

09 프라사리타 파도타나 아사나 C(Prasarita padottana asana C, 발 넓게 벌린 전굴 자세 C)

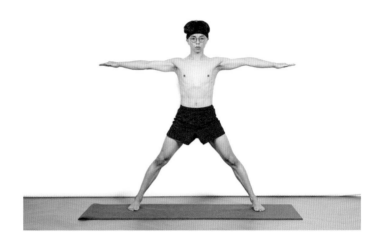

숨을 마시며 양팔을 좌우로 넓게 펼친다.

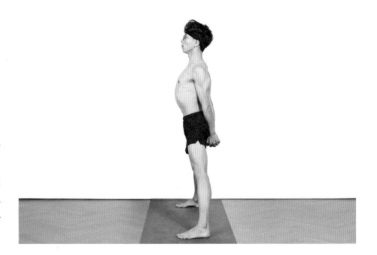

1 숨을 내쉬며 양손을 등 뒤로 가져가 깍지를 낀다.

2 숨을 마시며 어깨를 뒤로 당기고 양팔을 아래로 뻗어 내려 가슴을 위로 확장한다. 이때 요추가 아치 형태로 꺾이지 않도록 꼬리뼈를 바닥으로 말아 내리고 반다를 실행한다.

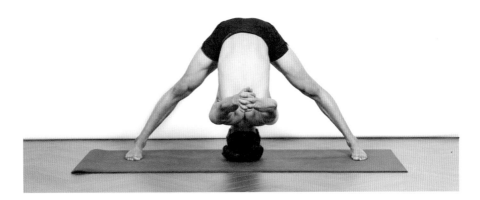

1 숨을 내쉬며 골반을 앞으로 굽히고 상체를 숙여 정수리를 가능한 한 발 사이 가운데로 내려놓는다.

2 어깨를 등에서 멀리 떨어지게 뒤로 당기고 손을 아래로 내린다. 정수리로 바닥을 눌러 고정하면 어깨가 좀 더 등 뒤로 젖혀진다.

3 발로 바닥을 단단히 누르고 허벅지 앞을 끌어 올려 엉덩이를 위로 민다.

4 발에 있던 무게를 정수리로 나눠주고 척추를 아래로 길게 늘인다.

5 다리 뒷면을 늘이되 무릎이 조여지지 않도록 살짝 구부려도 좋다.

6 깊게 5회 호흡한다.

* 드리스티: 코끝

TIP | 프라사리타 파도타나 아사나 A, B, C, D에서 하체를 쓰는 방법은 동일하다. 무작정 힘을 사용해 어깨를 젖히려 하지 않는다. 들숨 때 흉곽과 척추를 넓고 길게 확장하면서 그 감각에 집중한다. 날숨에서는 바닥을 미는 발의 힘, 위로 올라가는 엉덩이, 더 깊어지는 반다, 뒤로 멀리 젖혀지는 어깨의 감각에 집중한다. 호흡의 리듬에 맞춰 자세를 서서히 더 깊게 실행한다.

주의 사항 | 프라사리타 파도타나 아사나 A, B, D와는 다르게 양손을 등 뒤로 젖혔기 때문에 균형을 잃게 되면 뒤로 넘어가 구르는 경우가 생길 수 있다. 양발로 바닥을 단단히 누르고 그 힘과 균등하게 어깨를 젖혀야 균형을 잃지 않을 수 있다. 팔꿈치 관절이 뒤로 꺾이거나 압박되지 않도록 어깨 관절 뿌리부터 등 뒤로 멀리 당기며 어깨와 귀가 멀어지도록 한다.

다리 뒤가 뻣뻣하다면

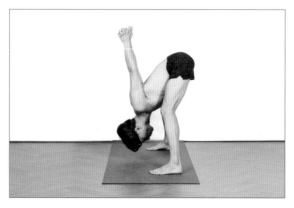

어깨가 굳었다면

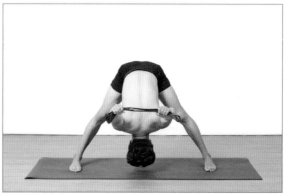

다리가 굳어 척추가 둥글게 말린다면 무릎을 굽혀서 고관절의 움직임을 좀 더 자유롭게 만들고 가능한 한 척추를 펴고 상체를 숙인다. 이때 다리 뒷면의 당기는 자극이 반드시 느껴져야 한다.

양손으로 깍지를 끼는 것이 어렵다면 양손 사이를 벨트로 연결해 잡는다.

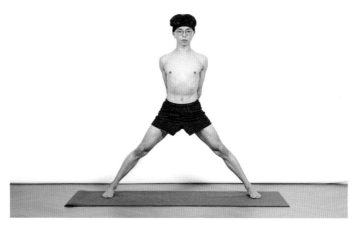

1   숨을 마시며 발로 바닥을 단단히 밀고 반다를 유지한 채로 상체를 일으킨다.

2   숨을 내쉬며 기다린다.

<u>10</u> 프라사리타 파도타나 아사나 D(Prasarita padottana asana D, 발 넓게 벌린 전굴 자세 D)

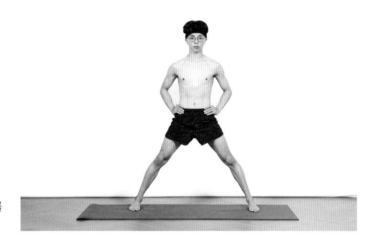

숨을 마시며 양손을 허리에 얹고 웃디야나 반다를 확인한다.

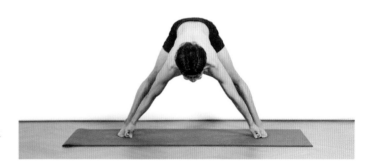

숨을 내쉬며 골반을 앞으로 굽혀 상체를 숙인 후 양손 엄지와 검지로 엄지발가락을 걸어 잡는다.

1 숨을 마시며 척추를 앞으로 길게 늘인다.
2 엄지발가락은 바닥으로 깊게 누르고 가슴은 앞으로 들어 올려 양팔을 팽팽하게 편다.
3 발은 바닥, 반다는 허리 쪽, 가슴은 앞, 각각 다른 방향으로 힘을 향하게 하여 척추가 더 견고하고 팽팽히 펴지게 한다.
4 다리 뒤를 길게 늘여 펴되 무릎 앞부분이 꽉 조여지지 않도록 한다.
5 허리가 바닥 쪽으로 움푹 꺼지지 않게 하며 고개를 지나치게 들지 않는다. 목뒤는 편안해야 한다.

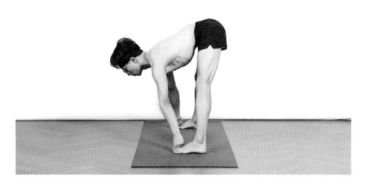

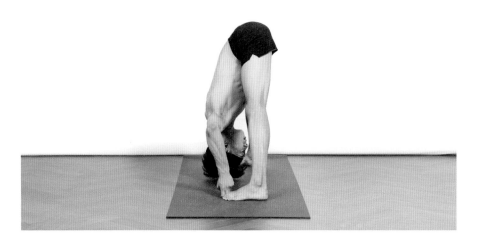

1   숨을 내쉬며 골반을 앞으로 굽혀 상체를 숙인 후 정수리를 가볍게 바닥에 대거나 가까이 둔다.

2   발바닥 전체에 무게를 싣고 양쪽 팔꿈치는 좌우로 구부려 날개뼈와 양쪽 어깨를 넓게 좌우로 편다. 동시에 날개뼈를 허리 쪽으로 끌어당겨 어깨와 귀를 멀리 둔다.

3   허벅지 앞을 위로 끌어 올리고 무릎이 정면을 향할 수 있도록 양쪽 허벅지 안쪽을 서로 멀어지게 바깥쪽으로 연다.

4   깊게 5회 호흡한다.

* 드리스티: 코끝

주의 사항 | 손으로 발을 잡게 되면 무의식적으로 팔 힘만으로 당겨 몸을 접어 내리려 하게 된다. 물론 손가락으로 발가락을 당기며 가슴을 아래로 더 뻗기도 하지만, 주된 힘은 토대에서 시작해 발, 허벅지, 아랫배의 반다로 연결된다. 그리고 그 힘은 반다의 조절과 깊은 호흡의 리듬에 따라 적절하게 조율해야 한다.

손가락으로 발가락을 잡아당기는 힘을 과하게 쓰면 어깨 사이는 좁아지고 목 주변부가 경직된다. 목뒤가 편안하게 확장되었는지 주의 깊게 살핀다.

숨을 마시며 양팔이 팽팽해질 때까지 가슴을 들어 올린다.

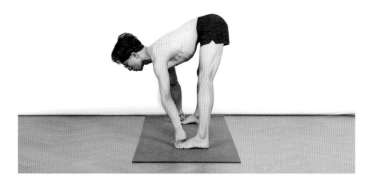

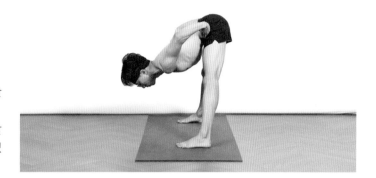

1 숨을 내쉬며 양손을 허리에 얹어 웃디야나 반다를 확인한다.
2 무릎이 꽉 조여지지 않도록 살짝 구부린다. 발바닥과 허벅지, 반다의 힘으로 척추에 무리 없이 무게를 지탱해야 한다.

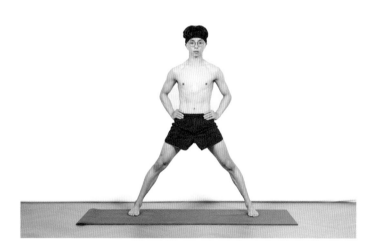

숨을 마시며 발로 바닥을 밀어 상체를 일으킨다.

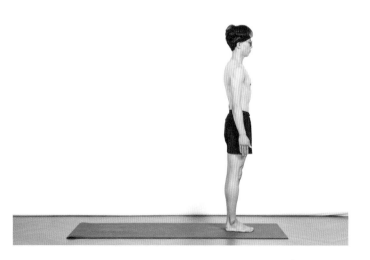

숨을 내쉬며 왼쪽으로 몸을 돌려 점프하거나 또는 걸어서 사마스티티로 돌아간다.

다리를 펴거나
손으로 발가락을 잡기 어렵다면

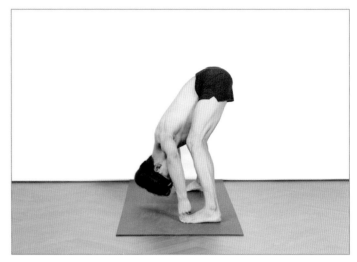

프라사리타 파도타나 아사나 A , B, C와 같은 방법
으로 척추가 둥글게 말리지 않도록 무릎을 구부리
고 실행한다.

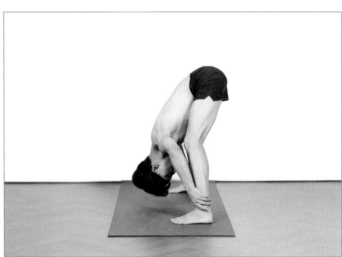

손으로 발가락을 잡기가 힘들다면 발목이나 정강
이를 잡고 가능한 만큼만 상체를 숙인다.
많이 숙이는 것보다 중요한 것은 척추가 둥글게 말
리지 않도록 하는 것이다. 또한 다리 뒤의 적당히
당기는 자극은 반드시 느껴져야 한다.

<u>11</u> 파르스보타나 아사나(Parsvottana asana, 피라미드 자세)

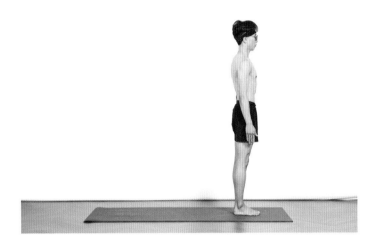

숨을 내쉬며 사마스티티로 준비한다.

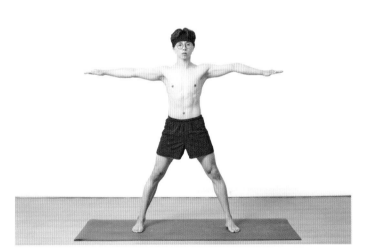

숨을 마시며 양팔을 좌우로 넓게 펼치고 오른쪽으
로 점프하거나 또는 걸어서 양발을 11자로 놓는다.
양발의 간격은 60~90cm 정도이다.

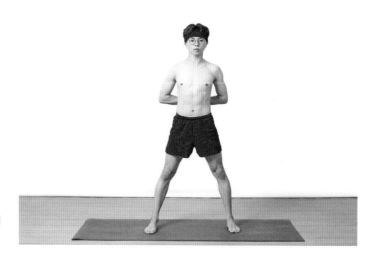

양쪽 어깨를 앞으로 회전시키며 팔꿈치를 뒤로 접어 양쪽 손바닥을 맞댄다.

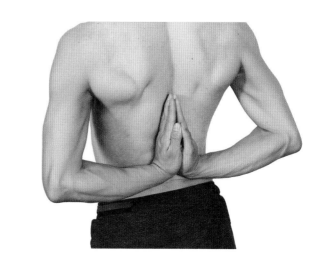

가능하다면 손끝이 목 방향으로 최대한 가깝게 올라가고 양쪽 손바닥은 서로를 강하게 누른다.

1   오른발을 오른쪽 밖으로 90도 돌리고 이때 몸 전체가 따라 돌아가며 왼발을 안으로 45도가량 돌린다.
2   양쪽 발뒤꿈치는 같은 선 위에 놓고 골반 좌우를 평행하게 만든다.
3   양쪽 손날 바깥쪽으로 흉추를 누르며 어깨를 뒤로 젖히고 가슴을 확장한다.

TIP | 처음부터 여기까지 들숨 한 번에 실행해야 하지만, 완전히 숙달되기 전까지는 힘들 수 있으므로 호흡을 1~2회 더 반복하며 자세를 만들어도 좋다.

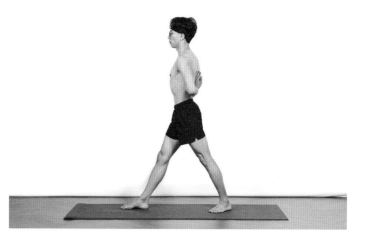

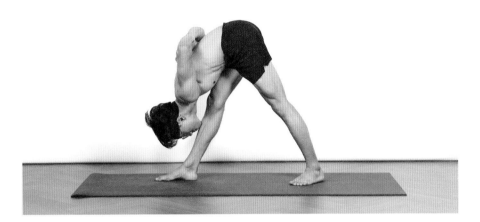

1　숨을 내쉬며 골반을 굽혀 상체를 오른쪽 다리 위로 숙인다.
2　양쪽 허벅지 안쪽이 서로 멀어지도록 바깥쪽으로 열고 엄지발가락 아래 뼈는 견고하게 바닥을 누른다.
3　반다를 깊게 실행해 아랫배가 허벅지와 멀어지게 한다. 양쪽 골반의 높이를 맞추고 양쪽 허리의 길이가 같게 한다.
4　엉덩이를 뒤로 밀고 척추는 앞으로 길게 늘여 상반된 힘의 작용으로 스트레칭 효과를 극대화한다.
5　목뒤가 조여지지 않도록 손바닥 아래를 붙이고 어깨를 좌우로 펼치며 뒤로 연다.
6　깊은 호흡을 5회 반복한다.

* 드리스티: 발가락

주의 사항 | 양발이 바닥에 닿아 있지만 앞에 놓인 다리로 체중이 더 실리기 쉬운 자세이다. 앞에 놓인 다리로만 체중이 실리면 무릎이 너무 꽉 조여져 관절에 무리가 올 수 있다. 발바닥 안의 아치를 확인하고 발로 바닥을 단단히 밀며 무릎 위 허벅지를 수축해 허벅지의 힘과 반다의 조절로 무릎을 보호해주어야 한다. 동시에 뒤로 뻗은 발은 발날 바깥쪽이 들리지 않도록 바닥으로 강하게 누른다.

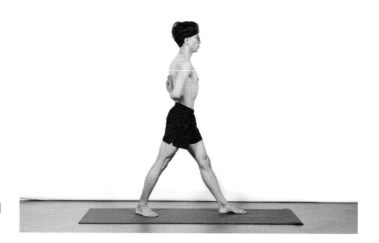

숨을 마시며 상체를 일으키고 뒤로 방향을 완전히
돌린다.

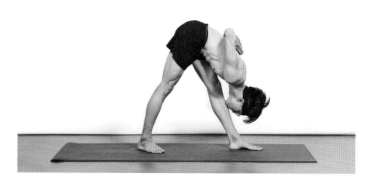

1   숨을 내쉬며 왼쪽 다리를 향해 상체를 숙이고
    오른쪽과 동일하게 실행한다.
2   깊고 고르게 5회 호흡한다.

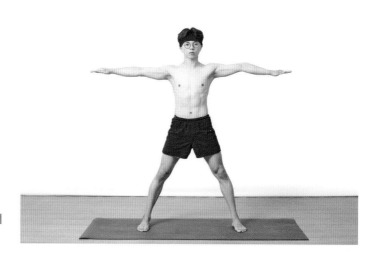

숨을 마시며 상체를 일으켜 오른쪽으로 몸을 돌리
고 팔을 풀어 좌우로 길게 편다.

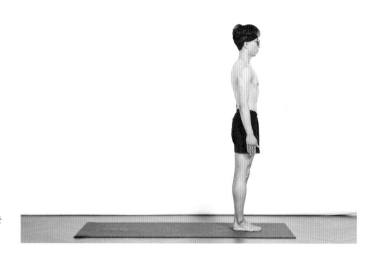

숨을 내쉬며 왼쪽으로 몸을 돌려 점프하거나 또는
걸어서 사마스티티로 선다.

등 뒤에서 합장하기가 어렵다면

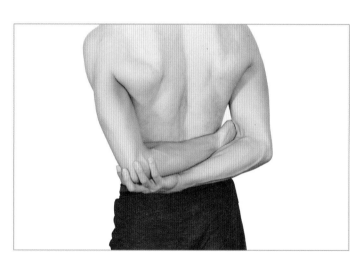

양손으로 각각 반대쪽 팔꿈치를 잡고 어깨를 연다.

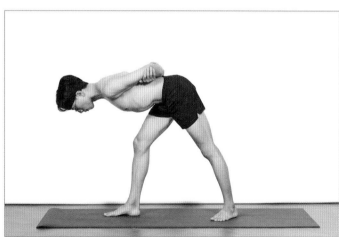

척추가 둥글게 말린다면 앞에 놓인 다리의 무릎을
구부린 후 척추를 곧게 편다. 이때 다리 뒷면의 자극
이 느껴져야 한다.

12 웃티타 하스타 파당구쉬타 아사나 A
(Utthita hasta padangustha asana A, 한 발 든 균형 자세 A)

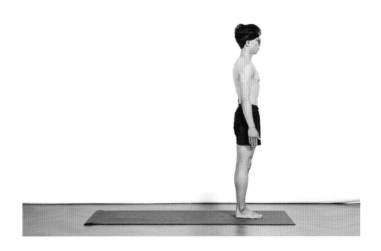

숨을 내쉬며 사마스티티로 준비한다.

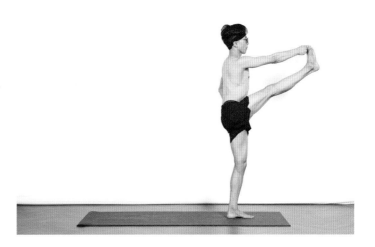

1 숨을 마시며 오른쪽 엄지손가락과 두 번째 손
　가락으로 오른쪽 엄지발가락을 고리처럼 걸어
　잡고 앞으로 들어 올린다.
2 엄지발가락도 힘을 주고 앞으로 밀어 견고히
　고정하고 왼손은 허리에 얹어 웃디야나 반다
　를 확인한다.
3 왼쪽 발로 바닥을 깊게 눌러 토대를 견고하게
　하고 양쪽 골반은 수평으로 유지한다.
4 오른발은 눈높이까지 들어 올려 곧게 뻗는다.
5 엄지발가락 끝을 앞으로 밀어 다리가 더 높이
　들리게 하고 오른쪽 어깨는 앞으로 딸려가지
　않도록 뒤로 당긴다.

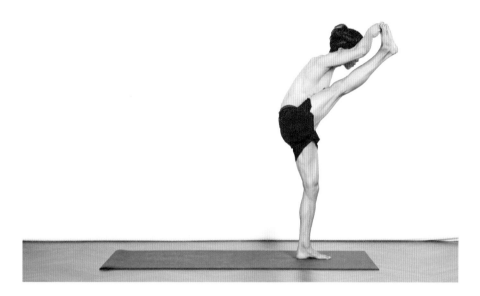

1   숨을 내쉬며 팔로 다리를 잡아당겨 턱을 정강이 가까이 댄다. 이때 웃디야나 반다가 좀 더 강해진다.

2   엉덩이를 뒤로 밀고 상체를 앞으로 뻗어 들고 있는 다리와 가까워지게 한다.

3   왼발은 세 꼭짓점이 들리지 않도록 바닥으로 깊이 누르고 허벅지 앞을 끌어 올려 무릎을 편다. 그러나 무릎이 꽉 조여지지는 않아야 한다.

4   어깨를 뒤로 당겨 귀와 멀어지게 하고 깊게 5회 호흡한다.

* 드리스티: 발가락

TIP | 다리와 턱을 붙일 때 앞으로 가슴을 내밀며 숙이는 힘과 다리를 몸 쪽으로 당기는 힘이 균등한 것이 좋다. 중간 지점에서 만난다고 생각하자. 웃디야나 반다를 강하게 해야 몸을 더 수월하게 숙일 수 있는데 이때 어깨의 긴장이 지나치지는 않은지 주의 깊게 살펴본다.

자세를 하기 어려울 경우

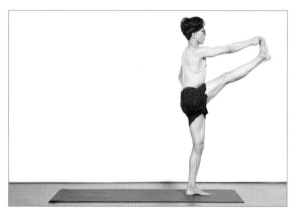

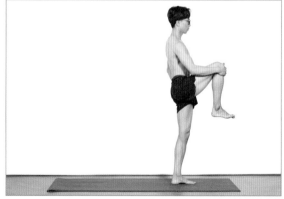

다리를 당기는 것이 어렵다면 두 번째 사진의 자세(114페이지)로 5회 호흡하며 자세를 유지해도 좋다.

한 발로 서는 것조차 어렵다면 오른쪽 무릎을 굽힌 후 손으로 무릎을 잡고 바닥을 짚은 발의 감각을 느끼는 것부터 연습한다.

13 웃티타 하스타 파당구쉬타 아사나 B
(Utthita hasta padangustha asana B, 한 발 든 균형 자세 B)

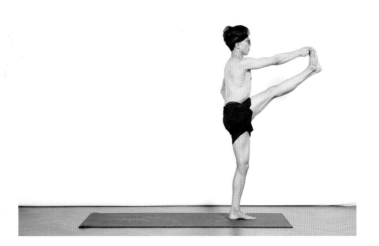

숨을 마시며 가슴을 들어 올리고 팔이 팽팽하게 펴진 상태로 선다.

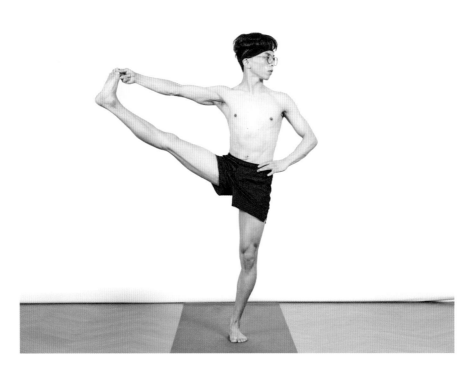

1 숨을 내쉬며 고개를 왼쪽으로 돌려 먼 곳을 바라보고 들어 올린 다리는 오른쪽으로 보낸다.
2 이때 왼쪽 골반이 오른쪽으로 딸려가지 않도록 왼쪽 허벅지를 밖으로 연다. 좌우로 상반되는 힘을 적용하며 양쪽 어깨 역시 좌우로 넓게 편다.
3 오른쪽 엉덩이를 아래로 회전시켜 내리며 양쪽 골반의 수평을 맞춘다. 이때 반다로 균형을 잡는다.

4 오른쪽 엄지발가락을 뻗어 몸에서 멀리 밀고, 양쪽 어깨가 들리지 않도록 낮춘다.
5 5회 깊게 호흡한다.

* 드리스티: 왼쪽 먼 곳

TIP | 좌우 균등하게 힘을 나눠 서는 것이 어려울 것이다. 중심이 안 잡힌다면 시선을 정면에 두어도 좋다. 다리를 옆으로 여는 것보다 한 발로 서는 것이 우선이다. 바닥에 닿은 발바닥을 관찰해보자. 세 꼭지점(엄지발가락 아래 뼈, 새끼발가락 아래 뼈, 발뒤꿈치 가운데 뼈)에 체중을 고르게 싣고 바닥 깊이 뿌리내려서 키가 커지는 듯한 느낌으로 척추를 위로 늘인다.

자세를 하기 어렵다면

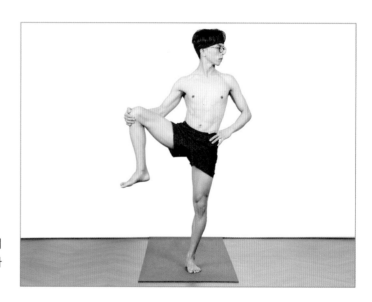

고급 자세를 하기보다는 한 발로 균형 잡는 연습이 우선이므로, 균형을 잡기가 힘들다면 들어 올린 다리의 무릎을 굽히고 연습한다.

14 웃티타 하스타 파당구쉬타 아사나 C
(Utthita hasta padangustha asana C, 한 발 든 균형 자세 C)

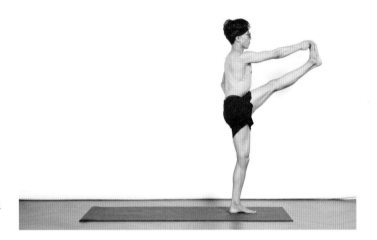

숨을 마시며 들어 올린 다리를 정면으로 옮기고 고
개도 앞으로 돌려 발끝을 본다.

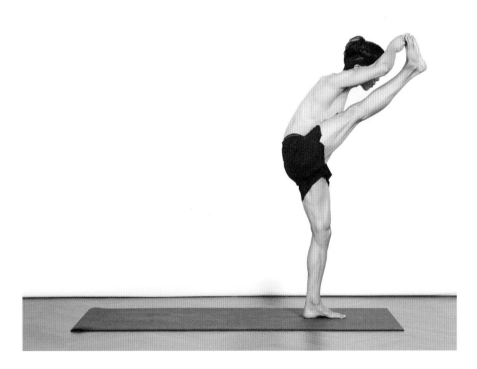

숨을 내쉬며 다시 한 번 턱과 정강이를 붙인다.

* 드리스티: 발가락

한쪽 다리를 들고
상체를 앞으로 숙이기가 어렵다면

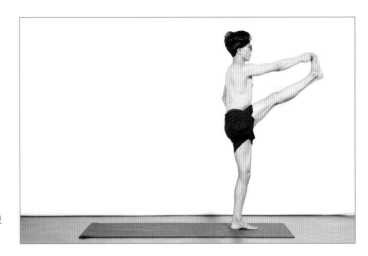

아직 다리와 턱을 붙일 수 없다면 들숨과 날숨 모두 다리를 든 채 유지한다.

<u>15</u> 웃티타 하스타 파당구쉬타 아사나 D
(Utthita hasta padangustha asana D, 한 발 든 균형 자세 D)

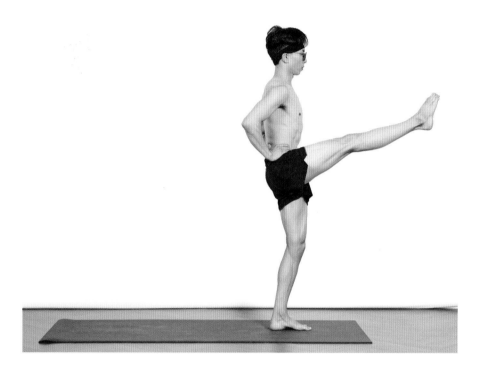

1 숨을 마시며 턱을 다리에서 떼고 상체를 바로 세운다.
2 손을 발에서 떼고 허리에 얹는다.
3 양손으로 웃디야나 반다를 확인하며 오른쪽 발끝을 앞으로 길게 뻗어 허벅지를 수축한다.
4 반다가 약해지면 상체가 뒤로 넘어간다. 반다를 좀 더 강하게 해서 하복부와 들어 올린 다리의 허벅지가 가까워지게 유지한다. 왼쪽 발은 바닥 아래로 깊이 힘을 뻗어 내리며 척추를 위로 늘여 키가 커지게 한다.
5 깊게 5회 호흡한다.

* 드리스티: 발가락

주의 사항 | 이 자세를 하는 첫 번째 목적은 한 발로 균형을 잡는 것이지 다리를 높이 들기 위함이 아니다. 무리하여 애를 쓰면 자세가 끝난 후 어깨와 목이 경직될 것이다. 자세를 유지하는 동안 어깨와 목은 편안해야 한다.

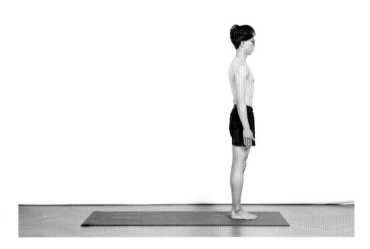

숨을 내쉬며 천천히 다리를 내려서 사마스티티로
돌아간다.

다리를 펴기 어렵다면

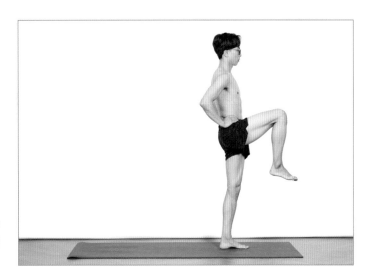

든 다리를 펴는 것보다 몸이 뒤로 넘어가지 않는
것이 더 중요하다. 다리가 펴지지 않으면 무릎을 굽
히고 실행한다.

↻ 웃티타 하스타 파당구쉬타 아사나 A~D(114~121페이지)까지 왼쪽도 동일하게 실행한다.

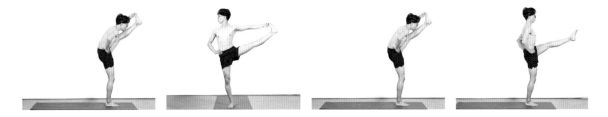

<u>16</u> 아르다 밧다 파드모타나 아사나
(Ardha baddha padmottanha asana, 서서 묶은 자세)

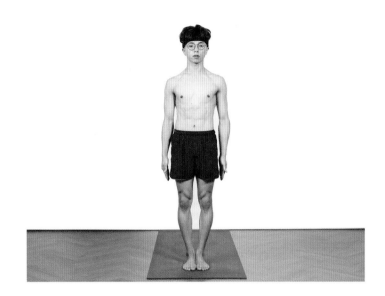

숨을 내쉬며 사마스티티로 준비한다.

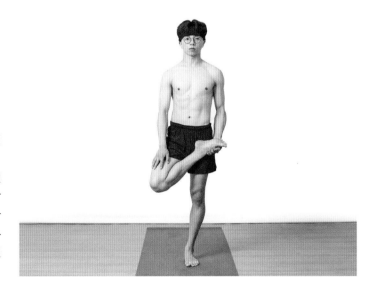

1 숨을 마시며 오른발을 들어 양손으로 잡고 배꼽 방향으로 당긴다.

2 왼손으로 오른쪽 발등을 잡아 왼쪽 허벅지 맨 위에 얹고 오른손으로 오른쪽 무릎을 바닥 방향으로 눌러 발바닥이 바깥쪽을 향하도록 한다. 이때 발뒤꿈치는 아랫배에 닿아 있다. 오른쪽 고관절을 먼저 밖으로 회전해야 무릎 관절이 무리 없이 바닥을 향할 수 있다.

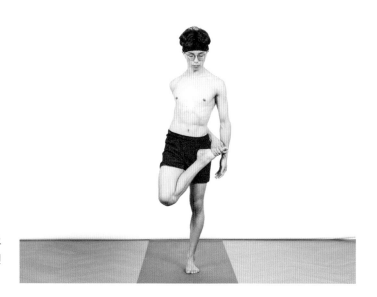

오른팔을 등 뒤로 돌려 왼쪽 허벅지 위에 놓인 오른쪽 엄지발가락을 잡는다. 발이 잘 잡히지 않으면 왼쪽 무릎을 살짝 구부려 잡는다.

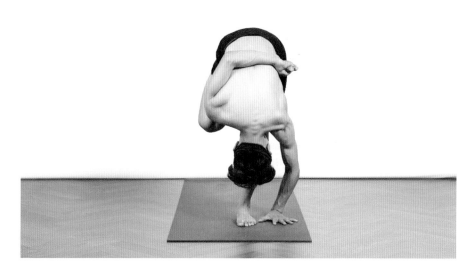

숨을 내쉬며 골반을 앞으로 굽혀 상체를 숙이고 왼손으로 왼발 바깥쪽 바닥을 짚는다.

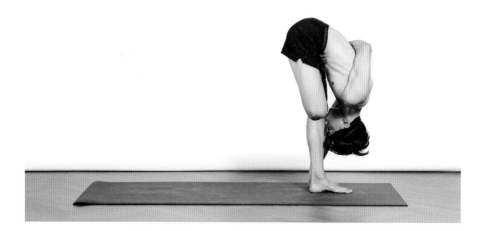

1 상체를 숙이는 과정과 유지하는 동안에 무릎 앞부분이 꽉 조여지지 않도록 살짝 구부린다.

2 왼발로 바닥을 단단히 밀고 허벅지 앞쪽을 끌어 올려 반다를 강하게 해 서서히 무릎을 더 편다.

3 엉덩이는 위를 향해 밀어 올리고 척추는 정수리 끝까지 바닥을 향해 늘인다. 이때 양쪽 엉덩이의 높이가 같아야 한다.

4 날개뼈를 허리 쪽으로 끌어당겨 양쪽 어깨와 귀를 멀리 떨어뜨리고 목을 길게 늘인다.

5 왼손으로 바닥을 누르며 발과 무게를 나누고 다리 뒷면을 최대한 늘인다. 이때 아랫배는 발뒤꿈치에 의해 자극된다.

6 서서히 더 깊이 상체를 숙이며 5회 호흡한다.

 * 드리스티: 코끝

주의 사항 | 구부린 쪽 무릎이 보내는 신호를 알아차려야 한다. 관절에 무리가 느껴진다면 더 이상 자세를 하지 말고 멈춘다. 고관절의 움직임 없이 무릎 자체만 비트는 것은 매우 위험하다. 고관절이 충분히 바깥쪽으로 회전된 후 무릎이 뒤따라 회전되어야 한다. 이때 반다의 힘 조절은 필수이다. 자신의 몸과 지속적으로 대화를 나누며 위험 신호를 알아차리자. 통증이나 불쾌감이 느껴질 땐 그것을 이겨내려 하지 않는다.

자세를 하기가 어렵다면

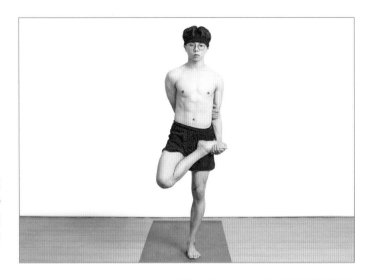

오른손을 등 뒤로 돌려 오른발을 잡을 수가 없다면 왼손으로 오른발을 잡아 왼쪽 허벅지 위에 올려놓고 오른손을 등 뒤로 돌려 왼팔을 잡아 어깨를 연다. 상체를 아래로 숙이는 것이 어렵다면 그대로 서서 유지한 채 발바닥의 감각을 관찰해본다.

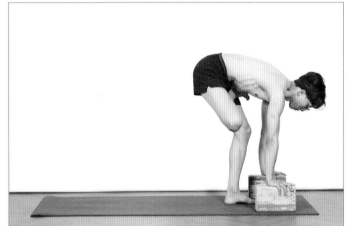

손이 바닥에 닿지 않으면 블록을 발 앞쪽에 놓아 짚고 등이 둥글게 말리지 않도록 무릎을 구부린 후 척추를 곧게 편다.

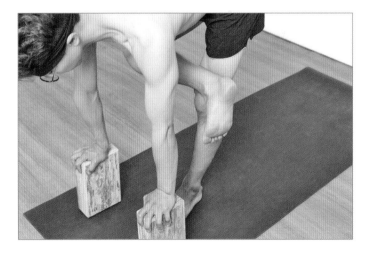

구부린 무릎이 아프다면 오른쪽 발목을 ㄱ자로 구부려 왼쪽 무릎 위 허벅지에 올려놓고 블록을 사용해 균형을 잡는다. 오른쪽 발목 바깥쪽으로 왼쪽 허벅지를 누르고 오른쪽 무릎을 바깥쪽으로 연다. 척추를 곧게 펴 앞으로 늘이며 고관절 주변과 허벅지 바깥쪽부터 엉덩이까지 스트레칭한다.

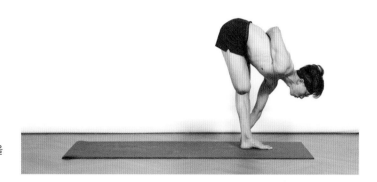

숨을 마시며 왼손으로 바닥을 밀어 가슴을 들어 올리고 앞쪽 바닥을 본다.

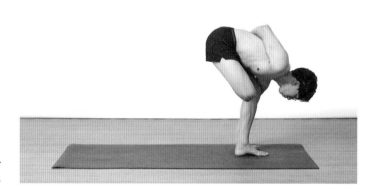

숨을 내쉬며 무릎을 굽히고 반다를 강하게 행한다. 이때 체중을 약간 뒤로 옮기고 일어날 준비를 한다.

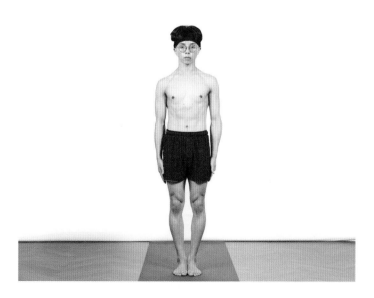

1 숨을 마시며 왼발로 바닥을 강하게 밀면서 일
   어난다.
2 숨을 내쉬며 오른쪽 다리를 풀고 사마스티티
   로 돌아간다.

↺ 왼쪽도 동일하게 실행한다.

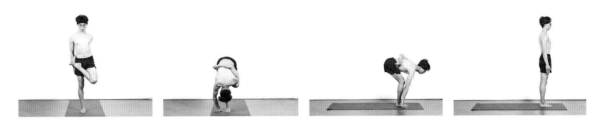

┃ 다음 자세로 가기 위한 움직임-빈야사(v) ┃

수리야 나마스카라 A의 1~7번(49~57페이지)까지의 움직임을 이용해 다음 자세로 전환한다. 상세한 설명은 46페이지의 수리야 나마스카라 A를 참고한다.

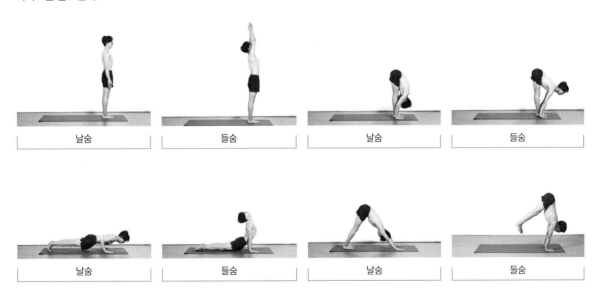

| 날숨 | 들숨 | 날숨 | 들숨 |
| 날숨 | 들숨 | 날숨 | 들숨 |

<u>17</u> 웃카타 아사나(Utkata asana, 의자 자세)

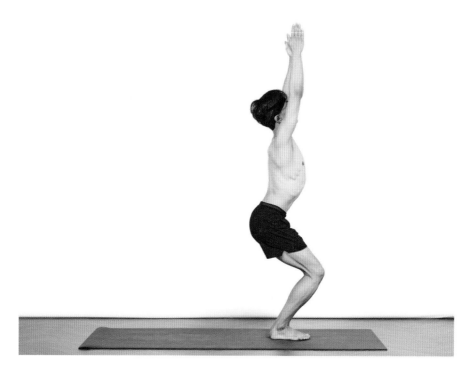

1 숨을 마시며 고개를 들어 손 사이를 보고 점프해서 양손 사이에 발을 놓는다.

2 무릎을 90도로 굽히고 투명 의자에 앉은 자세로 양손을 머리 위로 들어 올려 합장한다. 배꼽부터 손 끝까지 상체를 길게 늘인다.

3 가슴은 확장하고 반다를 강하게 해서 어깨를 끌어 내린다. 가슴을 충분히 열어 위로 확장해야 목을 뒤로 젖혀 손을 볼 때 목 뒷면의 불편함을 최소화할 수 있다.

4 무릎에 체중이 실리지 않도록 엉덩이를 뒤로 충분히 밀고 발바닥 전체에 힘을 단단히 준다.

5 무릎은 발끝을 지나치게 넘지 않는다.

6 들숨에는 흉곽을 더 크게 확장시키고 날숨에 반다의 강도를 좀 더 높이며 양쪽 손날 바깥쪽을 서로 꾹 눌러 위로 길게 뻗는다.

7 리듬을 타며 부드럽게 5회 호흡한다.

* 드리스티: 엄지손가락

TIP | 웃카타는 '강력한'이라는 뜻이다. 이 자세를 정확히 수련한다면 척추의 건강과 하체의 근력이 좋아 지며 몸통 중심부의 힘도 단련된다. 골반과 허벅지, 발은 묵직한 주춧돌처럼 바닥으로 견고하게 중심을 잡고 반대로 허리 위부터 척추를 지나 양손 끝까지 위로 길게 늘인다. 이때 위로 뻗는 힘에 의해 주춧돌 이 딸려가지 않도록 하체를 묵직이 잡아줘야 한다.

위로 뻗어 상승하는 힘과 아래로 눌러 하강하는 힘, 이 두 상반된 힘이 맞닿는 지점은 반다이고 이 반다 는 어느 한쪽으로 힘이 더 치우치지 않도록 균형점 역할을 한다. 상반되는 두 방향의 힘이 정확히 5:5로 분배되는 순간, 크게 애쓰지 않아도 자세가 편안해지는 것을 알 수 있다.

주의 사항 | 무릎 관절에 체중이 실리는 것을 조심해야 한다. 무릎에 무리가 느껴진다면 엉덩이를 뒤로 더 빼고 발뒤꿈치로 바닥을 좀 더 깊게 누른다.

목이나 어깨가 불편하다면

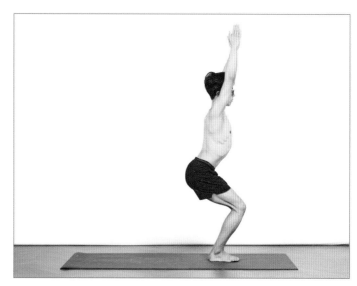

목이 불편하다면 양쪽 손바닥끼리 마주보도록 만
세 자세를 취하고 정면을 응시한다.

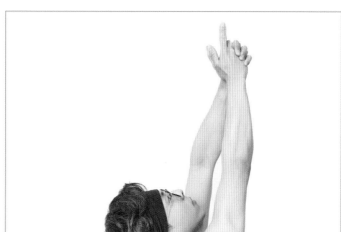

어깨가 경직된 사람은 양쪽 손바닥을 붙이며 팔을
뻗는 게 어렵다. 그럴 경우 양손으로 깍지를 끼고
검지손가락만 위를 향하게 하여 뻗어 올린다. 깍지
낀 손의 힘으로 좀 더 쉽게 팔이 뻗어질 것이다.

| 다음 자세로 가기위한 움직임-빈야사(v) |

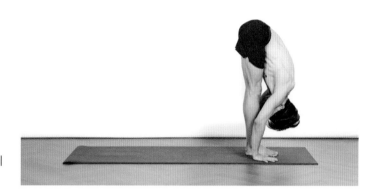

숨을 내쉬며 골반을 앞으로 굽혀 상체를 숙인다. 이
때 양손으로 발 옆을 짚거나 또는 앞을 짚는다.

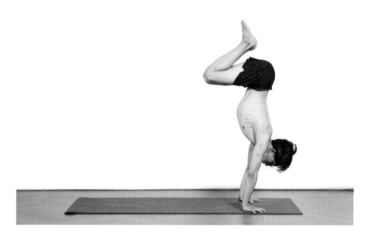

1   숨을 마시며 손바닥으로 바닥을 강하게 밀고
    점프해 엉덩이를 위로 높이 들어 올린다. 이때
    어깨가 손목보다 더 앞으로 가야 한다.
2   물라 반다와 웃디야나 반다를 강하게 행하며
    엉덩이를 위로 들어 올린 후 잠시 멈춘다.
3   발과 무릎은 구부려 배 쪽으로 당긴다.

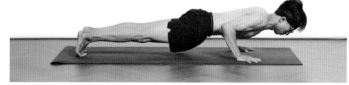

숨을 내쉬며 팔을 천천히 구부리면서 내려가 양쪽
다리를 뒤로 뻗고 착지한다(54페이지 참고, 수리야 나
마스카라의 차투랑가 단다 아사나).

숨을 마시며 몸을 들어 올려 가슴을 뒤로 젖힌다
(55페이지 참고, 수리야 나마스카라의 우르드바 무카 스
바나 아사나).

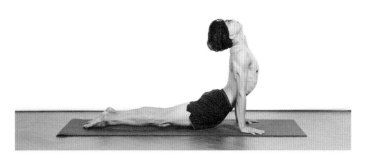

숨을 내쉬며 엉덩이를 위로 밀어 올리고 몸의 뒷면
을 길게 늘인다(56페이지 참고, 수리야 나마스카라의
아도 무카 스바나 아사나).

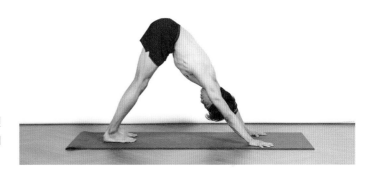

TIP | 빈야사를 할 때 점프(특히 점프 백)는 발로 굴러서 뛰어오르기보다는 반다와 어깨의 힘으로 몸을 들어 올리는 것이다. 반다와 어깨의 힘
이 부족할 때에는 발로 살짝 구르기도 하지만, 아쉬탕가 요가에 숙달되고 반다와 어깨의 힘이 충분해질수록 발로 구르는 힘은 점점 사용하지
않게 된다.

점프 외의 다른 방법

점프하기가 아직 두렵다면 한 발씩 뒤로 걸어가 빈야사를 진행한다.

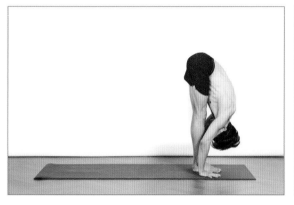

숨을 내쉬며 골반을 앞으로 굽혀 상체를 숙인다.

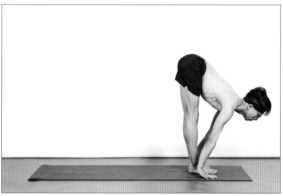

숨을 마시며 손으로 바닥을 밀어 가슴을 들고 척추를 앞으로 길게 늘인다.

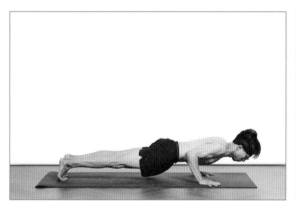

숨을 내쉬며 뒤로 한 발 한 발 걸어가 팔꿈치를 90도로 구부리며 내려간다.

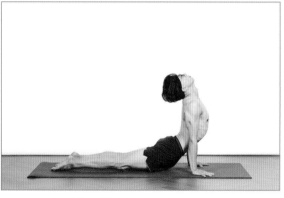

숨을 마시며 양손으로 바닥을 강하게 밀어 몸을 들어 올리고 가슴을 뒤로 젖힌다.

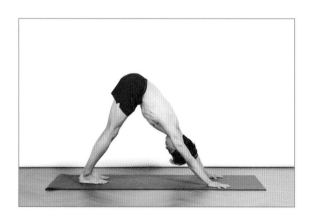

숨을 내쉬며 엉덩이를 위로 밀어 올리고 몸의 뒷면을 길게 늘인다.

<u>18</u> 비라바드라 아사나 A(Virabhadra asana A, 전사 자세 A)

1 아도 무카 스바나 아사나에서 왼발을 밖으로
45도 이상 돌리고 오른발을 양손 사이로 가져
가 오른쪽 무릎을 90도로 구부린다.
2 오른발은 오른손 엄지손가락 옆에 놓아 양쪽
발뒤꿈치가 일직선상에 놓이게 한다.

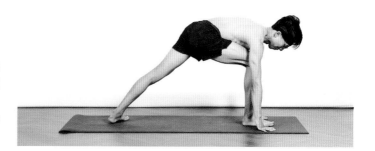

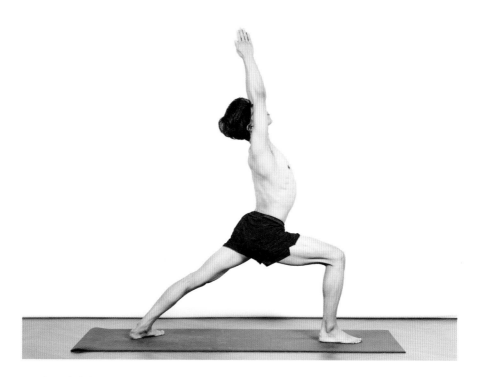

1 숨을 마시며 상체를 일으키고 양팔은 위를 향해 수직으로 뻗어 올린다.
2 가슴을 충분히 위로 확장해 목의 불편함을 최소화시키고 고개를 들어 양손을 바라본다.
3 양쪽 손바닥은 서로를 눌러 위로 길게 늘인다.
4 오른쪽 골반은 뒤로 밀고 왼쪽 골반을 앞으로 당겨 양쪽 골반을 나란히 놓는다. 꼬리뼈를 아래로 말
아 내려 허리가 뒤로 젖혀지는 것을 막는다.
5 아랫배를 수축하며 반다를 깊게 행한다.
6 왼쪽 발날 바깥쪽을 강하게 눌러 종아리 뒷면을 스트레칭하고 깊게 5회 호흡한다.

* 드리스티: 엄지손가락

TIP | 웃카타 아사나(128페이지)의 TIP을 참고해도 좋다.

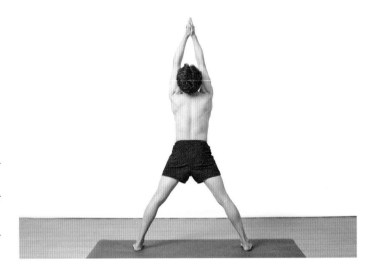

1 숨을 마시며 굽혔던 다리를 편다. 이때 손은 그
   대로 위를 향하고 시선도 여전히 손이다.
2 몸을 왼쪽으로 돌리고 매트 뒤쪽으로 몸을 한
   번 더 돌려 완전히 매트 뒤를 바라본다
3 왼발은 매트 뒤쪽을 바라보게 놓고 오른발은
   안으로 살짝 튼다.

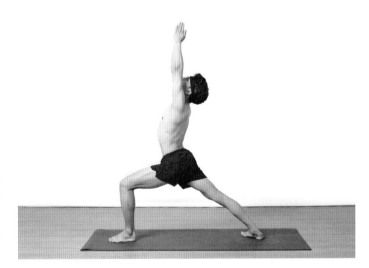

1 숨을 내쉬며 왼쪽 무릎을 90도로 구부린다. 왼
   쪽 엉덩이를 뒤로 밀고 오른쪽 엉덩이는 앞으
   로 당겨 골반을 좌우 나란히 놓는다.
2 오른쪽과 동일한 방법으로 자세를 유지하고
   깊게 5회 호흡한다.

목이나 어깨가 불편하다면

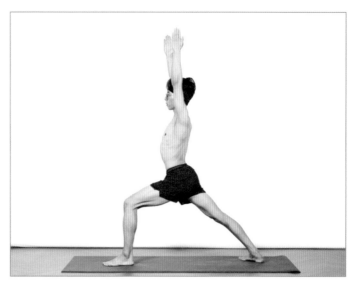

목을 젖혀 손을 보는 것이 어려울 경우 양쪽 손바
닥이 서로 마주 보게 해 팔을 위로 뻗고 시선은 정
면을 향한다.

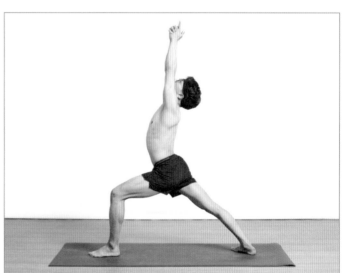

어깨가 굳거나 넓은 경우 합장하기가 어려울 수 있
다. 이럴 때 검지를 펴고 나머지 손가락으로 깍지를
끼면 그 힘을 이용해 팔을 위로 좀 더 쉽게 뻗어 올
릴 수 있다.

<u>19</u>　비라바드라 아사나 B(Virabhadra asana B, 전사 자세 B)

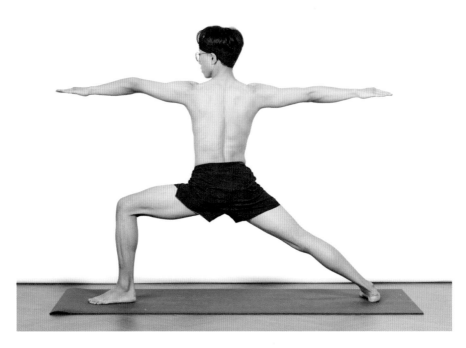

1　숨을 내쉬며 왼쪽 다리는 구부린 채로 몸통을 오른쪽으로 틀어 좌우로 양팔을 넓게 펼친다.
2　오른발을 밖으로 살짝 돌려 90도로 놓고 다리 간격을 조금 넓힌다.
3　양팔은 어깨 높이를 유지하고 양쪽 골반의 높이를 맞춘다.
4　양쪽 허벅지 안쪽이 서로 멀어지도록 좌우로 펼치고 왼쪽 무릎이 안으로 쏟아지지 않도록 밖으로 연다.
5　꼬리뼈를 아래로 말아 내리고 반다를 유지해 허리가 아치 모양으로 꺾이지 않게 한다.
6　발로 바닥을 깊게 누르고 척추는 반대로 위를 향해 길게 늘인다.
7　고개를 왼쪽으로 돌려 왼손을 응시한다.
8　등을 끌어 내려 양쪽 어깨와 귀가 멀어지게 하고 깊게 5회 호흡한다.

* 드리스티: 왼손

주의 사항 | 구부린 무릎이 안
으로 쏟아지지 않도록 무릎을
새끼발가락 쪽으로 연다. 동시
에 발날 바깥쪽의 힘으로 바
닥을 단단히 누르고 양쪽 발
바닥의 아치를 확인한다. 척추
는 반드시 바닥과 수직인 상
태여야 하고, 골반은 수평이
맞아야 한다.

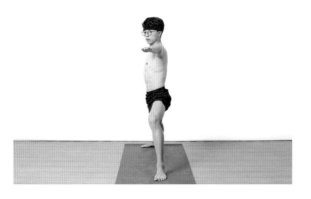

골반이 굳어 있다면

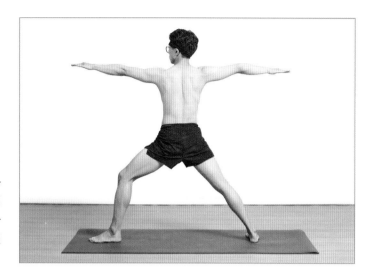

무릎을 깊게 구부리는 것보다 골반을 수평으로 놓는 것이 더 중요하다. 고관절이 틀어졌거나 굳은 경우 굉장히 어렵게 느껴지는 자세이다. 무릎을 덜 굽히더라도 골반의 정렬을 맞추고, 무릎에 체중이 실리지 않도록 발바닥과 허벅지의 힘을 사용해 선다.

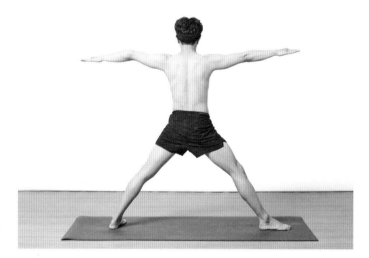

1   숨을 마시며 왼쪽 무릎을 편다.
2   오른발을 오른쪽으로 돌리고 왼발은 안으로 틀어 90도로 놓는다.

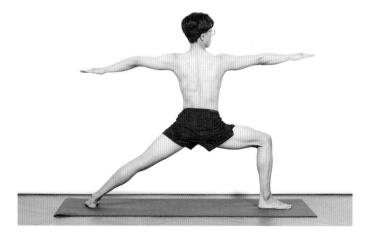

1   숨을 내쉬며 오른쪽 무릎을 90도로 구부리고 고개를 오른쪽으로 돌려 오른손을 바라본다.
2   왼쪽과 같은 방법으로 자세를 유지하며 깊게 5회 호흡한다.

| 다음 자세로 가기 위한 움직임-빈야사(v) |

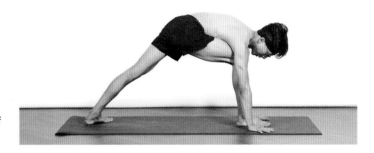

숨을 내쉬며 몸통을 오른쪽 아래로 틀어 내리고 양
손을 오른발 양옆에 놓는다.

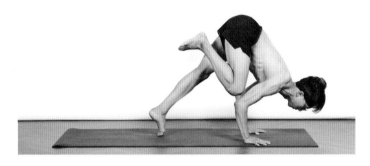

1 숨을 마시며 팔을 90도로 구부리고 어깨 앞
   쪽으로 체중을 실어 손으로 바닥을 강하게 누
   른다.
2 오른발을 들고 오른쪽 무릎을 오른팔 위쪽에
   올려놓는다.
3 왼발로 바닥을 앞으로 밀며 엉덩이를 높이 들
   어 올려 양쪽 어깨에 힘을 강하게 싣는다. 왼발
   에 있던 체중을 대부분 양쪽 어깨로 옮긴다.

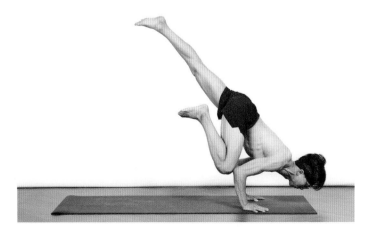

1 웃디야나 반다와 물라 반다를 강하게 실행해
   왼쪽 다리를 위로 뻗어 올린다.
2 체중을 어깨로 완전히 싣고 몸을 들어 올린 채
   잠시 멈춘다.

숨을 내쉬며 양팔을 90도로 굽힌 채 양쪽 다리를
뒤로 뻗고 착지한다(54페이지 참고, 수리야 나마스카
라의 차투랑가 단다 아사나).

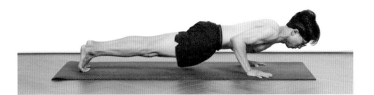

숨을 마시며 몸을 높이 들어 올려 가슴을 뒤로 젖
힌다(55페이지 참고, 수리야 나마스카라의 우르드바 무
카 스바나 아사나).

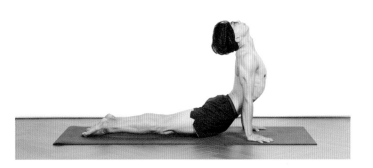

숨을 내쉬며 엉덩이를 위로 밀어 올리고 몸 뒷면을
길게 늘인다(56페이지 참고, 수리야 나마스카라의 아도
무카 스바나 아사나).

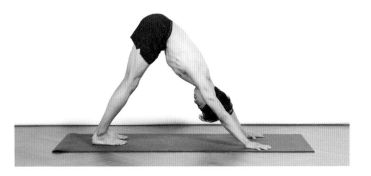

**어깨 힘이 부족해
몸을 들기가 어렵다면**

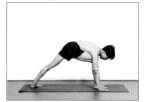 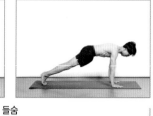 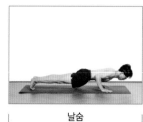

들숨   날숨

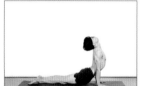 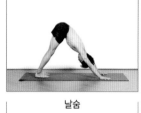

들숨   날숨

꼭 점프를 해야 하는 것은 아니다. 한 발 한 발 걸어서 빈야사를 이어 갈 수 있다(132페이지 참고).

| **앉은 자세로 가기 위한 움직임-빈야사(점프 스루, Jump through)** |

1 숨을 내쉬며 아도 무카 스바나 아사나에서 고개를 들어 양손보다 30cm 정도 앞쪽을 응시한다.
2 어깨를 앞으로 조금 이동하며 까치발로 바닥을 밀어 엉덩이를 높이 든다. 무릎을 구부리며 점프를 준비한다.

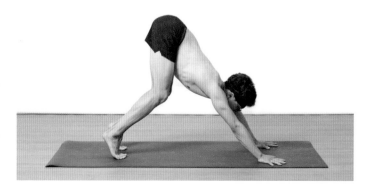

1 숨을 마시며 발끝으로 바닥을 밀어 뛰어오른다.
2 엉덩이를 높이 들고 양손으로 바닥을 강하게 누른다.
3 체중이 완전히 어깨로 실리고 머리와 어깨는 손목보다 앞으로 기울어 있다. 손으로 바닥을 미는 힘과 강한 반다의 끌어 올림이 몸을 공중에서 최대한 천천히 움직이게 한다.
4 잠시 공중에서 멈춘 듯한 느낌을 바라본다.

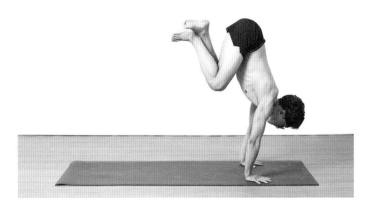

1 허벅지를 가슴으로 끌어당기며 양쪽 다리를 교차해 양팔 사이를 지나 손 앞으로 뻗어 들어가게 한다. 계속 손 앞보다 더 멀리 응시한다.
2 양팔이 축이 되어 뒤에서 앞으로 그네를 타듯이 매끄럽게 들어가고, 가능하다면 반다를 조절해 속도를 늦춘다.
3 몸이 바닥으로 떨어지지 않도록 착지하는 속도를 조절한다. 양팔이 더욱 강인해지고 반다의 힘도 한층 강력해질 것이다.

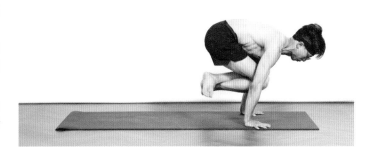

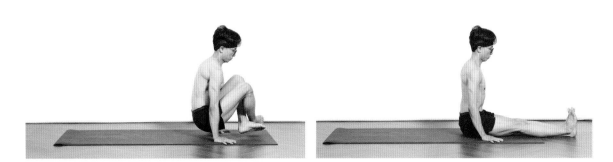

양발이 바닥에 닿지 않게 앞으로 끌어당긴 후 천천히 두 다리를 펴고 앉는다.

점프 외의 다른 방법

점프가 어렵다면 한 발씩 차례로 걸어 들어가 양발을 교차한 후 엉덩이를 바닥에 대고 양쪽 다리를 앞으로 펴면서 앉는다. 한 번에 걸어 들어가기 힘들다면 여러 걸음에 나눠도 좋다.

앞으로 진행될 모든 빈야사에서의 점프 스루 실행법은 앞의 두 가지이다. 자신이 할 수 있는 방법을 선택해서 실행한다.

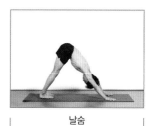

날숨

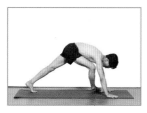 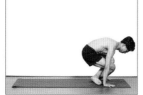 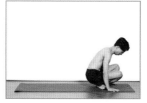 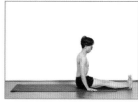

들숨

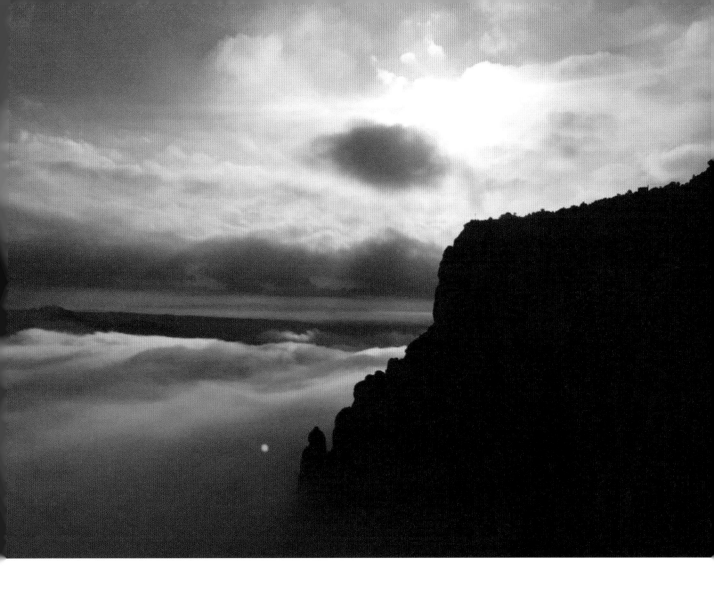

우리 마음은 때때로 마치 구름이 몰려들고, 비가 내리고, 천둥 번개가 치는 것처럼
두렵고 어두울 때가 있습니다.
그러다 한 줄기 햇살이 비쳐 모든 것이 명료해지는 순간,
아! 하고 아름답고 환한 빛 속으로 빠져들지요.
요가를 한다는 것은 그 한 줄기 빛을 찾는 과정이 아닐까요?

3

시티드 시퀀스(앉은 자세 시퀀스)

THE SEATED SEQUENCE

이 시퀀스에서는 스탠딩 시퀀스에서 익힌 기초를 통해 좀 더 세밀한 움직임을 배우게 된다. 스탠딩 시퀀스에서 바닥과 연결된 토대가 '발'이었다면, 시티드 시퀀스에서는 '골반'이다. 대부분의 자세에서 골반이 몸과 바닥을 연결해줄 토대 역할을 하게 되고, 자세와 자세 사이의 전환 과정(빈야사, 150~153페이지 참고)에서는 이 토대가 '손'이다. 뿌리가 땅속 깊이 잘 자리 잡은 나무일수록 견고히 서 있으며 흔들림이 없다. 이와 마찬가지로 골반이나 손으로 바닥을 짚은 자세를 실행할 때 이 골반과 손이 마치 땅속 깊이 내려간 나무 뿌리라고 생각한다면 몸을 위로 늘이거나 들어 올릴 때 최대치의 힘을 이끌어낼 수 있게 된다.

시티드 시퀀스에서는 빈야사(점프 백+점프 스루)라고 하는 연결된 움직임을 통해 각 자세들의 전환을 이어가게 되는데, 이때 손이 토대가 되는 움직임을 가장 집중해서 익히게 된다. 대부분 어깨 근력을 사용하지만 몸을 반복적으로 들어 올리는 힘은 골반을 위로 들어 올리는 반다에서도 나온다. 시티드 시퀀스에서는 내내 반복되는 빈야사를 통해 선 자세에서 익혔던 것보다 좀 더 세밀한 반다의 조절 능력을 기르게 되고, 이것은 내적인 힘을 길러줄 것이다.

시티드 시퀀스는 오른쪽 자세 후 빈야사를 실행하고 왼쪽 자세 후 다시 빈야사를 실행하는 방식으로 소개한다. 현재에는 이 방식을 풀(full) 빈야사라고 부른다. 모든 자세의 빈야사 방식이 동일하지는 않으므로 각 자세마다 설명되어 있는 빈야사 방식을 따르도록 한다. 아주 전통적인 방식의 풀 빈야사는 점프 백+점프 스루 대신, 사마스티티로 시작해 수리야 나마스카라 A의 형태로 이루어진다. 하지만 시간이 매우 오래 걸리며 체력 부담이 커 이 방식으로 수련하는 사람은 거의 없다. 현재에는 이 책에서 소개하는 빈야사를 풀 빈야사라고 부른다.

시티드 시퀀스의 대분분은 전굴 자세로 이루어져 있지만 마지막에 나오는 강력한 후굴(우르드바 다누라 아사나, 아치 자세)을 위해 반후굴(우르드바 무카 스바나 아사나)을 반복적으로 실행한다. 깊은 후굴 자세를 하기에 앞서 몸 전체의 근육과 관절을 풀어주는 과정으로 봐도 좋다.

01 단다 아사나(Danda asana, 지팡이 자세)

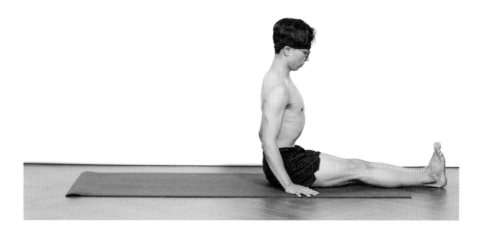

1 양쪽 다리를 앞으로 펴고 L자 모양으로 앉는다.
2 양손으로 엉덩이 옆 바닥을 강하게 누르고 척추를 위로 길게 늘이며 가슴을 들어 올린다.
3 숨을 내쉬며 턱을 쇄골 사이로 잡아당긴 잘란다라 반다, 아랫배를 조인 웃디야나 반다, 회음부를 조인 물라 반다 세 가지를 동시에 실행한다.
4 손바닥과 엉덩이 뼈, 양쪽 다리 뒷면이 바닥을 누를 때 척추와 가슴은 위로 길게 늘여 상반된 힘을 사용하고 역시 같은 방법으로 엉덩이 뼈를 뒤로 밀며 발뒤꿈치는 앞으로 민다. 이때 발뒤꿈치는 바닥에서 들리지 않도록 한다.
5 서로 반대되는 힘들의 균형을 유지하기 위해 반다들이 잘 이루어지고 있는지 주의 깊게 살펴본다.
6 깊게 5회 호흡한다.

* 드리스티: 코끝

TIP | 이 자세를 통해 자신의 골반의 상태가 어떤지 유추해볼 수 있다. 요추가 움푹 들어가며 과도하게 꺾이는 경우 골반이 전방 경사를 이루고 있을 확률이 높다. 이 경우 꼬리뼈를 바닥으로 깊게 낮추고 웃디야나 반다를 좀 더 확실하게 해서 요추의 굴곡을 줄이면 골반이 중립으로 돌아간다. 반대로 요추가 뒤로 둥글게 말릴 경우 골반이 후방 경사일 확률이 높고 햄스트링 뒤가 굳어 있을 것이다. 손으로 바닥을 미는 힘의 도움을 받아 꼬리뼈를 뒤로 내밀고 둥글게 뒤로 빠진 요추를 앞으로 집어넣어 바닥과 수직인 상태를 만든다. 이때 웃디야나 반다는 필수이다.

척추가 둥글게 말린다면

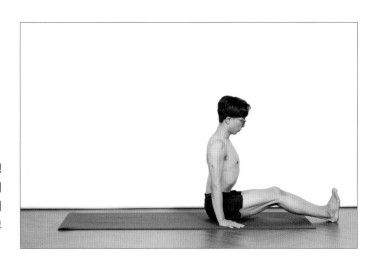

무릎을 구부려 척추를 곧게 편다. 양손의 위치를 엉덩이보다 조금 뒤로 이동해서 바닥을 밀면 좀 더 쉽게 척추를 펼 수 있다. 발끝은 몸통을 향해 당기고 발이 흔들리지 않도록 뒤꿈치로 바닥을 눌러 고정한다.

02 파스치모타나 아사나 A(Paschimottana asana A, 앉은 전굴 자세 A)

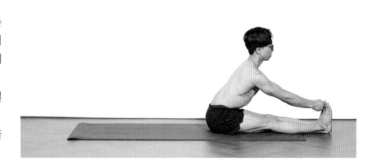

1 숨을 마시며 양손의 엄지손가락과 두 번째 손가락으로 양쪽 엄지발가락을 고리처럼 걸어 잡는다. 이때 엄지손가락, 두 번째 손가락, 세 번째 손가락을 전부 사용해도 무방하다.
2 척추를 앞으로 길게 늘이고 어깨를 좌우로 펼치며 가슴을 들어 올린다.
3 엉덩이 뼈를 뒤로 밀고 다리 뒷면으로 바닥을 눌러 척추가 더욱 잘 펴지게 한다.

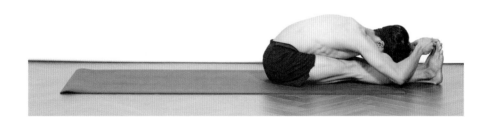

1 숨을 내쉬며 골반을 앞으로 굽혀 상체를 숙인다. 무릎 뼈가 꽉 차지 않을 만큼 무릎을 살짝 굽히고 허벅지 앞을 부드럽게 수축한다. 가능하면 턱이나 이마를 정강이에 댄다.
2 엉덩이를 뒤로 밀면서 척추는 정수리까지 앞으로 길게 늘여 서로 상반되는 힘을 적절히 사용한다. 이 힘으로 몸 뒷면의 늘임을 극대화하고 웃디야나 반다를 통해 균형을 잡는다. 모든 전굴에서 웃디야나 반다는 필수이다.
3 양쪽 팔꿈치를 좌우로 구부리며 등 뒤 날개뼈를 넓게 펼치고 어깨를 등 방향으로 당겨 귀와 멀리 떨어뜨린다.
4 발뒤꿈치부터 정수리까지 몸의 뒷면 전체가 늘어난 상태이며, 그중 다리 뒷면의 자극이 가장 강하게 느껴질 것이다.

5   당기는 감각에 주의를 두고 깊게 5회 호흡한다.

* 드리스티: 발가락

주의 사항 | 강제적인 팔 힘으로 몸을 늘이려 하지 않는다. 팔에 지나치게 힘을 주면 목과 어깨가 긴장하게 되어 호흡도 가빠진다. 발가락을 살짝 당겨 가슴을 앞으로 펴는 데 도움을 줄 순 있으나 어깨 근육에 영향을 끼치지 않을 정도여야 한다.

척추가 둥글게 말린다면

고관절이 굳어 있거나 다리 뒷면이 뻣뻣하면 모든 전굴 자세에서 허리와 등이 둥글게 말리게 된다. 전굴은 고관절이 앞으로 각을 좁히고 다리 뒷면이 늘어나며 만들어지는데, 이게 잘 안 될 경우 허리와 등을 말아 상체를 숙이려 하게 된다. 이러한 잘못된 자세는 허리 건강을 악화 시키고 등과 어깨의 긴장을 유발시킬 수 있다. 이럴 경우 무릎을 굽혀서라도 척추를 펴고 연습하는 것이 좋고, 다리 뒷면의 당김이 적당히 느껴질 정도로 무릎 각도를 조절한다.

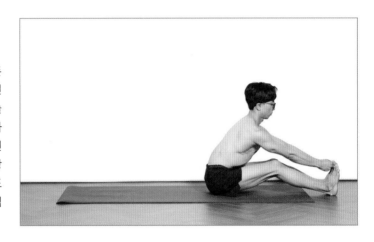

손으로 발을 잡기 어렵다면

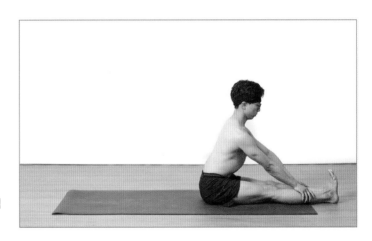

잡을 수 있는 곳을 잡는다. 무릎을 굽히지 않고도 척추가 곧게 펴진다면 무릎을 펴고 연습한다.

척추를 펴는 힘이 부족하다면

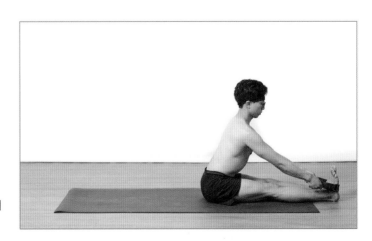

발바닥에 벨트를 걸고 양손으로 벨트를 잡아당기며 가슴을 들어 올린다.

03   파스치모타나 아사나 C(Paschimottana asana C, 앉은 전굴 자세 C)

숨을 마시며 가슴을 들어 올리고 한 손으로 반대쪽 손목을 잡아 발바닥에 건다. 잡힌 손은 손바닥이 바깥쪽을 바라보며 주먹을 쥔 상태이다.

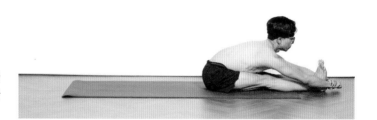

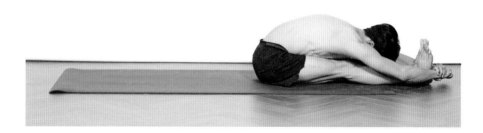

1   숨을 내쉬며 골반을 앞으로 굽혀 상체를 숙이고 턱을 정강이에 댄다. 목뒤가 불편하다면 이마를 대도 좋다. 이 적용법은 모든 전굴 자세에서 통용된다.

2   결박한 손으로 발바닥을 잡아당기며 척추를 좀 더 길게 앞으로 늘인다.

3   앞 자세(파스치모타나 아사나 A)보다 좀 더 깊게 전굴하며 5회 호흡한다.

* 드리스티: 발가락

TIP | 좀 더 상세한 설명은 파스치모타나 아사나 A(147~148페이지)를 참고한다.

| 다음 자세로 전환하기 위한 움직임-빈야사(점프 백, Jump back) |

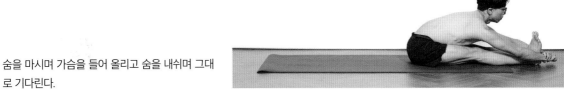

숨을 마시며 가슴을 들어 올리고 숨을 내쉬며 그대로 기다린다.

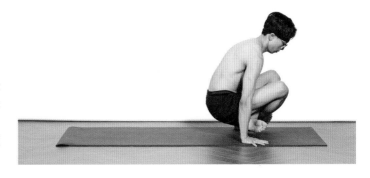

1 숨을 마시며 양손을 허벅지 옆에 놓고 다리를 교차시킨 후 바닥을 강하게 밀어 몸을 들어 올린다.
2 무릎을 가슴 쪽으로 끌어 당겨 발이 바닥에서 들리게 한다.

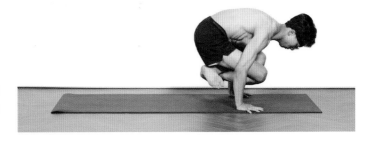

웃디야나 반다와 물라 반다를 강하게 해야 몸을 들어 올릴 수 있다. 숨을 내쉬며 상체를 앞으로 숙인다.

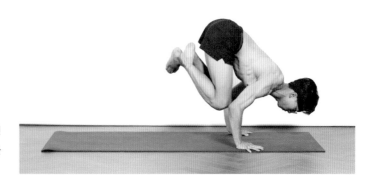

동시에 손으로 바닥을 미는 힘과 반다를 통해 엉덩이를 위로 들어 올린다. 마치 앞에서 뒤로 그네를 타는 것과 같다.

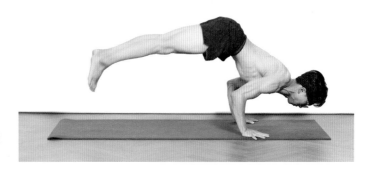

팔꿈치를 90도로 구부리며 양쪽 다리를 뒤로 뻗는다.

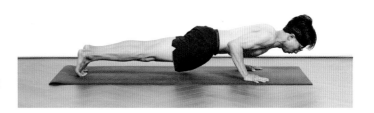

양발이 바닥에 닿으며 착지한다(54페이지 참고, 수리야 나마스카라의 차투랑가 단다 아사나).

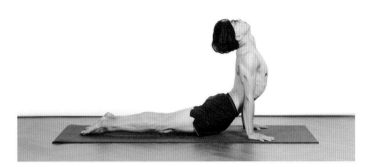

숨을 마시며 손으로 바닥을 강하게 밀어 몸을 들어
올리고 가슴을 뒤로 젖힌다(55페이지 참고, 수리야 나
마스카라의 우르드바 무카 스바나 아사나)

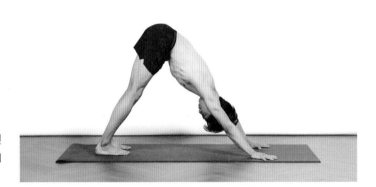

숨을 내쉬며 엉덩이를 위로 밀어 올리고 몸의 뒷면
을 길게 늘인다(56페이지 참고, 수리야 나마스카라의
아도 무카 스바나 아사나).

몸을 들어 올리기가 어렵다면

* 앞으로 나올 점프 백의 쉬운 자세는 아래 방법을 참고한다.

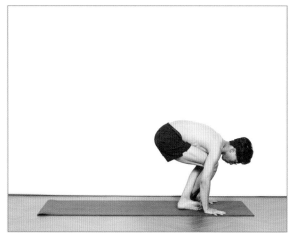 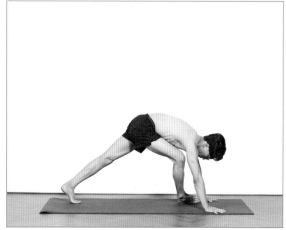

1 숨을 마시며 양발을 교차하고 양손으로 앞쪽 바닥을 짚는다.
2 체중을 손바닥으로 보내고 양손으로 바닥을 밀어 팔을 펴면서 엉덩이를 들어 올린다.

뒤에 있는 발부터 한 발씩 뒤로 걸어가서 차투랑가 단다 아사나를 만든다.

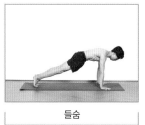 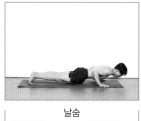 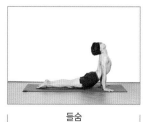 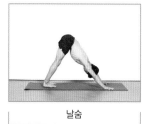

| 들숨 | 날숨 | 들숨 | 날숨 |

| 점프 스루 |

* 상세 설명은 140~141페이지를 참고한다.

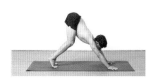 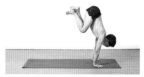 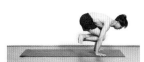 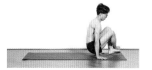

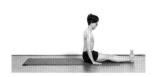

숨을 마시며 점프하거나 걸어 들어가 양쪽 다리를 앞으로 펴고 앉는다(걷는 옵션은 142페이지를 참고한다).
시티드 시퀀스의 모든 자세는 끝난 자세와 다음 자세의 중간을 점프 백+점프 스루로 연결하며 이것을 '빈야사'라고 부른다.

<u>04</u>   푸르보타나 아사나(Purvottana asana, 앉은 후굴 자세)

1   숨을 내쉬며 양손을 어깨너비로 벌려 엉덩이
에서 약 20cm 뒤쪽 바닥에 놓는다.
2   손가락이 엉덩이를 향하게 하고 손가락 사이
를 가볍게 펼친다.

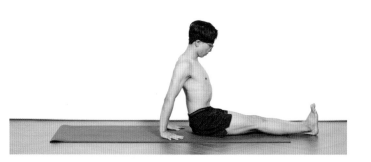

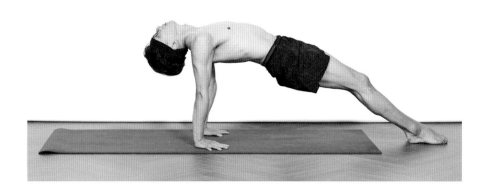

1   숨을 마시며 발끝을 늘이고 발로 바닥을 밀어 몸을 들어 올린다.
2   허벅지, 골반, 가슴 순서대로 위를 향해 들어 올리고 가슴을 충분히 확장한 후 마지막에 고개를 천천
히 뒤로 젖힌다.
3   허벅지는 벌어지지 않도록 안으로 조이고 엄지발가락 아래 뼈를 바닥으로 깊게 누른다.
4   아랫배는 바닥 방향으로 조이고(반다) 꼬리뼈는 위를 향해 말아 올리되 엉덩이가 지나치게 경직되지
않도록 한다.
5   손으로 강하게 바닥을 누르고 어깨를 허리 쪽으로 밀어 귀와 어깨의 간격을 벌린다.
6   발끝부터 코끝까지 몸의 앞면을 길게 늘이며 깊게 5회 호흡한다.

* 드리스티: 코끝

다리를 펴기 힘들다면

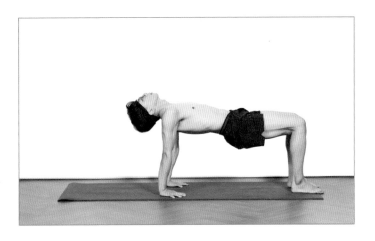

시작 전에 발을 좀 더 엉덩이 쪽으로 당겨 무릎을 바닥과 수직으로 굽히고 준비한다. 이때 양발은 꼭 모으지 않아도 좋다. 자세를 완성했을 때 손목과 어깨, 발과 무릎 전부 바닥과 수직이어야 한다.

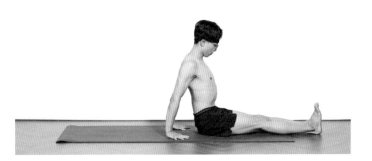

숨을 내쉬며 엉덩이를 바닥으로 내려놓아 처음 자세로 돌아간 후 빈야사로 연결한다.

| 빈야사(점프 백+점프 스루) |

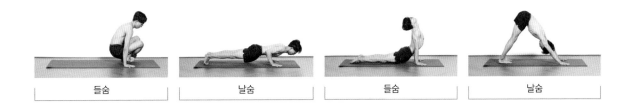

| 들숨 | 날숨 | 들숨 | 날숨 |

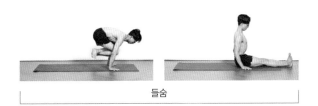

| 들숨 |

<u>05</u> 아르다 밧다 파드마 파스치모타나 아사나(Ardha baddha padma paschimottana asana, 묶은 반연꽃 전굴 자세)

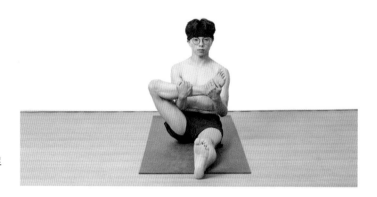

숨을 내쉬며 오른발을 양손으로 잡아 배꼽 근처로 당긴다.

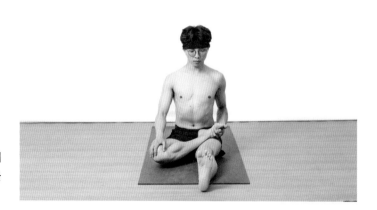

왼손으로 오른발을 잡아 발뒤꿈치를 아랫배에 대고 오른쪽 고관절은 밖으로 회전해 오른쪽 무릎을 앞쪽 바닥에 내린다. 이때 발바닥은 위를 향한다.

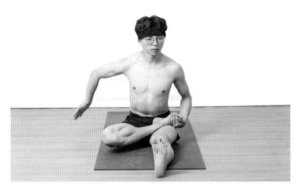

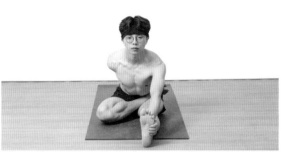

발가락을 왼쪽 허리 밖으로 살짝 나오게 하고 왼손으로 오른발을 고정한 뒤 오른팔을 크게 뒤로 돌려 오른쪽 엄지발가락을 잡는다.

숨을 마시며 왼손을 앞으로 뻗어 왼쪽 발날 바깥쪽을 잡고 가슴을 들어 올린다.

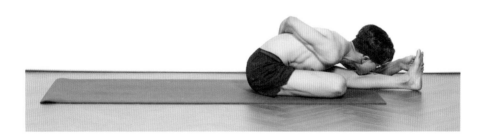

1 숨을 내쉬며 척추를 앞으로 늘이고 골반을 굽혀 상체를 숙인다.
2 가능하다면 턱을 왼쪽 정강이에 대고 오른쪽 발뒤꿈치가 아랫배를 누를 정도로 깊이 숙인다.
3 오른쪽 허벅지 안쪽을 바깥쪽으로 회전시켜 오른쪽 무릎을 바닥으로 낮춘다.
4 양쪽 어깨를 나란히 놓고 날개뼈를 허리쪽으로 당겨 어깨와 목뒤를 편하게 확장한다.
5 모든 전굴에 적용되는 앞뒤로 미는 상반된 힘을 통해 다리 뒷면을 스트레칭하며 깊게 5회 호흡한다.

＊ 드리스티: 발가락

팔을 등 뒤로 보내 발을 잡기가 어렵다면

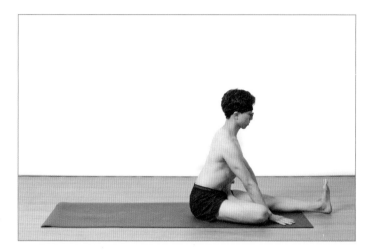

양손으로 바닥을 짚고 가슴을 들어 척추를 늘인다.
이때 다리 뒷면의 자극이 느껴져야 한다.

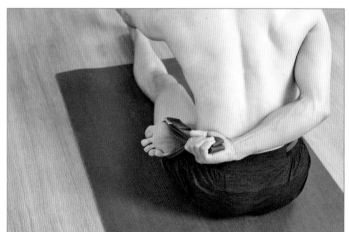

또는 올려놓은 발등에 벨트를 걸고 같은 쪽 손을
등 뒤로 돌려 벨트를 잡는다.

고관절이 굳어 있다면

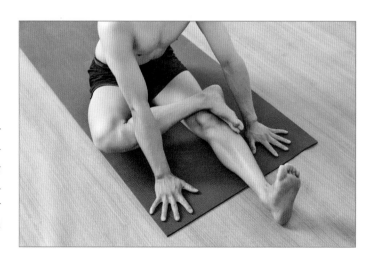

강제로 무릎을 회전시켜서는 안 된다. 고관절이 바
깥쪽으로 회전하지 못한 상태로 무릎을 비틀 경우
부상의 위험이 따르므로 고관절 주변 스트레칭을
먼저 연습한다. 굽힌 다리의 발목을 ㄱ자로 만들고
편 다리의 무릎 바로 위 허벅지에 올린 후 올린 다
리의 허벅지 안쪽을 바깥쪽으로 회전하며 고관절
주변을 자극한다.

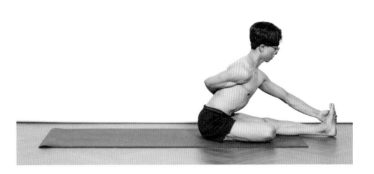

숨을 마시며 가슴을 들어 올리고 숨을 내쉬며 그대
로 기다린 후 빈야사로 연결한다.

| 빈야사(점프 백+점프 스루) |

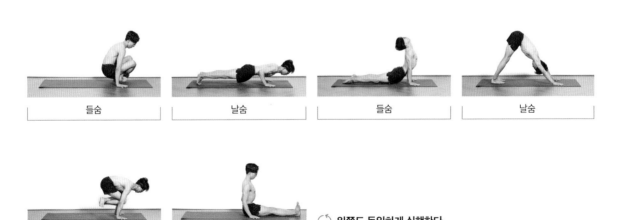

| 들숨 | 날숨 | 들숨 | 날숨 |

| 들숨 |

🔄 왼쪽도 동일하게 실행한다.

06 트리앙가 무카이카파다 파스치모타나 아사나
(Trianga mukhaikapada paschimottana asana, 반영웅 전굴 자세)

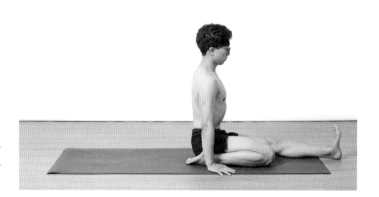

숨을 내쉬며 왼쪽 다리는 곧게 편 채 오른쪽 다리를 뒤로 구부려 앉는다. 이때 오른쪽 발바닥이 위를 향하도록 하고 발등을 오른쪽 엉덩이 바깥쪽에 놓는다.

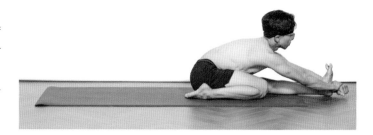

1 양쪽 엉덩이를 수평으로 두고 오른쪽 정강이 앞부분과 발등으로 바닥을 지그시 누른다. 양쪽 무릎을 나란히 붙이는 게 좋지만 불편하다면 무릎 사이를 좀 더 벌려도 좋다.
2 숨을 마시며 양손으로 발날을 잡고(또는 한 손으로 반대편 손목을 잡아 발바닥에 건다) 가슴을 들어올린다.

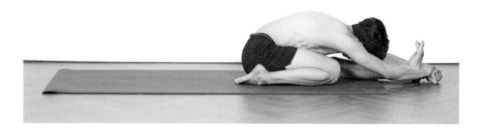

1 숨을 내쉬며 골반을 앞으로 굽혀 상체를 숙인다. 모든 전굴 자세와 마찬가지로 엉덩이를 뒤로 미는 힘과 척추를 앞으로 늘이는 상반된 힘을 사용한다. 웃디야나 반다로 그 중심점을 잡는다.

2 몸이 왼쪽으로 기울지 않도록 어깨를 수평으로 맞추고 왼쪽 엉덩이와 다리로 바닥을 밀어 오른쪽의 접은 다리를 향해 더 깊이 앉는다.

3 깊게 5회 호흡한다.

* 드리스티: 발가락

주의 사항 | 구부린 다리의 발등이 바닥에 닿고 발바닥이 위를 향해야 한다. 발가락은 똑바로 뒤를 향해야 하고 발목 안쪽이 바닥에 닿거나 발가락이 옆으로 돌아가 있지 않게 한다. 무릎에 통증이 느껴진다면 자세를 풀어줘야 한다.

무릎을 구부린 쪽 엉덩이가 들려서 중심을 잡기 어렵다면

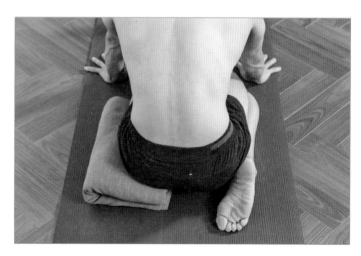

담요를 두툼하게 접어 편 다리 쪽 엉덩이 아래에 받쳐 양쪽 엉덩이의 수평을 맞춘다.

숨을 마시며 가슴을 들어 올리고 숨을 내쉬며 그대
로 기다렸다가 빈야사로 연결한다.

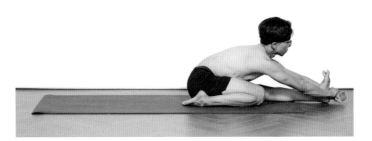

| 빈야사(점프 백+점프 스루) |

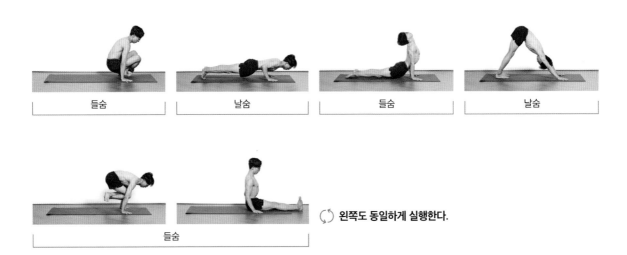

들숨	날숨	들숨	날숨

들숨

🔄 **왼쪽도 동일하게 실행한다.**

07   자누 시르사 아사나 A(Janu sirsa asana A, 한 다리 접은 전굴 자세 A)

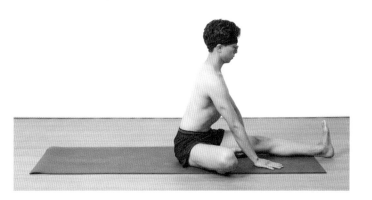

1 숨을 내쉬며 왼쪽 다리를 곧게 편 상태로 오른쪽 다리를 접어 오른쪽 발바닥을 왼쪽 허벅지 안쪽에 댄다.

2 뒤꿈치가 회음부 가까이 오도록 당기고 오른쪽 무릎과 왼쪽 다리의 각도가 90도가 되게 한다(신체 조건에 따라 정강이의 길이가 다르므로 모두 같을 순 없다). 무릎이 불편하다면 오른발을 앞으로 좀 더 내민다.

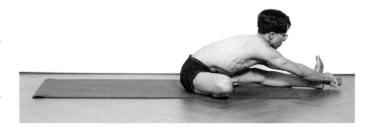

1 숨을 마시며 한 손으로 반대편 손목을 발바닥에 걸어 잡는다. 또는 양손으로 발날을 잡는다.

2 가슴을 들어 올리고 척추를 늘인다.

3 왼쪽 엉덩이를 뒤로 밀고 오른쪽 엉덩이를 앞으로 당겨 양쪽 골반을 수평으로 맞춘다.

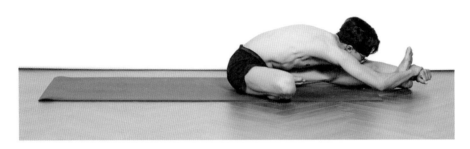

1   숨을 내쉬며 골반을 앞으로 굽혀 상체를 숙이고 턱을 정강이에 댄다.

2   양쪽 엉덩이에 무게를 균등하게 놓고 엉덩이를 뒤로 밀 때 척추를 앞으로 늘인다.

3   오른쪽 복부와 옆구리가 들려 척추가 오른쪽 옆으로 휘기 쉬운 자세이다. 상체 오른쪽 부분을 바닥
    가까이 눌러서 등 좌우를 편평하게 하고 좌우 옆구리의 길이를 같게 한다.

4   엉덩이를 바닥으로 깊게 누르고 앞뒤로 늘어나는 상반된 힘을 웃디야나 반다와 물라 반다로 조절한
    다. 보통 이 두 가지 반다는 함께 행한다.

5   깊게 5회 호흡한다.

   * 드리스티: 발가락

척추가 둥글게 말린다면

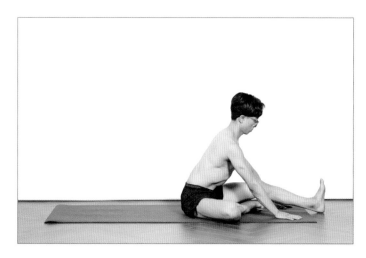

모든 전굴에서 동일하게 적용되는 방법이다. 상체를 많이 숙이는 것보다는 척추를 바르게 펴는 것이 더 중요하므로, 무릎을 굽혀서라도 척추를 바르게 편다.

몸을 숙이지 않아도
다리 뒷면의 자극이 충분하다면

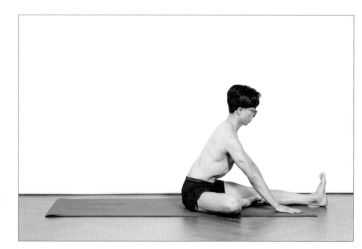

손으로 바닥을 짚고 가슴을 들어 올려 척추를 늘이고 다리 뒷면의 자극을 바라본다. 이때 다리 뒷면과 엉덩이 아랫면은 바닥을 깊게 눌러서 척추를 바르게 펴는 데 도움을 준다.

손으로 발을 잡을 수 없다면

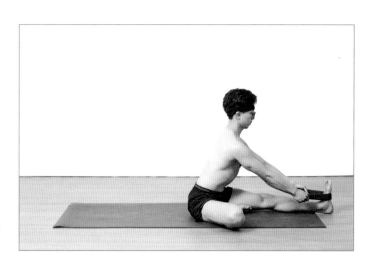

벨트를 발바닥에 건 후 잡아당기며 가슴을 든다. 이 방법은 척추를 곧게 펴는 데 도움이 된다.

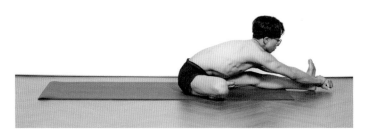

숨을 마시며 가슴을 들어 올리고 숨을 내쉬며 그대
로 기다린 후 빈야사로 연결한다.

| 빈야사(점프 백+점프 스루) |

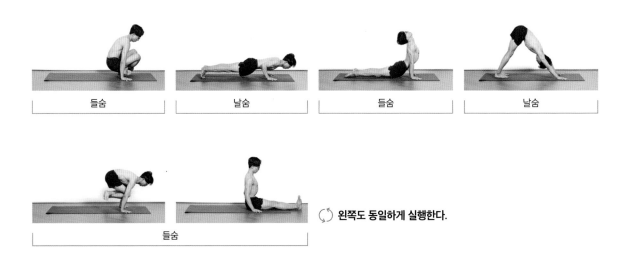

| 들숨 | 날숨 | 들숨 | 날숨 |

| 들숨 |

↻ **왼쪽도 동일하게 실행한다.**

08 자누 시르사 아사나 B(Janu sirsa asana B, 한 다리 접은 전굴 자세 B)

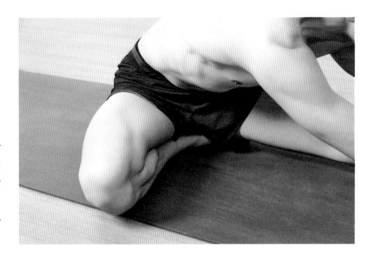

1 숨을 내쉬며 오른쪽 무릎을 굽혀 오른쪽 발바닥을 회음부(여성의 경우 생식기, 남성의 경우 생식기와 항문 사이) 아래에 놓는다. 발바닥은 천장을 향해 놓고 발가락은 왼쪽을 보게 한다.
2 양쪽 무릎 사이는 자누 시르사 아사나 A보다 조금 좁다.

숨을 마시며 한 손으로 반대편 손목을 잡아 발바닥에 걸고 가슴을 들어 올린다. 또는 양손으로 발날을 잡는다.

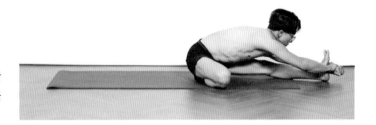

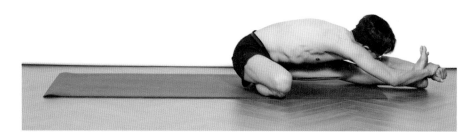

1 숨을 내쉬며 골반을 앞으로 굽혀 상체를 숙인다. 아래로 숙인다는 느낌보다는 척추를 길게 늘이며 앞으로 나간다는 느낌으로 수련하는 것이 좋다.

2 양쪽 어깨를 수평으로 놓고 양쪽 골반을 바르게 놓아 양쪽 옆구리의 길이가 같게 유지한다.

3 양쪽 어깨와 날개뼈는 좌우로 넓게 펼쳐 목뒤가 긴장하지 않게 하고 깊게 5회 호흡한다.

* 드리스티: 발가락

TIP | 발뒤꿈치로 회음부를 압박하는 기법은 인도 전통 하타 요가에서 등장하며, 물라 반다의 작용을 촉진하는 것으로 알려져 있다.

무릎이 아프면

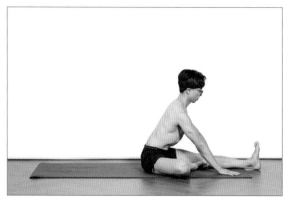

발등이 눌려 아프다면

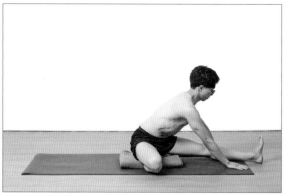

자누 시르사 아사나 A(163페이지)로 대체하고 오른쪽 발바닥을 회음부 쪽이 아닌 무릎 쪽에 가까운 허벅지에 댄다.

발등 아래에 담요를 깔고 한다.

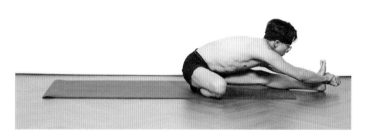

숨을 마시며 가슴을 들어 올리고 숨을 내쉬며 그대
로 기다린 후 빈야사로 연결한다.

빈야사(점프 백+점프 스루)

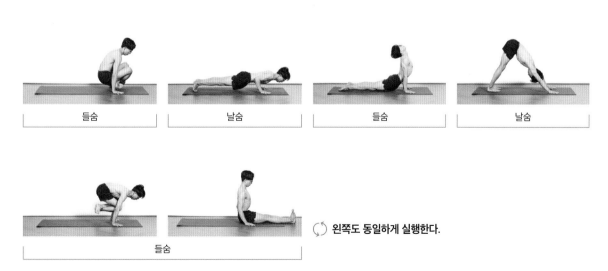

| 들숨 | 날숨 | 들숨 | 날숨 |

| 들숨 |

🔄 **왼쪽도 동일하게 실행한다.**

09 자누 시르사 아사나 C(Janu sirsa asana C, 한 다리 접은 전굴 자세 C)

1 숨을 내쉬며 오른쪽 무릎을 굽히고 왼손으로 오른쪽 발뒤꿈치를 잡는다.
2 오른손을 오른쪽 종아리 아래에 집어넣고 발날 안쪽부터 엄지발가락 안쪽을 잡아 아래로 비튼다. 이때 발가락을 뒤로 젖히고 왼손으로는 발뒤꿈치를 위로 밀며 발목 뒤를 스트레칭한다.

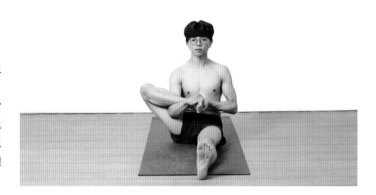

1 오른쪽 발날 안쪽 아치 있는 부분이 왼쪽 허벅지 안쪽에 놓이고 엄지발가락 아래 뼈가 바닥에 닿게 한다.
2 뻗은 왼쪽 다리와 오른쪽 무릎의 각도는 45도 정도이다(신체 조건에 따라 차이는 있다).

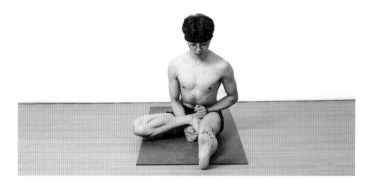

1 양손으로 엉덩이 옆의 바닥을 밀어 몸을 들고 골반의 위치를 살짝 앞으로 옮긴다. 이 움직임으로 오른쪽 발목의 방향이 바깥쪽으로 좀 더 회전된다.

2 양쪽 엉덩이를 바닥에 내려놓고 오른쪽 무릎을 앞으로 당긴다.

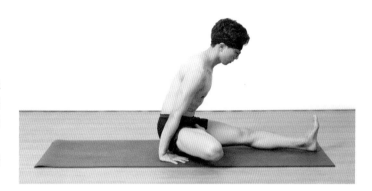

숨을 마시며 한 손으로 반대편 손목을 잡아 발바닥 뒤에 걸고 가슴을 들어 올린다. 양손으로 발날을 잡아도 좋다.

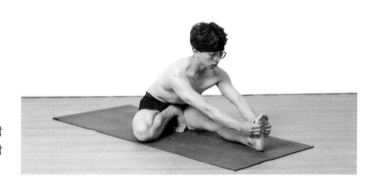

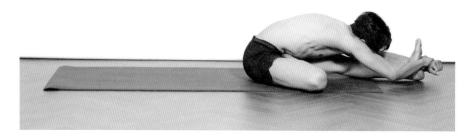

1 숨을 내쉬며 팔꿈치를 구부려 발을 당기고 골반을 앞으로 굽혀 상체를 숙인다.

2 등을 허리 쪽으로 끌어 내려 귀와 어깨가 멀어지게 한다.

3 오른쪽 발뒤꿈치가 아랫배와 배꼽 근처를 눌러 자극하고 오른쪽 무릎은 들리지 않도록 바닥으로 누른다.

4 척추를 길게 앞으로 늘이고 엉덩이는 뒤로 밀며 아랫배를 수축한다. 앞뒤로 늘어나는 상반된 힘의 균형을 반다로 조절한다.

5 왼쪽 허벅지 앞을 수축하고 다리 뒤를 곧게 펴 바닥으로 누르며 깊게 5회 호흡한다.

* 드리스티: 발가락

주의 사항 | 특히 이 자세는 몸에 좀 더 주의를 기울이고 관찰해야 한다. 발목이나 무릎이 아프다면 즉시 풀고 자누 시르사 아사나 A 또는 B를 한 번 더 수련한다. 무릎을 억지로 비틀어 자세를 만들려고 하지 말고 고관절을 바깥쪽으로 회전해 여는 것이 먼저이다. 꼭 이 자세를 해내야 하는 것은 아니다. 경우에 따라서는 한 자세를 쉬어가도 되니 무리하지 않도록 한다.

이 자세를 만들기가 어렵다면

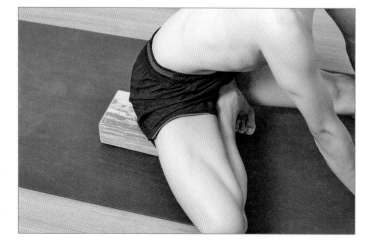

많은 수련자들이 구부린 다리 쪽 엉덩이가 들리거나 관절의 회전이 잘 안 돼서 어려워하는 자세이다. 이때 엉덩이 아래에 블록이나 담요를 깔아 엉덩이를 높이면 좀 더 쉽게 자세를 만들 수 있다.

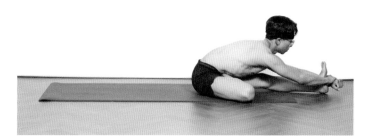

숨을 마시며 가슴을 들어 올리고 숨을 내쉬며 그대로 기다린 후 빈야사로 연결한다.

| 빈야사(점프 백+점프 스루) |

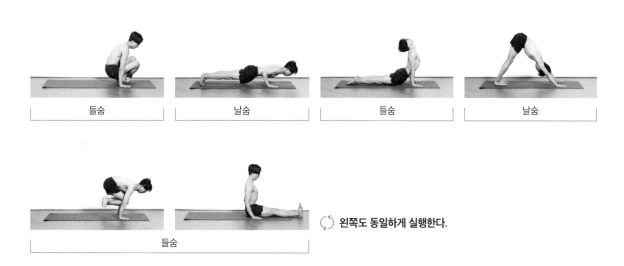

들숨   날숨   들숨   날숨

들숨

↻ 왼쪽도 동일하게 실행한다.

10   마리챠 아사나 A(Marichya asana A, 무릎 세운 자세 A)

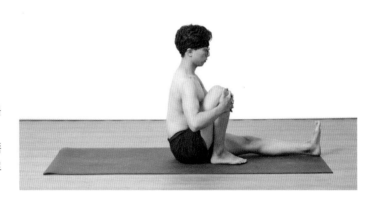

1   숨을 내쉬며 오른쪽 다리를 굽혀 발뒤꿈치를 엉덩이 가까이 당긴다.
2   오른쪽 발날 바깥쪽과 오른쪽 골반 바깥쪽 선을 나란히 놓아 양쪽 다리를 골반 너비로 벌린다.

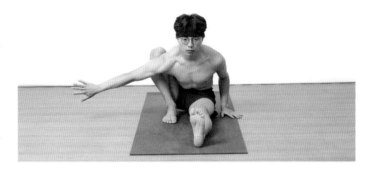

1   상체를 앞으로 깊게 숙이고 오른쪽 어깨 바깥쪽을 오른쪽 정강이 앞에 끼운다. 이때 오른쪽 엉덩이를 바닥에서 들고 오른발에 체중을 싣는다.
2   오른팔로 오른쪽 다리 바깥쪽을 휘감아 등 뒤로 가져간다.
3   등 뒤에서 오른손으로 왼쪽 손목을 잡고 양쪽 어깨를 수평으로 맞춘다.

1 숨을 마시며 가슴을 들어 올린다. 가슴을 더 확장하기 위해서 오른손으로 왼쪽 손목을 잡아 뒤로 당기며 어깨를 연다.
2 오른쪽 엉덩이는 바닥에서 들린 상태이며 오른발로 바닥을 단단히 눌러 척추가 좀 더 잘 펴지게 돕는다.

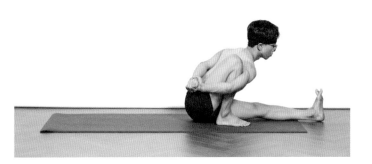

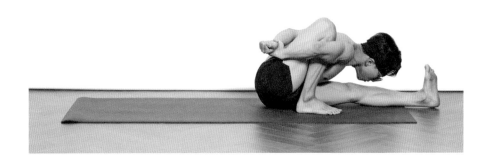

1 숨을 내쉬며 척추를 앞으로 길게 늘여 상체를 숙인다.
2 왼쪽 다리가 바깥으로 쓰러지지 않도록 바르게 세워 다리 뒷면으로 바닥을 누른다.
3 오른발로 바닥을 강하게 누르고 동시에 오른쪽 무릎을 밖으로 민다. 이 힘의 적용으로 몸이 왼쪽으로 기울지 않게 조절한다.
4 양쪽 어깨를 좌우로 펼쳐 목뒤를 확장하고 깊게 5회 호흡한다.

* 드리스티: 발가락

이 자세를 하기가 어려울 경우

고관절이 굳어 있다면 오른쪽 다리 안으로 몸을 숙이기도 어렵고 바르게 앉는 것 자체에 어려움을 느끼기도 한다. 오른쪽 엉덩이를 든 채 오른발에 힘을 싣고 오른쪽 어깨를 정강이 앞에 끼운다. 양손으로 나란히 다리 옆 바닥을 짚고 오른팔 뒷면으로 다리를 밀어 척추를 곧게 편다. 왼쪽 다리 뒷면과 오른발로 바닥을 눌러 토대를 단단히 다진다. 오른발을 좀 더 바깥쪽에 놓아도 좋다.

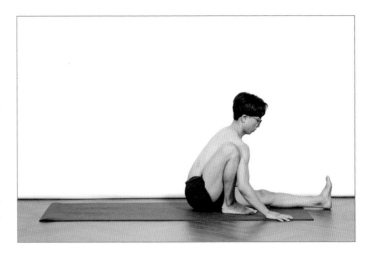

양손이 안 잡힌다면 등 뒤에서 벨트를 연결해 잡는다.

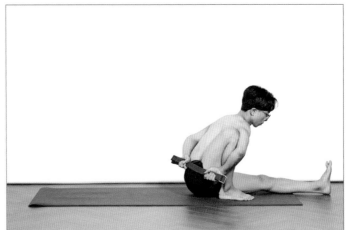

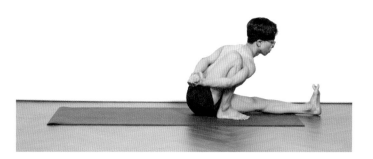

숨을 마시며 가슴을 들어 올리고 숨을 내쉬며 기다
린 후 빈야사로 연결한다.

| 빈야사(점프 백+점프 스루) |

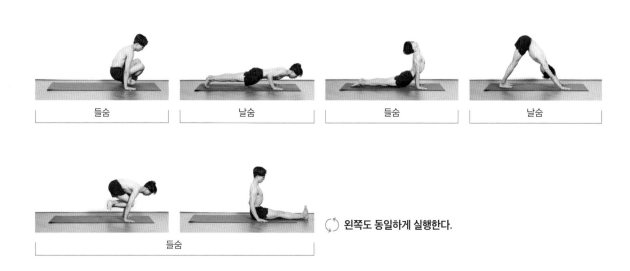

| 들숨 | 날숨 | 들숨 | 날숨 |

들숨

↻ 왼쪽도 동일하게 실행한다.

11   마리챠 아사나 B(Marichya asana B, 무릎 세운 자세 B)

1 숨을 내쉬며 양손으로 왼쪽 발을 아래에서 받
   치고 들어 올린다.
2 그 상태로 왼쪽 무릎을 뒤로 보내 왼쪽 엉덩이
   와 허벅지를 부드럽게 풀고 고관절을 최대한
   밖으로 연다.
3 왼발을 앞으로 가져가 오른쪽 허벅지 가장 윗
   부분에 발등을 올리고 발뒤꿈치가 아랫배에
   닿게 한다.
4 왼쪽 발가락이 오른쪽 허벅지 밖으로 살짝 나
   가게 놓는다.

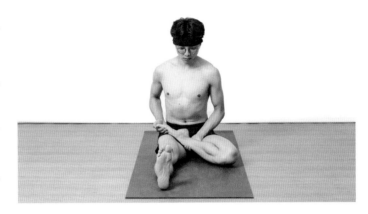

1 오른손으로 왼쪽 발등을 잡고 왼쪽 무릎을 바닥
   으로 내린 후 오른쪽 엉덩이를 든다.
2 오른쪽 무릎을 굽혀 엉덩이 바로 앞에 오른발을
   놓는다. 이때 오른쪽 발날은 엉덩이 바깥쪽과
   나란하다.
3 상체를 앞으로 숙이고 오른쪽 어깨와 팔을 오른
   쪽 허벅지 안으로 가져간다.
4 오른쪽 팔을 정강이 앞에서 허벅지 밖으로 돌려
   등 뒤로 가게 한 다음 오른손으로 왼쪽 손목을
   잡는다.

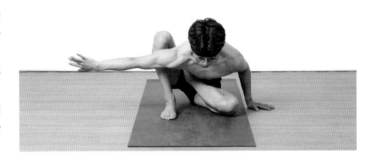

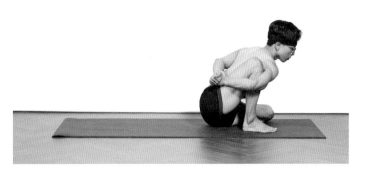

1 숨을 마시며 오른발로 바닥을 깊게 누르고 가슴을 들어 올려 척추를 늘인다.

2 오른쪽 어깨를 뒤로 당기고 왼쪽 어깨를 앞으로 가져가 양쪽 어깨를 나란히 두고 뒤로 연다.

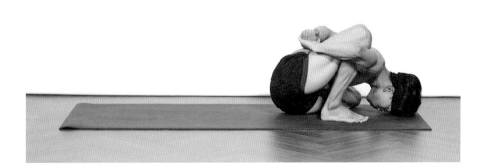

1 숨을 내쉬며 상체를 앞으로 숙여 턱 또는 이마를 바닥에 댄다. 가능한 만큼만 상체를 숙이는 것이 가장 안전하다.

2 오른발로 바닥을 깊게 누르고 오른쪽 무릎을 밖으로 밀어 몸이 왼쪽으로 쓰러지지 않게 한다.

3 가능하다면 왼쪽 발뒤꿈치가 아랫배를 눌러 압박할 정도로 깊게 상체를 숙인다. 왼쪽 고관절을 밖으로 열어 무릎을 바닥에 댄다.

4 깊게 5회 호흡한다.

* 드리스티: 코끝

주의 사항 | 허벅지 위에 올려놓은 발등이 꺾이거나 과도하게 늘어나면 통증이 느껴지는데, 이때 억지로 통증을 참고 자세를 계속하면 부상을 입을 수 있다. 고관절을 충분히 밖으로 회전해 발등의 꺾임이나 과 신전에 주의하고 조절할 수 없다면 내려놓는다.

올려놓은 발목이 아프다면

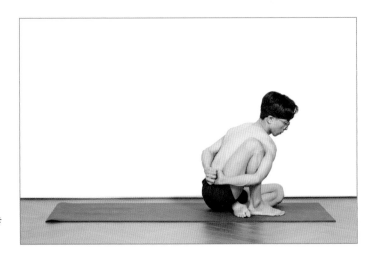

왼쪽 발등을 오른쪽 발뒤꿈치 뒤쪽 바닥에 내려놓
는다.

양손이 잡히지 않으면

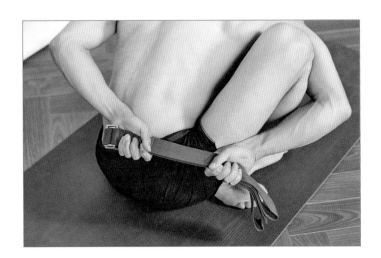

등 뒤에서 벨트로 양손을 연결한다.

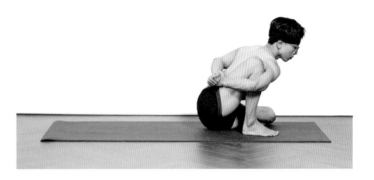

숨을 마시며 가슴을 들어 올리고 숨을 내쉬며 그대
로 기다린 후 빈야사로 연결한다.

| 빈야사(점프 백+점프 스루) |

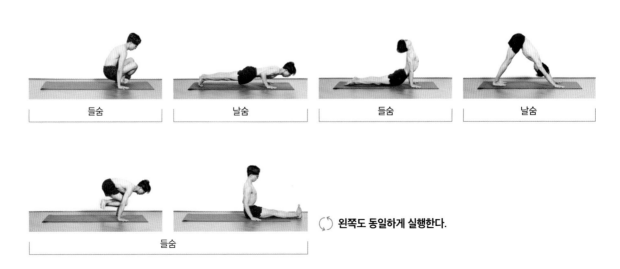

들숨   날숨   들숨   날숨

들숨   ⟲ 왼쪽도 동일하게 실행한다.

<u>12</u> 마리챠 아사나 C(Marichya asana C, 무릎 세운 자세 C)

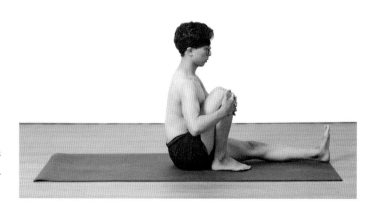

숨을 내쉬며 오른쪽 무릎을 굽혀 오른쪽 발뒤꿈치
를 엉덩이 가까이 놓는다. 이때 오른쪽 발날 바깥쪽
은 엉덩이 바깥쪽과 나란히 두고 양쪽 다리 사이는
골반 너비 정도이다.

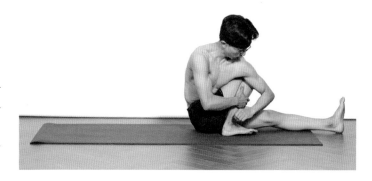

1 오른손으로 굽힌 오른쪽 다리를 왼쪽으로 밀면
   서 몸통을 오른쪽으로 돌린다. 이때 오른쪽 엉
   덩이는 살짝 바닥에서 들린다.
2 왼쪽 팔꿈치부터 겨드랑이까지 오른쪽 무릎 밖
   에 끼우고 왼팔을 정강이 앞에서 뒤로 돌려 등
   뒤로 가져간다.
3 왼손으로 오른쪽 손목을 잡아 뒤로 당겨 오른쪽
   어깨를 밖으로 연다.

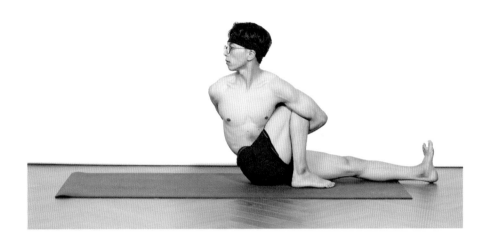

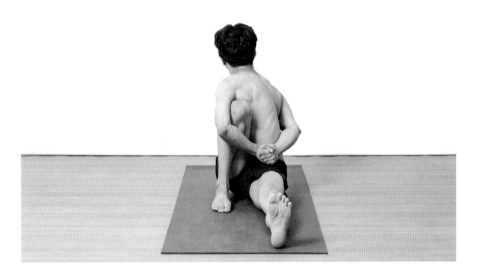

1 숨을 마시며 오른쪽 허벅지를 밖으로 밀어 바닥과 수직으로 세우고 오른쪽 엉덩이를 바닥에 내려놓는다.

2 오른쪽 엉덩이와 오른발에 몸의 중심을 두고 바닥을 지속적으로 단단히 누르며 몸통을 오른쪽으로 회전한다. 오른쪽 엉덩이와 발이 바닥에서 들리면 균형을 잃기 쉽고 몸을 비트는 추진력을 얻을 수 없다.

3 오른쪽 어깨를 뒤로 젖혀 가슴을 열고 시선은 어깨 뒤를 향한다.

4 깊게 5회 호흡한다.

* 드리스티: 오른쪽 먼 곳

TIP | 모든 비틀기는 서로 상반되는 힘에 의해 더 극대화된다. 세운 다리는 바깥쪽으로 힘을 가하고 팔은 그 다리를 밀어 서로를 미는 힘으로 더 깊게 비틀 수 있다. 들숨에는 위아래로 척추를 길게 늘이며 몸통을 확장하고 날숨에 반다를 더 확실히 실행하며 깊게 비튼다. 호흡의 리듬에 맞추어 움직이면 좀 더 수월할 것이다.

팔이 다리 바깥쪽에 끼워지지 않는다면

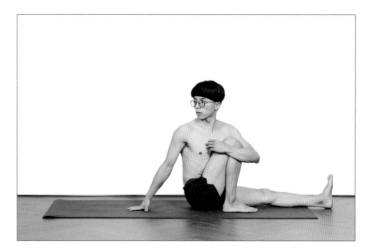

왼팔로 오른쪽 허벅지를 끌어안아 당기고 오른손
은 바닥을 짚어 중심을 잡은 후 비튼다.

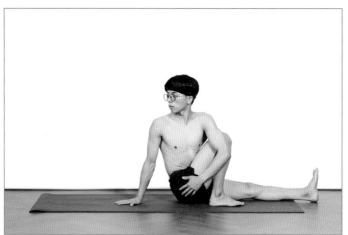

가능하다면 오른손으로 바닥을 짚어 척추를 세우
고 왼팔은 오른쪽 허벅지 바깥쪽에 끼운다. 팔꿈치
를 아래로 구부려 손바닥을 엉덩이에 대고 왼팔로
오른쪽 다리를 밀며 상체를 깊게 비튼다.

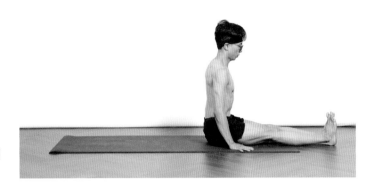

숨을 내쉬며 팔을 풀고 정면으로 돌아가 양쪽 다리
를 편 후, 빈야사로 연결한다.

| 빈야사(점프 백+점프 스루) |

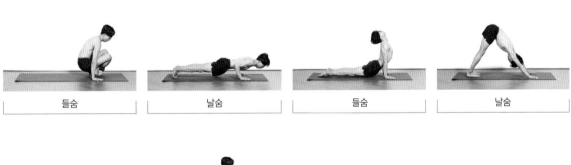

| 들숨 | 날숨 | 들숨 | 날숨 |

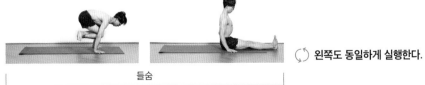

| 들숨 |

↻ 왼쪽도 동일하게 실행한다.

13 마리챠 아사나 D(Marichya asana D, 무릎 세운 자세 D)

1 숨을 내쉬며 왼쪽 발을 잡아 올려 오른쪽 허벅지 위에 올리고 반연꽃 자세를 만든다(178페이지 참고, 마리챠 아사나 B). 이때 발바닥은 위를 향하고 발가락 끝이 허벅지 밖으로 살짝 나오게 해 발등의 과신전을 막는다.

2 오른쪽 엉덩이를 들고 오른쪽 무릎을 굽힌 후 오른발을 엉덩이 바로 앞에 세운다. 오른쪽 발날 바깥쪽과 엉덩이 바깥쪽은 나란히 놓는다.

3 오른쪽 엉덩이는 들려 있고 왼쪽 무릎은 바닥에 댄다.

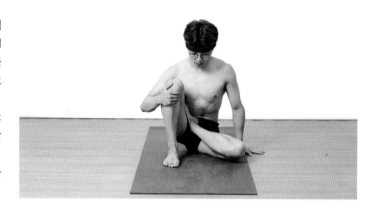

1 마리챠 아사나 C(182페이지)와 같은 방법으로 오른쪽 다리를 왼쪽으로 약간 쓰러뜨린 후 왼팔 윗부분과 겨드랑이를 오른쪽 무릎 밖에 끼운다.

2 왼팔을 정강이 앞에서 뒤로 돌려 등 뒤로 가져가고 왼손으로 오른쪽 손목을 잡아 어깨를 뒤로 당긴다.

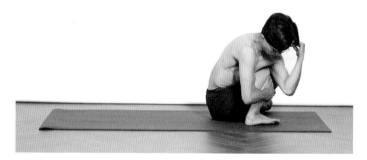

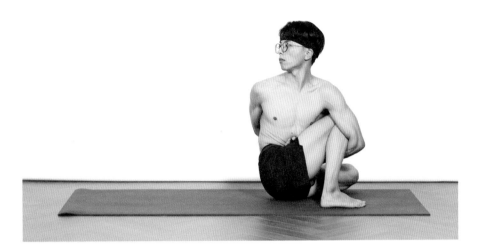

1 숨을 마시며 오른쪽 다리를 바깥쪽으로 밀어 오른쪽 엉덩이를 바닥으로 누르고 왼쪽으로 누웠던 오른쪽 다리를 바르게 세운다.

2 척추를 위로 늘이고 상체를 오른쪽으로 회전시킨다.

3 오른쪽 어깨가 뒤로 열린 후 목도 자연스럽게 뒤로 돌린다.

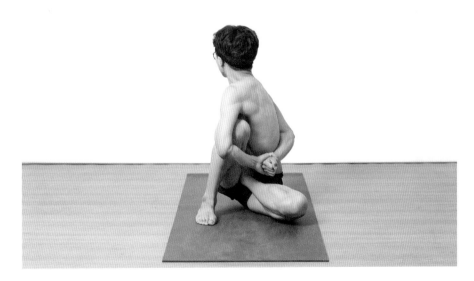

1 왼쪽 허벅지 안쪽을 밖으로 열어 무릎이 바닥에 닿게 한다. 동시에 오른쪽 허벅지는 오른쪽 밖으로 밀면서 발날 바깥쪽에 힘을 주어 바닥을 깊게 누른다. 이때 오른쪽 허벅지가 중심축 역할을 한다. 양쪽 다리를 서로 밖으로 미는 상반된 힘으로 자세 중심이 견고해지며 더 깊게 회전할 수 있게 된다.

2 깊게 5회 호흡한다.

* 드리스티: 오른쪽 먼 곳

왼쪽 무릎 관절에 무리가 오거나
발등이 아프다면

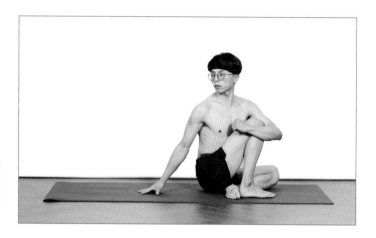

왼쪽 발등을 오른쪽 발뒤꿈치 뒤 바닥에 내려놓는
다. 오른손으로 등 뒤의 바닥을 짚어 척추를 바로
세운 후 왼팔로 오른쪽 다리를 끌어안아 당기며 비
튼다.

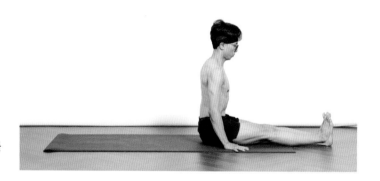

숨을 내쉬며 몸을 풀고 앞으로 돌아가 양쪽 다리를
편 후 빈야사로 연결한다.

| 빈야사(점프 백+점프 스루) |

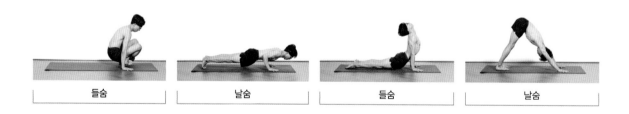

| 들숨 | 날숨 | 들숨 | 날숨 |

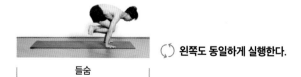

| 들숨 |

🔄 **왼쪽도 동일하게 실행한다.**

<u>14</u>　나바 아사나(Nava asana, 보트 자세)

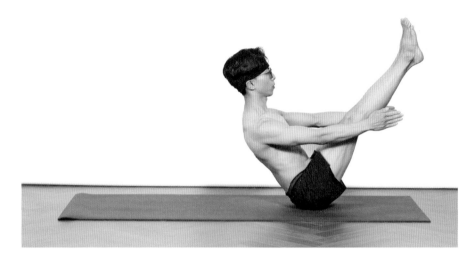

1　숨을 마시며 점프하고 엉덩이나 다리가 바닥에 닿지 않게 하며 양팔 사이로 들어간다.
2　엉덩이를 바닥으로 천천히 내리고 양쪽 다리를 위로 들어 V자 형태를 만든다.
3　발가락이 눈높이 또는 그보다 위에 오게 하고 발등을 곧게 앞으로 뻗은 후 가슴을 들어 올려 양쪽 어깨를 낮춘다.
4　양팔은 곧게 뻗어 바닥과 수평으로 두고 아랫배를 수축해 웃디야나 반다를 좀 더 강하게 실행한다.
5　깊게 5회 호흡한다.

* 드리스티: 발가락

주의 사항 | V자를 만들었을 때 요추(허리 아래)가 둥글게 말리면 복부 단련의 효과가 없고, 역C자로 꺾이게 되면 요통의 원인이 된다. 척추는 반드시 곧게 펴져 있어야 하므로 복부의 힘이 부족하다면 무릎을 굽혀서라도 허리가 곧게 펴질 수 있도록 한다. 허벅지 안쪽과 복부(장요근부터 복부까지)가 당긴다면 제대로 된 자세이다. 어깨는 편안해야 하고 요통이 있어서는 안 된다.

**중심을 잡기가 어렵거나
다리가 펴지지 않는다면**

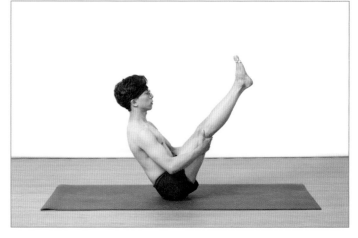

손으로 무릎 아래를 잡고 양쪽 다리를 곧게 편다.
단, 복부와 허벅지 안쪽의 자극이 느껴지도록 손으
로 다리를 잡은 힘은 최소한으로 사용한다.

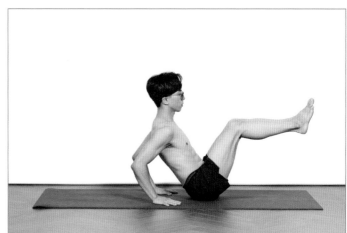

또는 양손으로 등 뒤 바닥을 짚고 무릎 굽힌 V자를
만든다. 복부와 허벅지 안쪽의 자극이 느껴질 정도
로만 무릎을 굽히는 것이 중요하다. 양쪽 어깨를 뒤
로 젖히고 몸이 뒤로 쓰러지지 않도록 양손으로 바
닥을 앞으로 민 상태를 유지한다.

엉덩이 뼈가 아프다면

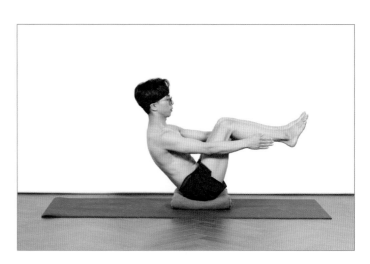

담요를 두툼히 깔고 그 위에 앉아서 실행한다. 이때
무릎은 직각으로 굽히거나 가능한 만큼 편다.

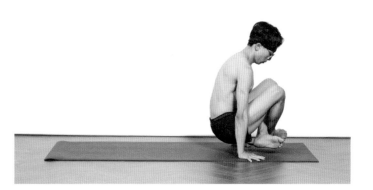

1 숨을 내쉬며 양발을 교차해 바닥에 내려놓고 양손으로 엉덩이 옆을 짚는다.
2 양손으로 바닥을 강하게 밀어 몸을 들어 올린다. 이때 양쪽 허벅지는 가슴으로 끌어당기고 반다를 강하게 실행한다. 힘들다면 발은 바닥에 두고 엉덩이만 들어 올려도 좋다.

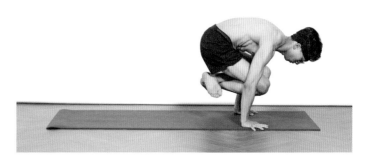

1 가능하다면 몸을 뒤로 들어 올린다. 양팔을 축으로 마치 앞에서 뒤로 그네를 타듯이 흔든다. 어깨와 반다가 좀 더 강해지면 가능하다.
2 천천히 엉덩이를 바닥에 내린다.
3 같은 방법으로 189페이지의 나바 아사나부터 여기(191페이지)의 몸 들어 올리기까지 4회 더 실행한다.
4 총 5회를 마친 후 숨을 내쉬며 양발을 내려 교차하고 양손으로 엉덩이 옆 바닥을 짚어 빈야사로 연결한다.

| 빈야사(점프 백) |

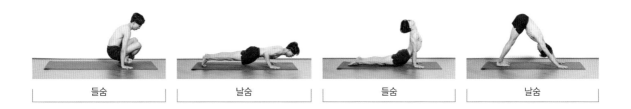

| 들숨 | 날숨 | 들숨 | 날숨 |

15 부자피다 아사나(Bhujapida asana, 어깨 압박 자세)

지금까지의 점프 스루와는 다른 방법으로 실행한다.

| 첫 번째 방법 |

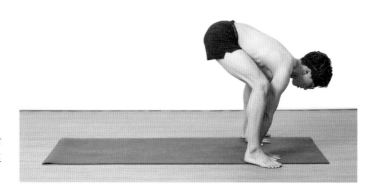

숨을 마시며 엉덩이를 높이 들고 점프해서 양발을
양손 바깥쪽에 내려놓으며 사뿐히 착지한다. 점프
가 힘들다면 한 발씩 걸어 들어간다.

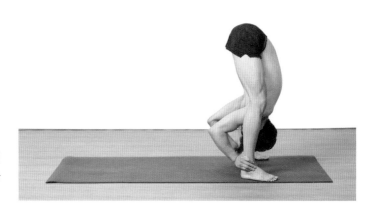

숨을 내쉬며 상체를 숙여 양쪽 어깨를 무릎 뒤에
깊게 끼워 넣는다. 이때 양손으로 발목 뒤를 잡아
앞으로 밀면 좀 더 어깨가 깊게 끼워진다.

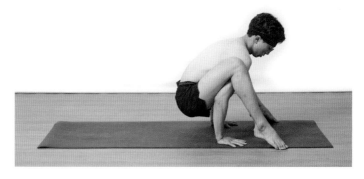

1 양손은 발보다 조금 뒤의 바닥을 짚고 양쪽 무
   릎을 팔 윗부분에 걸친다.
2 상체가 다리 안으로 깊숙이 들어간 상태이며
   팔꿈치를 뒤로 굽혀 발에 있던 무게를 양쪽 손
   바닥으로 이동시킨다.

1 양발을 들어 발목을 교차해 결박하고 발을 양
  팔 안쪽으로 당긴다.
2 숨을 마시며 손으로 바닥을 강하게 밀어 팔을
  편다.
3 양쪽 어깨를 좌우로 펼쳐 가슴을 펴고 귀와 어
  깨가 멀어지게 한다.

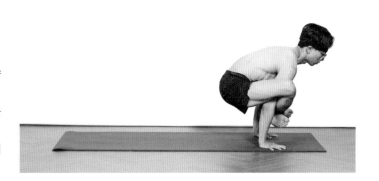

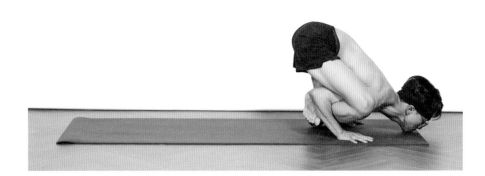

1 숨을 내쉬며 팔꿈치를 뒤로 굽히고 발이 바닥에 닿지 않도록 하며 앞으로 상체를 숙여 턱을 바닥에
  댄다. 어렵다면 이마를 바닥에 놓아도 좋다.
2 팔꿈치와 손목의 각도는 90도가 되도록 노력한다. 엉덩이를 뒤로 밀고 가슴과 턱을 앞으로 뻗어 서
  로 반대로 향하는 힘을 통해 균형을 잡는다.
3 양발이 팔 뒤로 들어가 바닥에서 떠 있게 하고 아랫배와 괄약근을 강하게 조인다. 이때 웃디야나 반
  다를 좀 더 분명하게 느낄 수 있다.
4 깊게 5회 호흡한다.

  * 드리스티: 코끝

| 두 번째 방법 | 이 방법은 첫 번째 방법보다 조금 더 어렵다.

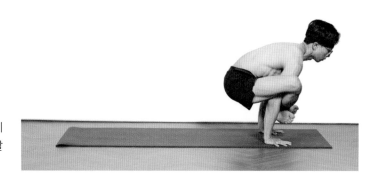

숨을 마시며 점프해서 양쪽 다리를 양팔 바깥쪽에
댄다. 멈추지 않고 재빨리 양쪽 발목을 교차해 양팔
안쪽으로 당긴다.

숨을 내쉬며 첫 번째 방법의 자세(193페이지 참고)를
완성한다.

주의 사항 | 손으로 바닥을 미는 힘과 반다의 엉덩이
를 위로 높이 들어 올리는 힘이 부족하면 무게가 앞
으로 쏟아져 턱이 바닥에 눌린다. 이 경우 어깨와 목
이 압박되어 부상을 입을 수도 있다. 턱을 꼭 바닥에
대지 않아도 좋다. 턱이 바닥에 닿기 전에 위에서 멈
추는 연습을 통해 앞으로 고꾸라지지 않도록 조절하
는 힘을 기르는 것이 우선이다.

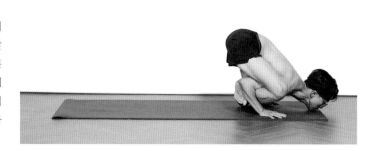

양쪽 발목을 교차하기 어렵다면

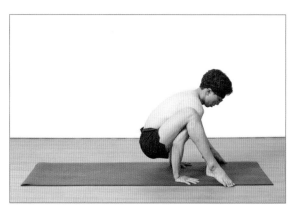

발목을 묶지 않고 이 자세에서 유지해도 좋다. 엉덩이가 바닥으로
떨어지지 않도록 발끝을 바닥으로 누른다.

손목이 아프다면

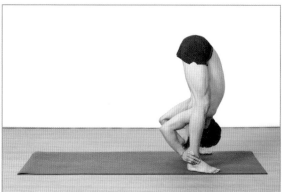

깊은 전굴 자세를 유지해보자. 무릎을 살짝 굽히고 어깨를 무릎 뒤
로 깊게 넣는다. 손으로 발목 뒤를 잡아 앞으로 밀며 내쉬는 호흡
에 맞춰 양쪽 다리를 편다.

| 점프 백+빈야사 |

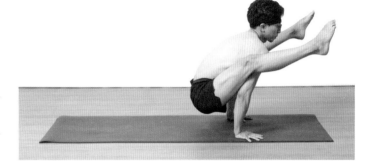

여기에서 뒤로 점프(점프 백)하고 빈야사로 연결한다. 숨을 마시며 손으로 바닥을 밀어 가슴을 들어 올리고 양쪽 다리를 앞으로 편다(티티바 아사나, 반딧불이 자세).

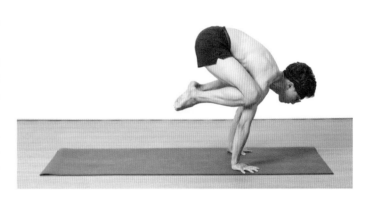

1 숨을 내쉬며 양손으로 바닥을 강하게 밀고 반다의 힘으로 엉덩이를 위로 높게 들어 올려 몸을 앞으로 기울인다.
2 양쪽 무릎을 구부려 팔의 뒷면에 대고 발끝을 위로 들어 올린다.
3 양팔을 최대한 펴고 양쪽 허벅지를 안으로 조여 물라 반다와 웃디야나 반다가 더욱 강해지게 한 다음, 그 힘으로 엉덩이를 더 높이 든다 (바카 아사나, 두루미 자세).
4 양쪽 다리를 뒤로 차듯 곧게 뻗고, 양팔을 구부리며 내려가 차투랑가 단다 아사나로 착지한다. 가능하면 반다와 어깨 힘을 조절해 천천히 내려간다.

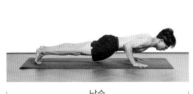
날숨

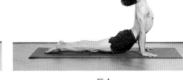
들숨

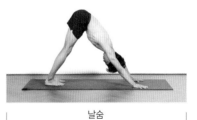
날숨

어깨 힘이 부족해 몸을 들기가 어렵다면

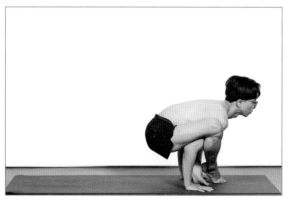

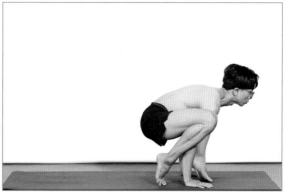

숨을 마시며 가슴을 들어 앞을 보고 발끝을 바닥에 내려놓는다.

한 발을 팔 뒤로 보내 바닥에 발끝을 댄다. 체중은 여전히 양쪽 손바닥과 어깨에 있고 뒤로 간 다리의 무릎이 팔 바깥쪽을 누른다.

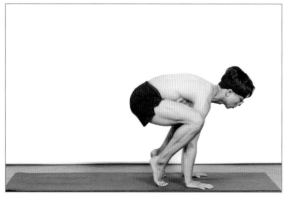

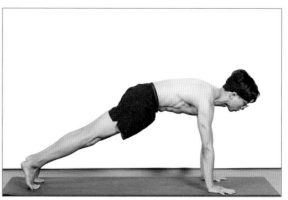

나머지 한 발도 뒤로 보내면 발끝을 바닥에 댄 바카 아사나가 된다. 무릎이 양팔 바깥쪽을 누르고 계속 어깨와 손바닥에 체중을 둔다.

숨을 내쉬며 뒤로 가볍게 점프하거나 한 발씩 걸어가서 팔라카 아사나(판자 자세)를 만들고 차투랑가 단다 아사나로 연결한다.

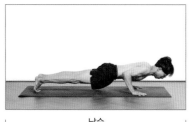

날숨

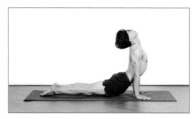

들숨

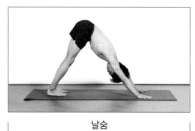

날숨

<u>16</u>   쿠르마 아사나(Kurma asana, 거북이 자세)

앞의 부자피다 아사나와 같은 방식으로 점프 스루해서 앞으로 간다.

1 숨을 마시며 엉덩이를 높이 들어 점프해 양팔
   윗면 바깥쪽에 다리를 걸친다. 이때 양손으로
   몸을 들고 있는 상태이다.

2 점프가 어렵다면 한 발씩 걸어 들어가 상체를
   숙이고 어깨를 무릎 뒷면에 끼운다(192페이지
   참고, 부자피다 아사나).

3 양손으로 바닥을 짚고 가슴을 들면서 양쪽 무
   릎을 펴 발을 앞으로 뻗는다(티티바 아사나).

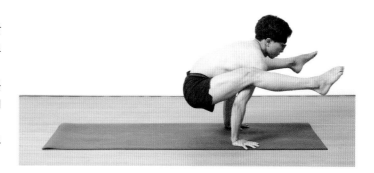

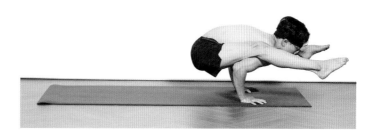

팔꿈치를 천천히 굽히며 바닥으로 몸을 낮춘다.

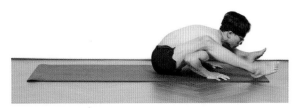
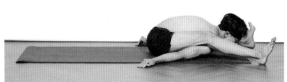

1   엉덩이가 바닥에 닿으면 양팔을 대각선 뒤쪽으로 뻗는다. 이때 손등이 위를 향한다.

2   무릎 뒷면이 어깨 위에 올라갈 정도로만 양쪽 다리를 벌리고 팔을 깊숙이 뒤로 뻗는다.

TIP | 양쪽 다리를 너무 넓게 벌리면 다리가 팔꿈치를 누르게 되며 팔꿈치 관절에 무리가 갈 수 있다. 양발을 매트 너비 정도로만 벌리고 발뒤꿈치를 앞으로 뻗는다.

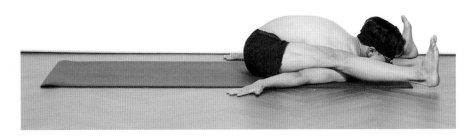

1   숨을 내쉬며 양쪽 다리를 완전히 펴고 가슴이 바닥에 닿을 만큼 깊게 내려간다.

2   어깨를 좌우로 펼쳐 가슴을 앞으로 뻗고 턱을 바닥에 댄다. 반다를 깊게 행하면 어깨와 목의 압박을 줄일 수 있다.

3   양손을 대각선 방향으로 끝까지 길게 뻗으며 허벅지 앞쪽을 수축해 발뒤꿈치가 들릴 만큼 다리를 편다.

4   양쪽 다리는 어깨 위와 팔 가장 윗부분 근처에 놓여야 하고 팔꿈치를 압박해서는 안 된다.

5   다리가 밖으로 벌어지지 않도록 허벅지 안쪽을 수축한다.

6   반다를 강하게 지속한다. 이 자세에서 반다는 허리와 허벅지 뒷면의 부상을 예방해주는 아주 중요한 요소이다.

7   다리 뒷면과 엉덩이가 늘어나는 느낌에 주의를 두고 깊게 5회 호흡한다.

* 드리스티: 미간(제3의 눈)

자세를 하기 어렵다면

난이도가 높은 자세이므로 처음부터 무리하지 않는다. 다리를 곧게 펴기가 어렵다면 무릎을 구부리고 시도한다. 구부린 무릎 아래로 어깨를 넣고 팔을 정강이 밖으로 둘러 손으로 양쪽 발날 바깥쪽을 잡는다. 발끝을 세우고 등과 허리가 불편하지 않을 만큼 가슴을 들어 올리며 서서히 무릎을 편다.

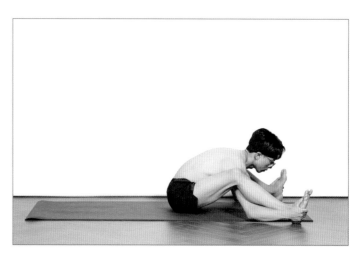

어깨를 무릎 아래로 넣는 것이 어렵다면 양손으로 다리 사이 바닥을 짚고 전굴 연습부터 서서히 진행한다. 척추를 둥글게 말면 오히려 척추의 건강이 악화될 수 있으니 가능한 한 척추를 곧게 펴고 다리 뒷면의 자극에 집중한다. 발이 밖으로 벌어지지 않았는지 살펴보고 벌어져 있다면 허벅지 안쪽에 힘을 주어 발을 바르게 세운다.

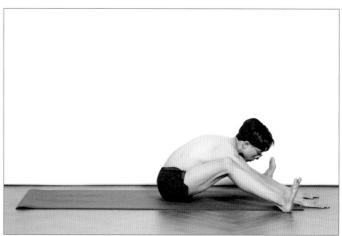

17 숩타 쿠르마 아사나(Supta kurma asana, 누운 거북이 자세)

쿠르마 아사나에서 숨을 마시며 무릎을 구부려 어깨를 빼고 일어난다. 숨을 내쉬며 양쪽 다리를 앞으로 펴고 앉는다.

TIP | 자세를 하는 동안 호흡을 안내하겠지만 자세를 완성하는 데 걸리는 시간은 개인에 따라 매우 다르므로 제시한 호흡의 횟수를 꼭 지키지 않아도 된다. 자신의 상태에 맞춰 가능한 한 자연스럽게 호흡을 반복하며 천천히 실행한다.

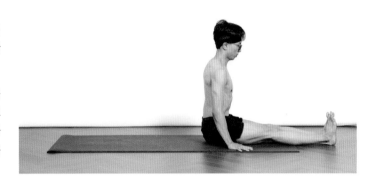

1 숨을 마시며 오른손으로 왼발을 잡아 왼쪽 머리 위로 든다.
2 왼손으로 왼쪽 발목을 동시에 잡아 들어 올려 왼쪽 무릎을 왼쪽 어깨 위에 걸친다. 이때 고관절이 밖으로 충분히 열려야 한다.
3 왼쪽 어깨를 완전히 앞으로 빼고 오른손으로 왼발을 잡아 위로 당겨 다리를 편다. 이때 왼쪽 어깨는 뒤로 연다.

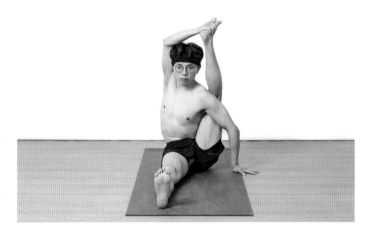

1 숨을 내쉬며 오른손으로 왼발을 목뒤에 걸치고 척추를 길게 위로 늘이며 고개를 든다.
2 왼쪽 어깨를 최대한 앞으로 빼고 왼쪽 어깨 뒷면으로 왼쪽 다리를 뒤로 민다.

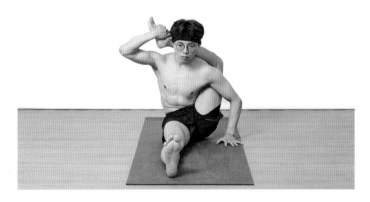

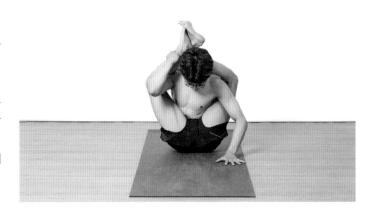

1 숨을 마시며 왼손으로 바닥을 짚어 균형을 잡
   고 오른손으로 오른쪽 발목을 잡아 오른쪽 어
   깨 뒤로 건다.

2 숨을 내쉬며 오른손으로 오른쪽 종아리를 들
   어 올려 목뒤로 보내고 오른쪽 발목을 왼쪽 발
   목 위에 교차시킨다.

3 숨을 마시며 오른쪽 어깨를 완전히 앞으로 빼
   고 가슴을 들어 올린다.

4 골반을 수평으로 유지한다.

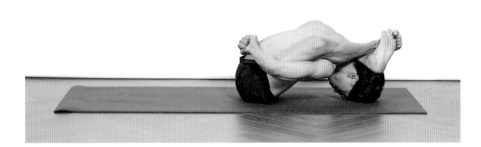

1 숨을 내쉬며 양손으로 바닥을 짚고 서서히 몸을 앞으로 숙여 이마를 바닥에 놓는다.
2 양팔을 등 뒤로 둘러 한 손으로 반대편 손목을 잡는다. 또는 양손으로 깍지를 낀다.
3 어깨 관절을 안으로 회전한 후 좌우로 벌린다.
4 아랫배와 괄약근을 조여 반다들을 실행하고 깊게 5회 호흡한다.

   * 드리스티: 미간(제3의 눈)

   주의 사항 | 이 자세는 굉장히 어려운 자세로 몇 년이 걸릴 수도 있다. 절대 억지로 자세를 만들거나 통
   증을 이겨내겠다는 생각으로 무리하는 일이 없어야 한다. 호흡에 맞춰 부상 없이 천천히 진행되어야 한
   다. 숩타 쿠르마 아사나는 반드시 쿠르마 아사나를 완전히 터득한 후 시도해야 하고 처음에는 202페이
   지에서 제시하는 방법으로 천천히 시작하는 것이 좋다.

다리가 목뒤에 걸리지 않을 때
할 수 있는 연습 방법

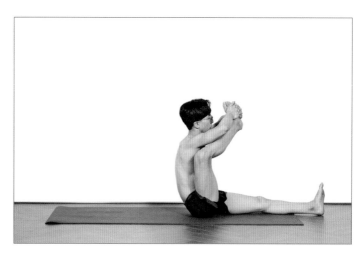

양손으로 오른발을 잡아 가슴 또는 얼굴 가까이 끌어 올려 잡아당긴다. 엉덩이와 왼쪽 다리 뒷면은 바닥을 깊게 누르고 척추는 위로 늘인다. 반다를 통해 중심을 잡고 가능한 한 가슴을 편다.

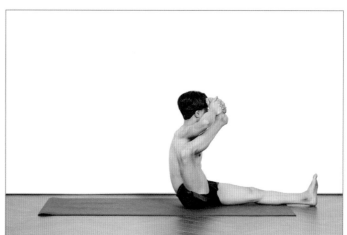

가능하다면 발을 귀 옆까지 당겨 올린다. 엉덩이부터 허벅지 뒷면, 고관절 주변을 스트레칭한다. 반다를 통해 허리가 과하게 굽지 않도록 하며 가슴을 편다. 반다는 허리의 부상을 막아주는 중요한 요소이다. 가능한 단계에서 5회 호흡하고 왼쪽도 동일하게 실행한다.

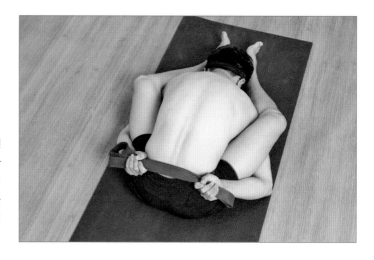

또는 쿠르마 아사나(198페이지) 후 이마를 바닥에 댄다. 양쪽 무릎을 구부려 발을 머리 앞 바닥에 모아놓고 양쪽 어깨를 최대한 허벅지 안으로 깊게 짚어넣는다. 어깨를 앞으로 회전하고 양팔을 등 뒤로 돌려 양손을 잡거나 힘들다면 벨트로 양손 사이를 연결해 잡는다.

| 빈야사 |

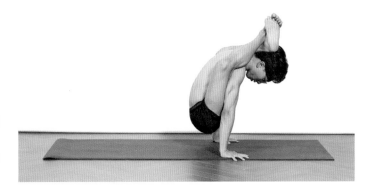

1 몸을 일으켜 빈야사로 연결한다. 숨을 내쉬며
   양손을 풀어 어깨 바로 밑의 바닥을 짚는다.
2 손으로 바닥을 밀어 몸 전체를 바닥에서 세운
   후 몸을 공중에 들어 올린다.

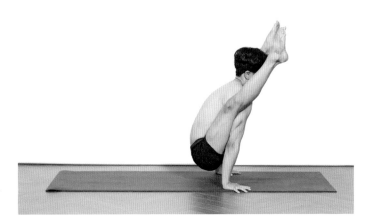

숨을 마시며 결박했던 발을 풀어 위로 뻗고 앞을
바라본다(티티바 아사나).

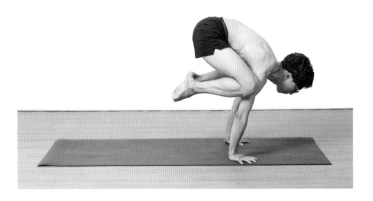

1 숨을 내쉬며 엉덩이를 위로 높이 들고 가슴과
   머리를 앞으로 숙인다(195페이지 참고, 바카 아사
   나). 이때 무릎은 가능한 한 어깨 근처 팔 윗면
   에 놓고 반다들을 강하게 실행해 엉덩이를 더
   높이 든다.
2 발끝을 엉덩이에 가깝게 끌어 올려 엉덩이를
   더 높이 들어 올린다.

203

양쪽 다리를 뒤로 뻗으며 양팔을 90도로 굽히고 내려가 차투랑가 단다 아사나로 착지하며 빈야사로 연결한다. 이때 반다와 어깨의 힘 조절을 통해 사뿐히 내려간다.

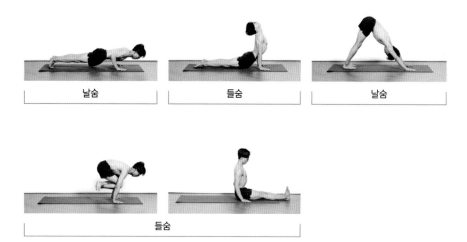

| 날숨 | 들숨 | 날숨 |

| 들숨 |

양발을 목뒤에 걸지 못했을 경우

일어나 앉은 후 빈야사로 연결한다.

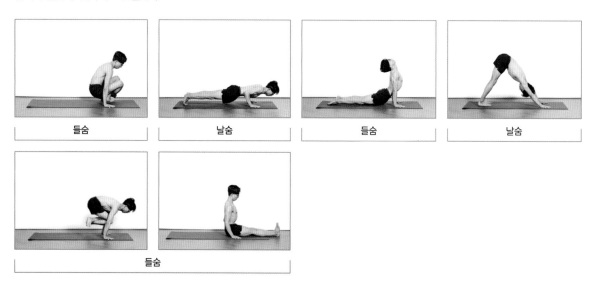

| 들숨 | 날숨 | 들숨 | 날숨 |

| 들숨 |

18 　가르바 핀다 아사나(Garbha pinda asana, 자궁 속 태아 자세)

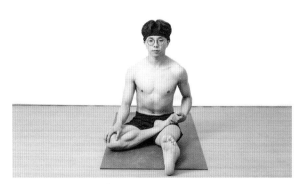 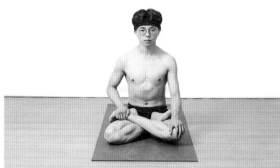

1　계속 숨을 마시며 양손으로 오른발을 잡아 왼쪽 허벅지 맨 위에 올려놓는다. 오른쪽 발등에 힘을 줘 펴면 허벅지에 올려놓기가 더 수월하다.

2　왼손은 오른발을 잡아 고정한 채 오른손으로 오른쪽 무릎을 앞으로 밀어 바닥으로 내린다. 이때 오른쪽 고관절을 먼저 밖으로 열고 그 뒤를 따라 무릎을 회전해야 한다. 오른쪽 발뒤꿈치는 아랫배 근처에 닿아 있고 발바닥은 위를 향한다.

3　왼쪽 다리도 같은 방법으로 오른쪽 다리 위에 겹쳐 올려 양쪽 다리를 교차시켜 결박한다. 이 자세를 '결가부좌'라고 한다.

1　구부린 다리 틈 사이로 양팔을 하나씩 끼워 넣는다.

2　오른팔은 오른쪽 무릎 아래 틈 사이로 넣어 왼쪽을 향하게 하고 왼팔은 왼쪽 무릎 아래 틈 사이로 넣어 오른쪽을 향하게 한다.

3　팔꿈치가 구부러질 수 있도록 최대한 깊게 넣는다.

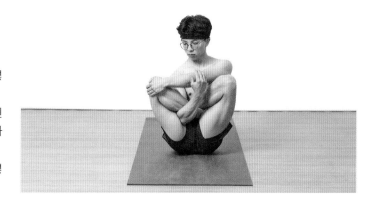

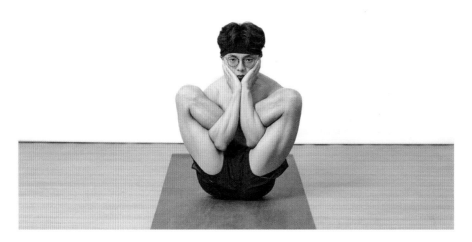

1   양쪽 팔꿈치를 구부리고 손을 하나씩 차례로 끌어 당겨 양손으로 뺨과 턱을 받친다. 가능하면 검지
    로 귀를 막는다.
2   척추가 둥글게 말리면 균형을 잃고 구르게 된다. 엉덩이 뼈로 균형을 잡고 척추를 위로 길게 늘이면
    서 가슴을 편다.
3   웃디야나 반다와 물라 반다를 유지하고 5회 깊게 호흡한다.

* 드리스티: 코끝

TIP | 앞의 모든 준비 과정을 한 번의 날숨으로 진행하라고 설명되어 있지만 완전히 숙달되기 전까지는
힘들 것이다. 호흡을 자연스럽게 여러 번 반복하며 천천히 진행해도 좋다.
처음에는 팔이 잘 들어가지 않을 수도 있다. 분무기로 양팔에 물을 뿌리면 좀 더 부드럽게 들어가고 부
상의 위험도 줄일 수 있다.

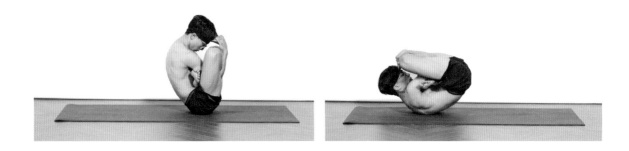

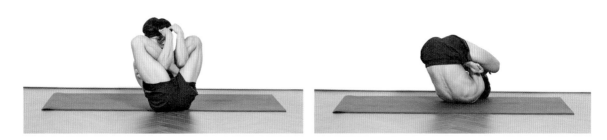

1   숨을 내쉬며 고개를 숙여 손끝을 이마에 대고 공처럼 몸을 웅크려 뒤로 구른다. 시계 방향으로 9회를 굴러 다시 처음으로 돌아간다.

2   숨을 내쉴 때 뒤로 구르고, 숨을 마실 때 앞으로 구르며 오른쪽 방향으로 점점 튼다. 구를 때는 척추 뼈가 아닌 척추 좌우 근육이 바닥에 닿게 한다.

팔을 다리 사이에 끼우지 못했다면

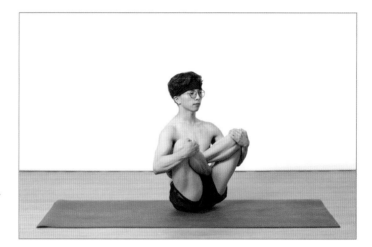

결가부좌 상태에서 양팔로 다리 바깥쪽을 끌어안거나 가능하다면 양손으로 깍지를 낀다. 척추를 길게 늘이고 최대한 다리와 가슴을 가깝게 붙인다.

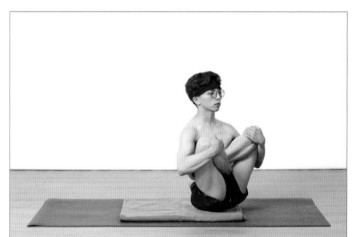

구를 때에도 팔을 끼우지 못한 상태라면 양손으로 무릎 바깥쪽을 끌어안고 구른다. 이때 척추뼈가 아프다면 미리 담요를 깔고 그 위에서 실행한다.

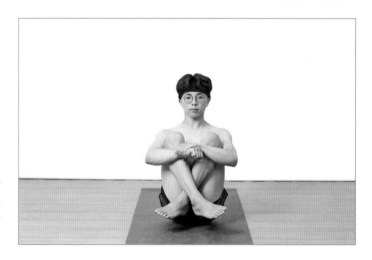

결가부좌가 어렵다면 양발을 교차하고 양팔로 다리 바깥쪽을 끌어안는다. 이때 한 손으로 반대편 손목을 잡거나 양손으로 깍지를 끼고 등이 말리지 않도록 척추를 곧게 편다.

<u>19</u> 쿠쿠타 아사나(Kukkuta asana, 수탉 자세)

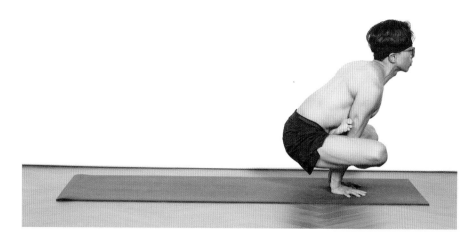

1 9회 구른 후 매트 앞을 보고 숨을 마시며 양쪽 손바닥으로 바닥을 강하게 밀어 몸을 들어 올린다.
2 양팔을 완전히 펴고 가슴을 들어 올린 후 어깨와 귀를 멀리 떨어뜨린다.
3 무릎이 바닥으로 내려가지 않도록 높이 끌어 올리며 반다를 강하게 실행한다.
4 깊게 5회 호흡한다.

    * 드리스티: 코끝

결가부좌가 어렵다면   **결가부좌는 가능하지만 팔을 다리 사이에 끼우지 못했다면**

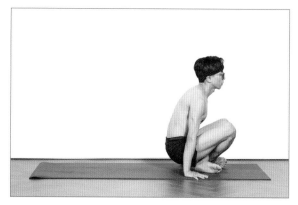   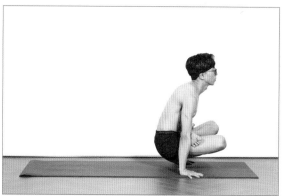

양발을 교차한 채 양손을 엉덩이 옆에 놓고 바닥을 밀어 몸을 들어   양쪽 손바닥을 엉덩이 양옆에 두고 바닥을 밀어 몸 전체를 들어 올
올린다. 이때 힘이 부족하다면 발은 바닥에 그대로 두고 엉덩이만   린다(286페이지 참고, 톨라 아사나).
들어 올린다.

| 빈야사 |

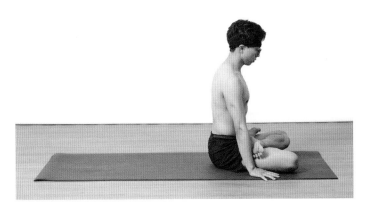

숨을 내쉬며 엉덩이를 바닥에 내려놓고 양팔을 뺀
후, 양손으로 엉덩이 옆을 짚고 빈야사 연결을 준비
한다.

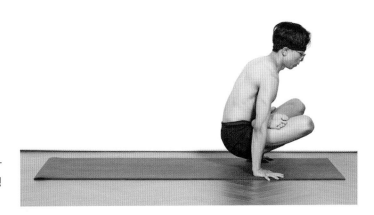

숨을 마시며 무릎을 높이 들어 복부가 최대한 짧아
지도록 수축하고 손으로 바닥을 강하게 밀어 엉덩
이를 든다.

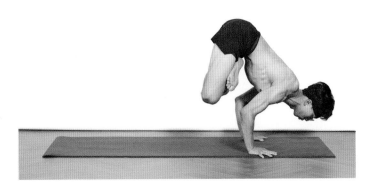

1 반다를 강하게 하고 양팔을 축으로 삼아 몸을
   앞에서 뒤로 그네처럼 흔들어 팔을 구부리며
   상체를 앞으로 기울인다.
2 엉덩이와 다리를 뒤로 던지듯 높이 들어 올린다.

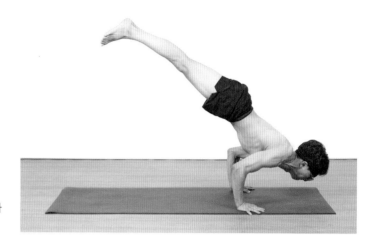

숨을 내쉬며 양쪽 다리를 풀어 뒤로 뻗고 차투랑가
단다 아사나로 착지한다.

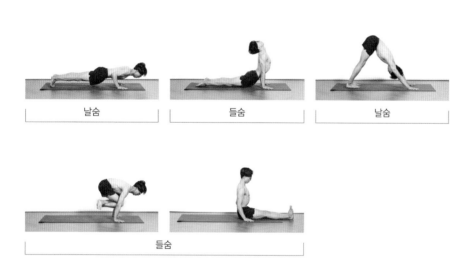

이 방법이 어렵다면 150~153페이지의 두 가지 빈야사 방법 중 자신에게 맞는 방식으로 실행한다.

20 밧다 코나 아사나 A(Baddha kona asana A, 나비 자세 A)

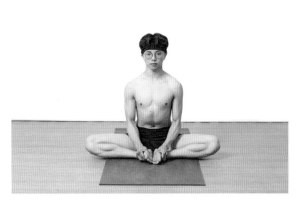
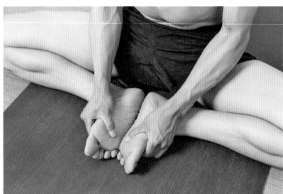

1 숨을 내쉬며 양발을 회음부 가까이 당기고 구부러진 무릎을 좌우 밖으로 펼치듯 연다.
2 엄지손가락으로 발바닥을 잡고 나머지 네 손가락은 발등을 잡아 마치 책을 펼치듯 양옆으로 벌려 발바닥이 위를 향하게 한다. 이때 발뒤꿈치끼리 밀어 허벅지 안쪽이 좀 더 밖으로 열리게 하고 무릎은 바닥을 향해 낮춘다. 고관절이 밖으로 먼저 열려야 무릎 관절에 무리가 없다.
3 숨을 마시며 가슴을 들고 척추를 위로 늘인다.

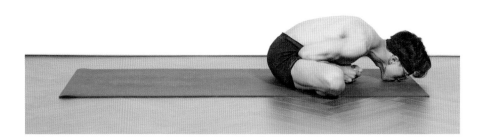

1 숨을 내쉬며 상체를 앞으로 숙여 턱이나 이마를 바닥에 댄다.
2 엉덩이를 뒤로 밀고 척추는 앞으로 늘여 상반된 힘을 이용해 더 깊은 스트레칭을 이끌어낸다. 이때 엉덩이 안쪽 뼈는 바닥에서 뜨지 않도록 한다.
3 숨을 마실 때는 흉곽 전체를 확장하고 숨을 내쉴 때 척추를 앞으로 더 늘인다. 이때 반다를 더 강하게 실행한다.
4 깊게 5회 호흡한다.

    * 드리스티: 코끝

무릎이 불편하다면

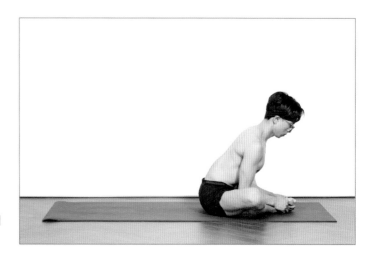

발을 좀 더 앞으로 뺀다. 등이 말리지 않도록 하며
가능한 만큼만 상체를 숙인다.

척추가 둥글게 말린다면

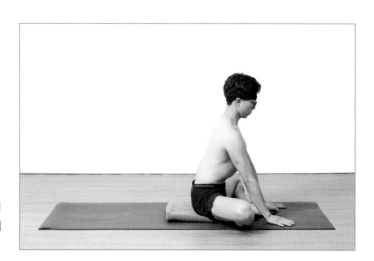

엉덩이 아래에 담요를 두툼히 깔아 엉덩이를 높인
후 손으로 바닥을 짚고 척추를 편다. 상체를 숙일 때
는 척추를 곧게 편 채 골반을 앞으로 굽힌다.

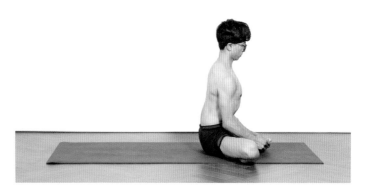

숨을 마시며 가슴을 들어 올려 처음 준비 자세로
돌아간다.

21 밧다 코나 아사나 B(Baddha kona asana B, 나비 자세 B)

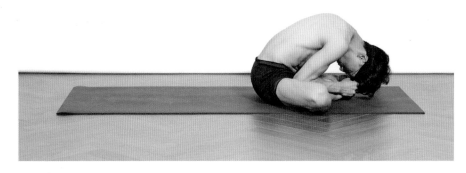

1 숨을 내쉬며 꼬리뼈를 앞으로 말고 치골을 아랫배 쪽으로 당겨서 중립으로 세워져 있던 골반을 뒤로 눕히고 척추 전체를 바깥쪽으로 둥글게 만든다. 밧다 코나 아사나 A에서 골반을 전방 경사로 만들었다면 밧다 코나 아사나 B에서의 골반은 후방 경사이다.

2 턱을 가슴으로 당기고 정수리 또는 이마를 발끝에 댄다.

3 꼬리뼈를 앞으로 당기며 복부를 등 뒤로 강하게 수축해서 몸 뒷면 전체의 둥근 곡선을 더 길게 만든다. 이때 어깨는 아래로 내려 귀와 멀어진 상태여야 한다.

4 복부 앞쪽이 말려 들어갈 때 숨을 마시는 것은 자연스럽지 못하다. 들숨에는 몸의 공간을 넓게 확장하고 날숨에서 좀 더 강한 반다와 함께 몸의 앞면이 수축되게 하며 자연스럽게 호흡에 맞춰 리듬을 탄다.

5 꼬리뼈부터 목뒤까지 몸 뒷면이 개운하게 확장되는 것을 느끼며 깊게 5회 호흡한다.

* 드리스티: 코끝

이마가 발끝에 닿지 않는다면

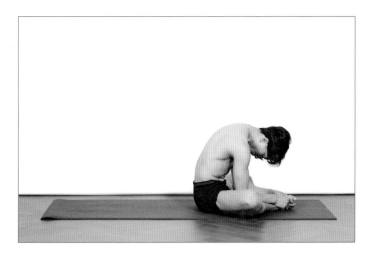

이마가 꼭 발에 닿아야 하는 것은 아니다. 웃디야나 반다를 통해 골반을 후방 경사로 기울이며 엉덩이 아래 뼈와 발로 지면을 민다. 척추 뒷면을 스트레칭 하는 데 집중한다.

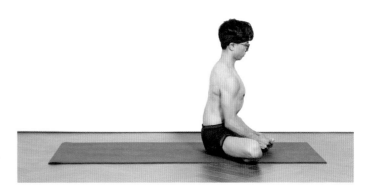

숨을 마시며 상체를 세워 처음 자세로 돌아가고 숨을 내쉬며 기다린 후, 빈야사로 연결한다.

| 빈야사(점프 백+점프 스루) |

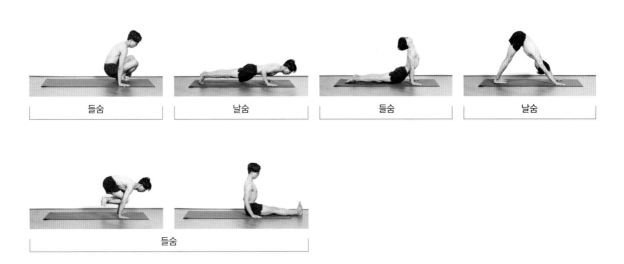

| 들숨 | 날숨 | 들숨 | 날숨 |

| 들숨 |

22 우파비스타 코나 아사나 A(Upavishta kona asana A, 박쥐 자세 A)

1 양쪽 다리를 좌우로 넓게 펴고 앉는다.
2 양쪽 다리와 엉덩이로 바닥을 누르고 척추를 앞으로 길게 늘인다.
3 양손으로 발날 바깥쪽을 잡고 팔이 펴질 때까지 가슴을 들어 올린다.

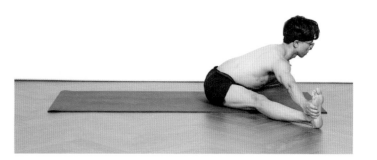

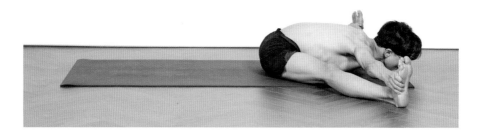

1 숨을 내쉬며 상체를 앞으로 숙여 턱을 바닥에 놓는다.
2 허벅지 앞쪽을 수축하고 바깥쪽으로 회전해 발이 앞으로 쓰러지지 않도록 한다.
3 엉덩이는 뒤로 밀고 가슴은 앞으로 뻗어 무게를 균등하게 나눈다. 앞으로 뻗는 힘과 뒤로 미는 힘의 중심에 있는 반다로 균형을 잡는다.
4 깊게 5회 호흡한다.

* 드리스티: 코끝

발을 잡기가 어렵다면

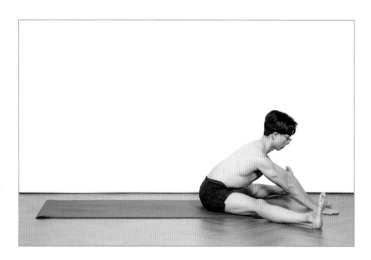

양손으로 바닥을 짚고 가슴을 들어 올려 척추를 길게 늘인다. 상체를 많이 숙이는 것보다는 척추를 바르게 펴는 것이 더 중요하다. 허벅지 안쪽의 자극이 느껴질 정도로 상체를 숙인다.

척추가 둥글게 말린다면

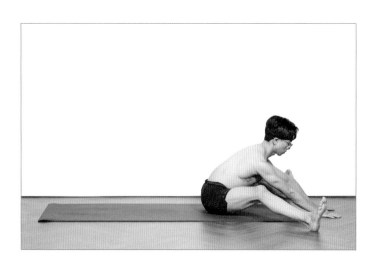

양쪽 무릎을 구부린 후 척추를 편다.

23 우파비스타 코나 아사나 B(Upavishta kona asana B, 박쥐 자세 B)

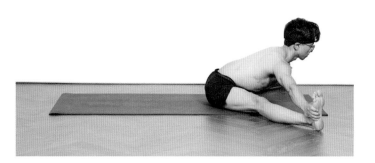

숨을 마시며 가슴을 들어 올린다.

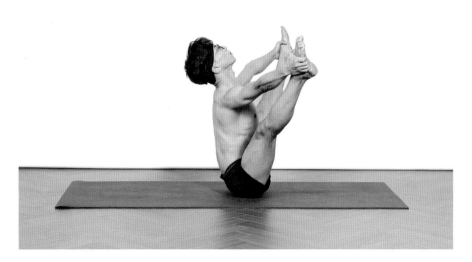

발과 다리로 바닥을 밀어 양쪽 다리를 번쩍 들어 올린다. 그냥 들기가 힘들다면 무릎을 구부려 올린 후 다리를 곧게 편다.

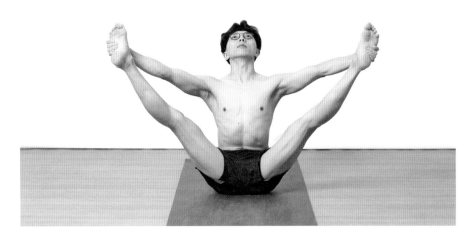

1 양쪽 발끝을 좌우 위로 길게 뻗어 서로 멀어지게 한다.
2 아랫배를 수축해 반다를 행하고 등이 말리지 않도록 가슴을 들어 올린다.
3 발끝을 위로 밀어내는 힘과 어깨를 아래로 당기는 힘의 상반 작용으로 양팔이 팽팽한 상태를 유지하
  며 이로 인해 견고한 삼각형이 형성된다.
4 가슴을 충분히 확장한 후 고개를 뒤로 젖히고 윗등을 끌어 내려 어깨와 귀를 멀리 둔다.
5 깊게 5회 호흡한다.

* 드리스티: 위

자세를 만들기 어렵다면

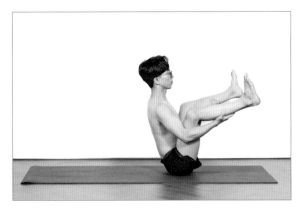

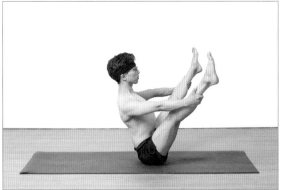

다리를 펴기가 힘들다면 무릎을 굽히고 정강이를 잡은 후 균형을 잡는다.

다리를 펼 수는 있지만 손으로 발을 잡았을 때 어깨가 올라가거나 등이 둥글게 말린다면 발목이나 종아리를 잡는다. 균형이 안정될 때까지 시선은 정면을 봐도 좋다.

219

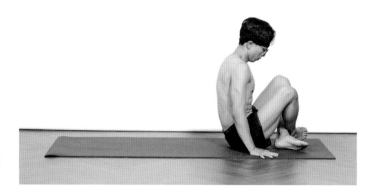

1 숨을 내쉬며 다리를 풀어 내린다.
2 양발을 교차하고 양손으로 엉덩이 옆을 짚어
   빈야사로 연결한다.

빈야사(점프 백+점프 스루)

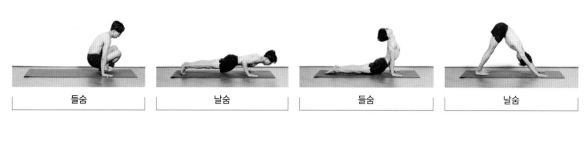

| 들숨 | 날숨 | 들숨 | 날숨 |

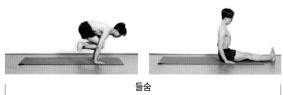

| 들숨 |

<u>24</u> 숩타 코나 아사나 A(Supta kona asana A, 누운 박쥐 자세 A)

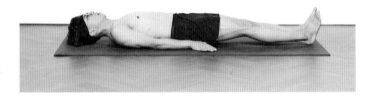

1 숨을 내쉬며 등을 바닥에 대고 눕는다.
2 척추와 골반이 좌우로 바르게 놓였는지 확인
 한다.

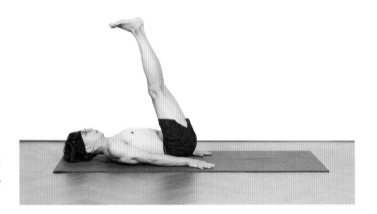

숨을 마시며 양손으로 바닥을 밀어 양쪽 다리를 머
리 뒤로 넘긴다. 반다의 힘을 이용하면 양발을 좀
더 부드럽게 머리 뒤로 넘길 수 있다.

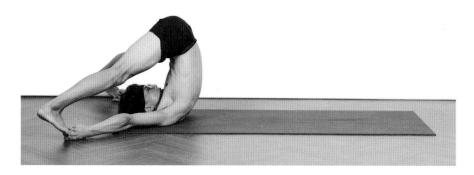

1 숨을 내쉬며 어깨로 무게를 받치고 양쪽 다리를 머리 뒤에서 좌우로 넓게 벌린다.

2 양손 엄지손가락과 두 번째 손가락으로 엄지발가락을 잡고 양팔을 편다.

3 아랫배를 조이고 엉덩이를 위로 밀어 다리와 등을 곧게 편다.

4 배가 접히지 않도록 상체를 위로 길게 늘이며 깊게 5회 호흡한다.

* 드리스티: 코끝

<u>몸이 올바로 세워지지 않으면</u>

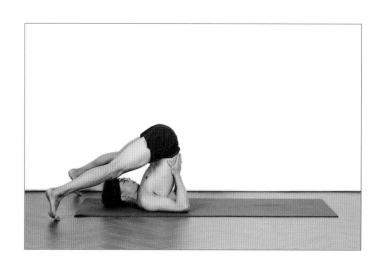

양손으로 등을 받친 후 다리와 척추를 곧게 편다.

222

<u>25</u>　숩타 코나 아사나 B(Supta kona asana B, 누운 박쥐 자세 B)

1　마지막 내쉬는 숨의 끝에 양쪽 발뒤꿈치를 뒤로 더 밀어 반동을 이용해 일어날 준비를 한다.

2　숨을 마시며 뒤로 밀었던 발로 바닥을 밀어 추진을 받고 척추를 둥글게 말아 굴러 일어난다. 동시에 반다를 강하게 실행하고 엉덩이로 균형을 잡은 후 가슴을 편다.

3　균형을 잡는 순간 척추를 위로 늘이며 가슴과 턱을 들어 올리고 발끝은 좌우로 밀어 허벅지 앞쪽을 수축한다.

4　어깨를 낮추고 등 뒤를 끌어 내린다.

* 드리스티: 코끝

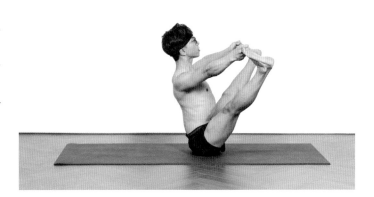

중심이 잡히지 않을 때

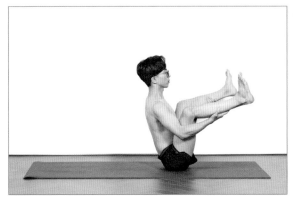

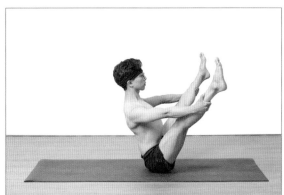

다리를 펴기가 힘들다면 무릎을 굽히고 양손으로 정강이 또는 발가락을 잡아 균형을 잡는다.

다리 펴기가 가능하다면 양쪽 다리를 펴고 종아리 또는 발목을 잡는다.

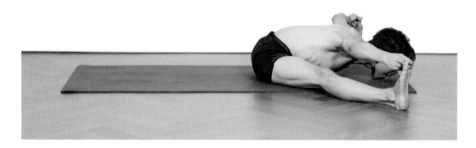

1 숨을 내쉬며 몸을 천천히 앞쪽 바닥으로 낮춰 턱을 바닥에 댄다.
2 몸을 내려놓는 과정에서 반다를 이용해 속도를 조절하고 발뒤꿈치보다 종아리가 먼저 바닥에 닿게
   한다.

   주의 사항 | 몸을 바닥 앞으로 내려놓는 과정에서 발뒤꿈치가 바닥에 가장 먼저 닿으면 발뒤꿈치 뼈에
   충격이 가해질 수 있다. 내려놓는 과정에서 반다를 반드시 실행해 최대한 천천히 내려놓으며 종아리가
   먼저 바닥에 닿게 해서 충격을 흡수해주는 것이 좋다.

다리 뒷면이 굳었다면

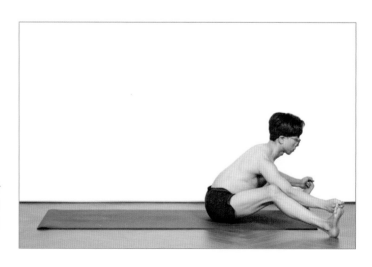

다리 뒷면이 유연해야 종아리가 먼저 바닥에 닿을
수 있다. 다리 뒷면이 굳어 있다면 무릎을 구부려
천천히 내리거나 양손으로 바닥을 먼저 짚고 내려
간다.

숨을 마시며 상체를 들어 올리고 숨을 내쉬며 양발을 교차한 후 양손으로 엉덩이 좌우를 짚어 빈야사로 연결한다.

| 빈야사(점프 백+점프 스루) |

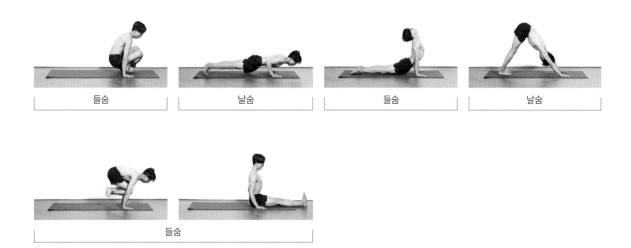

| 들숨 | 날숨 | 들숨 | 날숨 |

들숨

26 숩타 파당구쉬타 아사나 A(Supta padangustha asana A, 누워서 무릎 펴 당기기 자세 A)

이 자세는 스탠딩 시퀀스의 '웃티타 하스타 파당구쉬타 아사나'의 누운 자세이다. 몸의 쓰임이 같다고 생각하며 실행해보자.

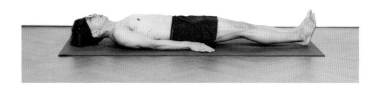

1 숨을 내쉬며 등을 바닥에 대고 눕는다.
2 척추와 골반이 바르게 놓였는지 확인한다.

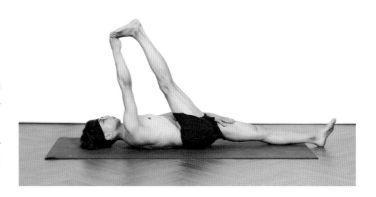

1 숨을 마시며 오른쪽 다리를 들어 올려 오른쪽 엄지손가락과 두 번째 손가락으로 엄지발가락을 걸어 잡는다.
2 왼손은 왼쪽 허벅지 위에 놓고 골반과 허리가 들리지 않도록 아랫배를 수축해 반다가 풀리지 않게 한다.

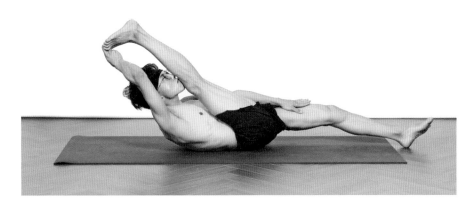

1 숨을 내쉬며 가슴을 들어 올려 오른쪽 정강이에 턱을 댄다. 이때 왼쪽 다리는 마치 서 있는 것처럼 힘
   차게 뻗어 바닥으로 누른다.
2 반다들의 힘으로 상체를 들어 올리고 어깨와 목에 힘이 들어가지 않도록 주의한다.
3 양쪽 어깨를 나란히 하고 깊게 5회 호흡한다.

   * 드리스티: 발가락

손가락으로 발가락을 잡기가 어렵다면

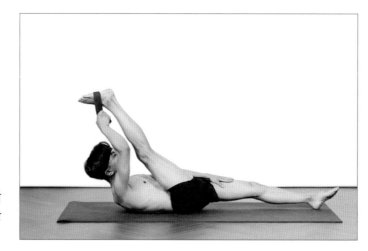

자신의 몸 상태에 맞추어 벨트의 길이를 조절해 발바닥에 걸고 손으로 벨트를 잡아당기며 가능한 만큼만 상체를 든다.

목이 아프다면

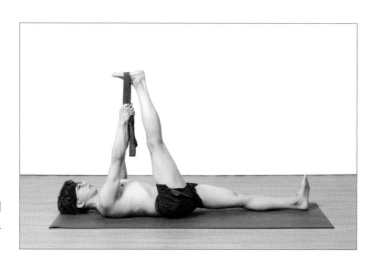

등을 바닥에 대고 누운 상태로 벨트를 좀 더 길게해 발바닥에 걸고 양손으로 잡은 후 다리 뒷면 스트레칭에 집중해도 좋다.

27 숩타 파당구쉬타 아사나 B(Supta padangustha asana B, 누워서 무릎 펴 당기기 자세 B)

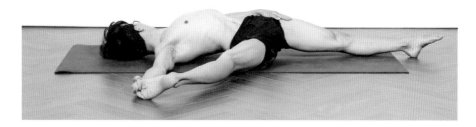

1 숨을 마시며 등과 머리를 바닥으로 내려놓고, 숨을 내쉬며 오른쪽 다리를 오른쪽 멀리 펼친다.
2 오른쪽 엉덩이를 왼쪽으로 밀어 양쪽 골반을 나란히 두고 오른쪽 허벅지를 바깥쪽으로 회전한다.
3 왼손은 왼쪽 허벅지를 눌러 왼쪽 골반이 오른쪽으로 딸려가지 않도록 한다. 이때 왼쪽 발끝을 뾰족하게 해서 밀거나 반대로 발끝을 몸 쪽으로 당겨 왼쪽 다리를 힘 있게 뻗어도 무방하다.
4 중심축이 척추와 반다에 있는 것을 느끼며, 양쪽 어깨와 골반이 서로 멀어지도록 좌우로 펼친다.
5 서 있는 모습을 상상하며 왼쪽 다리는 곧게 펴고 척추를 위아래로 늘인다.
6 머리를 왼쪽으로 돌리고 깊게 5회 호흡한다.

* 드리스티: 왼쪽 먼 곳

손으로 발을 잡기가 어렵다면

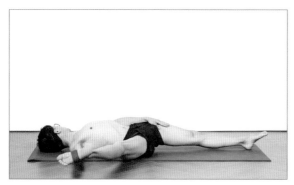

발에 벨트를 걸어 잡는다.

다리를 펴기가 어렵다면

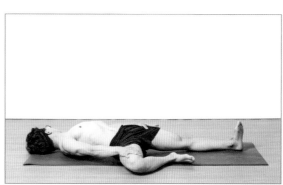

무릎을 굽히고 손으로 무릎 안쪽을 짚어 고관절을 바깥쪽으로 연다.

<u>28</u> 숨타 파당구쉬타 아사나 C(Supta padangustha asana C, 누워서 무릎 펴 당기기 자세 C)

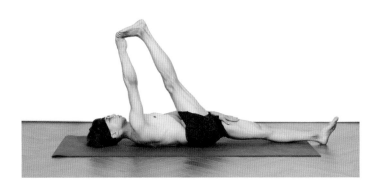

숨을 마시며 오른쪽 다리를 다시 위로 들어 올린다.

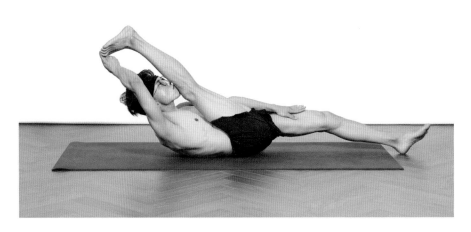

숨을 내쉬며 가슴을 들어 올리고 오른쪽 정강이에 턱을 댄다. 숨타 파당구쉬타 아사나 A(227페이지)와 동일하다.

* 드리스티: 발가락

1 숨을 마시며 다시 등을 바닥에 내려놓는다.

2 숨을 내쉬며 오른쪽 다리를 바닥으로 내려놓고 양손을 엉덩이 옆에 놓은 후 숩타 파당구쉬타 아사나 A의 처음 자세(226페이지)로 돌아간다.

↺ **숩타 파당구쉬타 아사나 A~C(226~231페이지)를 왼쪽도 동일하게 실행한다.**

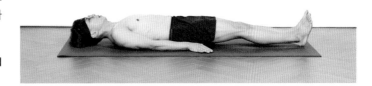

| 차크라 아사나(Chakra asana, 바퀴 자세) |

바닥에 누운 상태로 자세가 끝나게 되면 지금까지의 빈야사 방식과는 다르게 몸을 뒤로 굴리는 방법으로 빈야사를 실행한다. 이것은 아쉬탕가 요가의 규칙 중 하나이다. 차크라 아사나라고 부르며 시퀀스에서는 알파벳 C로 표기했다.

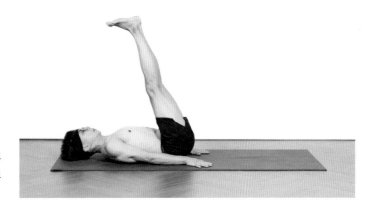

뒤로 구르기를 시도할 것이다. 숨을 마시며 양손으로 바닥을 밀고 동시에 양쪽 다리를 천장 방향으로 들어 올린다.

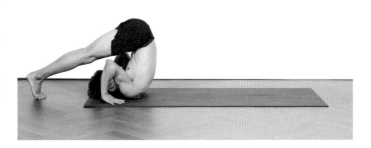

1 다리가 머리 뒤로 넘어가며 동시에 양손을 머리 옆으로 가져가 손가락이 어깨 방향을 향하게 놓는다.

2 발가락이 머리 뒤쪽 바닥에 닿은 상태에서 팔에 힘을 주어 양손으로 바닥을 밀면서 팔꿈치를 펴는 동시에 몸을 들어 올린다. 양손으로 바닥을 미는 것은 목뒤가 너무 눌리지 않게 공간을 만들어주기 위함이다. 이때 양손의 미는 힘이 같아야 한쪽으로 구르지 않는다.

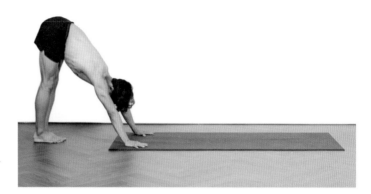

양손으로 바닥을 계속 밀어 뒤로 구르고 머리가 바닥에서 서서히 떨어지면 양팔을 편다.

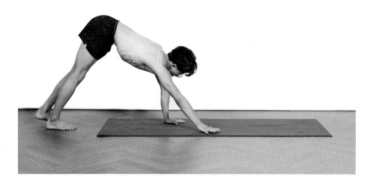

1 양손을 하나씩 번갈아 짚어 앞으로 기어가듯 움직여 매트 앞으로 간다.
2 숨을 내쉬며 팔을 굽혀 차투랑가 단다 아사나로 내려가 빈야사로 연결한다.

| 빈야사 |

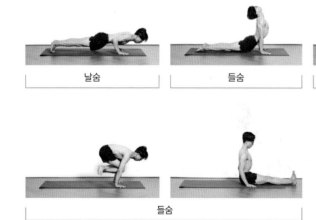

| 날숨 | 들숨 | 날숨 |

| 들숨 |

TIP | 누구나 학창 시절 체육 시간에 뒤 구르기를 해봤을 것이다. 푹신한 매트 위에 쪼그려 앉아 준비하고 한 번의 반동을 이용해 뒤로 굴러 착지한다. 뒤 구르기는 호흡과 약간의 반동, 리듬감 있는 움직임이 한 번에 맞아 떨어져야 다치지 않고 부드럽게 성공할 수 있다. 겁이 난다면 매트 두 장을 깔아 푹신하게 해보거나, 쪼그려 앉아서 시작해보는 것도 좋다.

목 디스크가 있거나 심리적으로 두렵다면

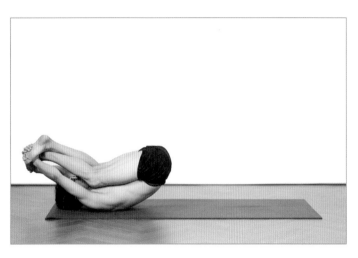

차크라 아사나를 하는 대신 앞으로 일어나 앉아 빈야사로 연결한다. 숨을 마시며 양쪽 다리를 교차해 머리 위로 들어 올리고 손으로 교차된 발끝을 잡는다.

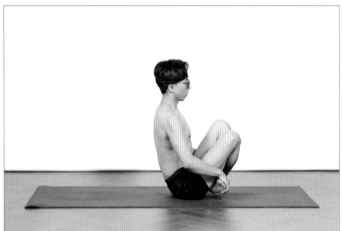

양쪽 다리를 빠르게 접으며 그 반동으로 일어나 앉은 후 양손으로 허벅지 옆을 짚고 몸을 들어 빈야사로 연결한다.

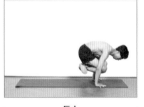
들숨

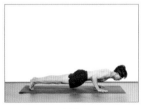
날숨

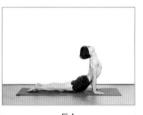
들숨

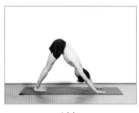
날숨

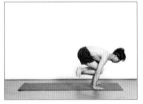
들숨

29 우바야 파당구쉬타 아사나(Ubhaya padangustha asana, 양쪽 발가락 잡은 자세)

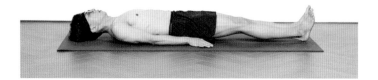

1 숨을 내쉬며 등을 바닥에 대고 눕는다.
2 척추와 골반이 나란히 놓였는지 확인한다.

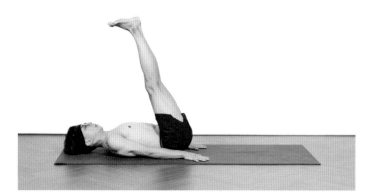

숨을 마시며 양손으로 바닥을 밀면서 양쪽 다리를 머리 뒤로 넘겨 발끝을 바닥에 댄다.

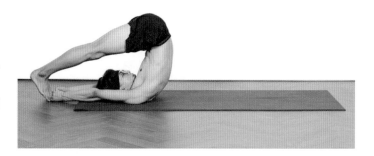

1 양팔을 머리 뒤로 뻗어 양쪽 엄지손가락과 두 번째 손가락으로 양쪽 엄지발가락을 잡는다.
2 숨을 내쉬며 양쪽 발뒤꿈치를 뒤로 더 밀어 앞으로 굴러 일어날 준비를 한다.
3 물라 반다와 웃디야나 반다를 지속한다.

숨을 마시며 뒤로 밀었던 발로 바닥을 밀어 추진
을 받고 척추를 둥글게 말아 올라간다. 이때 척추
를 둥글게 말아야 굴러 올라갈 수 있으나 너무 많
이 굴러가면 앞으로 넘어질 수 있으니 주의한다.

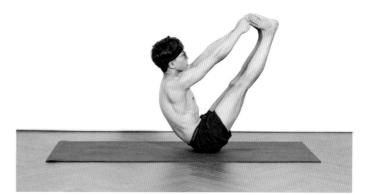

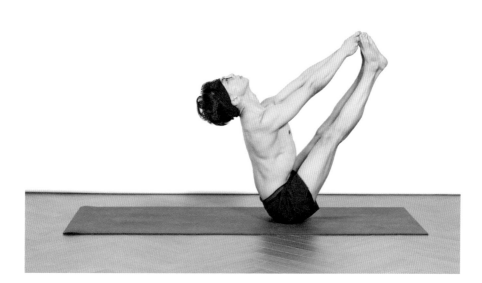

1 숨을 내쉬며 몸이 V자가 되는 위치에서 발끝을 대각선 위로 밀어 올려 양팔이 팽팽해지게 한다. 이
   때 가슴을 펴고 척추는 곧게 늘인다. 이 순간 구르는 움직임이 끝나고 멈추게 된다. 두 반다의 정확하
   고 강한 조절이 있어야 멈춤이 가능하다. 대각선 앞으로 뻗는 발끝과 아래로 낮추는 어깨 사이의 팔
   은 마치 낚싯줄처럼 팽팽히 펴진 상태이다.
2 목을 위로 길게 늘이며 머리를 젖힌 후 깊게 5회 호흡한다.

   * 드리스티: 위

자세를 만들기 어렵다면

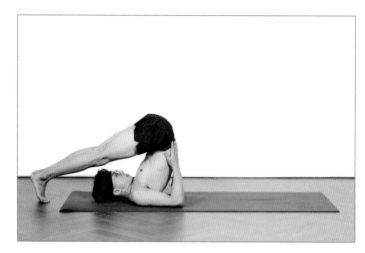

누운 자세에서 균형을 잡기가 어렵다면 손으로 등을 받친다.

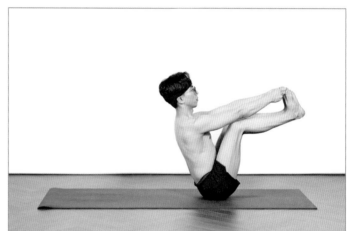

균형 자세에서 다리를 펼 수 없으면 무릎을 구부린다.

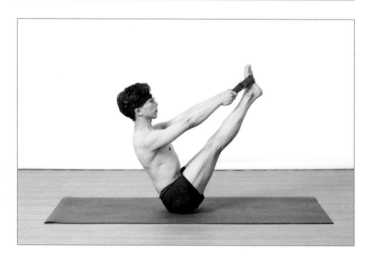

벨트를 발바닥에 걸고 다리를 펴는 연습을 해봐도 좋다. 발끝으로 벨트를 밀어내고 어깨는 아래로 끌어내려 상반된 힘의 작용에서 오는 팽팽한 균형을 느껴본다. 다음에 나오는 자세(우르드바 무카 파스치모타나 아사나)에서도 적용할 수 있다.

숨을 내쉬며 손을 풀고 내려가 양발을 교차하고 빈야사로 연결한다.

┃ 빈야사(점프 백+점프 스루) ┃

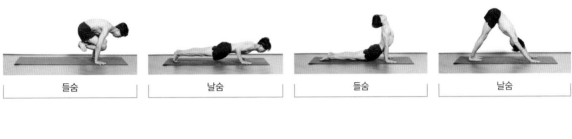

| 들숨 | 날숨 | 들숨 | 날숨 |

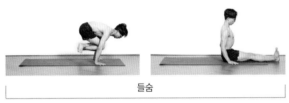

| 들숨 |

<u>30</u>   우르드바 무카 파스치모타나 아사나
(Urdhva mukha paschimottana asana, 위를 향한 전굴 자세)

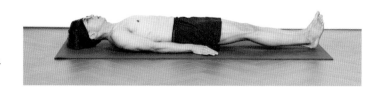

1   숨을 내쉬며 등을 바닥에 대고 바르게 눕는다.
2   척추와 골반이 나란히 놓였는지 확인한다.

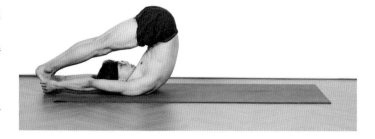

1   숨을 마시며 양손으로 바닥을 밀고 반다를 실
    행해 양쪽 다리를 머리 뒤로 넘긴다.
2   양팔을 머리 뒤로 뻗어 양손으로 발날 바깥쪽
    을 잡는다.
3   다리와 등을 곧게 펴고 반다를 유지한다.
4   숨을 내쉬며 양쪽 발뒤꿈치를 머리 뒤쪽으로
    더 밀고 앞으로 굴러서 일어날 준비를 한다.

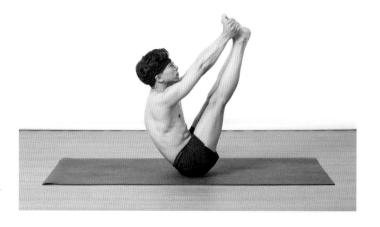

1   숨을 마시며 뒤로 밀었던 발로 바닥을 밀어
    추진을 받고 척추를 둥글게 말아 올라간다.
2   약간의 반동이 느껴지며 이때 발끝을 앞으로
    밀어 상체를 세운다.

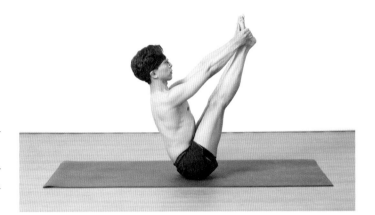

1 엉덩이 끝으로 균형을 잡은 후 가슴을 확장하고 척추를 곧게 펴 위로 늘이며 V자를 만든다.
2 발끝을 앞으로 밀고 바라본다. 물라 반다와 웃디야나 반다를 꼭 실행해야 균형을 잡을 수 있다.

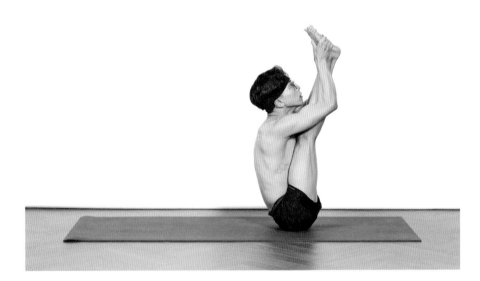

1 숨을 내쉬며 양팔을 굽혀서 가슴과 다리를 붙인다. 두 반다가 더 강력히 이루어져야 하고 어깨가 긴장해 귀 옆에 올라 붙지 않도록 아래로 당긴다.
2 척추를 위로 길게 늘이고 가슴을 위로 뻗어 올려 가능하면 턱을 정강이에 대고 더 깊게 전굴한다.
3 다리 뒷면을 강하게 늘이고 뒤로 구르지 않도록 허리를 곧게 편다.
4 깊게 5회 호흡한다.

  * 드리스티: 발

자세를 만들기 어렵다면

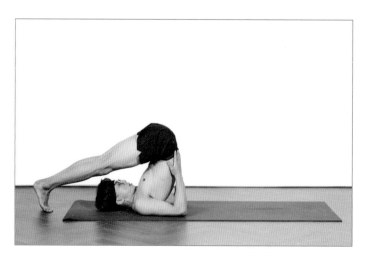

누운 자세에서 균형 잡기가 어렵다면 손으로 등을 받친다.

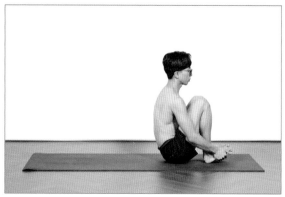

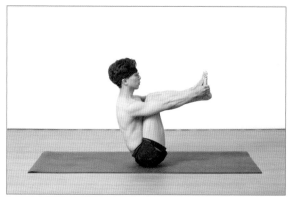

굴러서 일어난 후 균형 잡기까지의 연결이 힘들다면 무릎을 구부려 앉은 후 다시 발을 잡아 천천히 위로 들어 올린다. 가능한 만큼만 무릎을 펴고 유지한다. 이 방법은 바로 앞의 우바야 파당구쉬타 아사나에서도 발가락을 잡고 동일하게 적용할 수 있다.

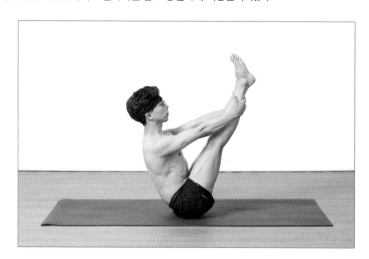

균형 자세에서 발을 잡기가 힘들다면 종아리나 발목을 잡아서 들어 올리고 가능한 만큼 다리를 펴 균형을 잡는다.

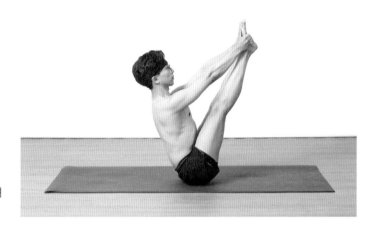

숨을 마시며 팔을 펴 V자를 만들고 숨을 내쉬며
양발을 교차해 내린 후 빈야사로 연결한다.

▎빈야사(점프 백+점프 스루) ▎

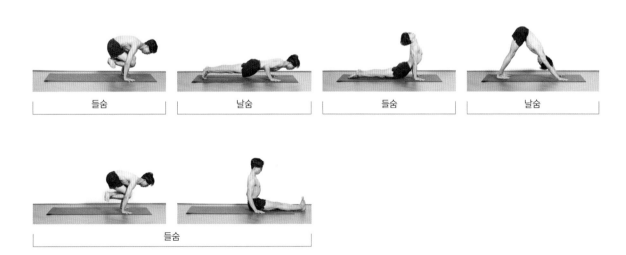

| 들숨 | 날숨 | 들숨 | 날숨 |

| 들숨 |

31   세투 반다 아사나(Setu bandha asana, 고개 젖힌 다리 자세)

1 계속 숨을 마시며 펴 등을 바닥에 대고 눕는다.
2 숨을 내쉬며 양발을 엉덩이 쪽으로 1/3 정도
   당기고(신체 조건에 따라 다를 수 있다) 무릎
   을 좌우로 연다.

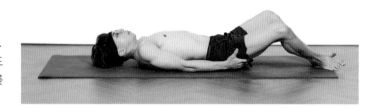

발뒤꿈치를 서로 맞대고 발가락을 뒤로 젖힌 후 발
날 바깥쪽으로 바닥을 누른다. 마치 꽃봉오리가 펼
쳐진 듯한 모양이다.

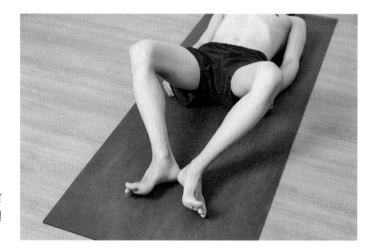

1 양손으로 좌우 엉덩이 아래를 받치고 팔꿈치
   로 바닥을 누른다.
2 숨을 마시며 팔꿈치에 무게를 실어 가슴을 위
   로 확장하고 머리를 뒤로 젖힌다.

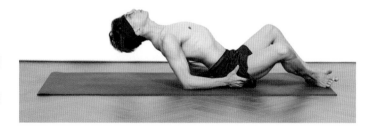

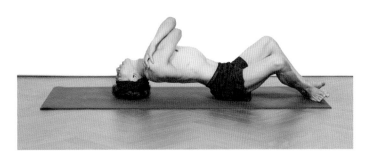

1 숨을 내쉬며 정수리를 바닥에 놓고 양팔을 가슴 앞에서 교차시켜 양손을 반대편 어깨 위에 얹는다.
2 척추는 최대한 뒤로 젖힌 상태이며 양발, 엉덩이, 정수리에 무게를 균등하게 나눈다.

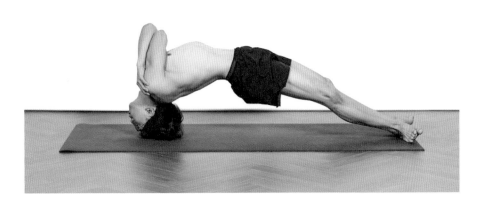

1 숨을 마시며 물라 반다와 웃디야나 반다를 강하게 실행하고 엉덩이를 바닥에서 든다. 그 전에 양발(바깥쪽)과 머리의 기반이 단단해야 하고 천천히 움직이도록 한다.
2 한쪽으로 기울지 않는지 유심히 관찰하며 양쪽 다리를 힘차게 펴고 허벅지를 위로 밀어 올린다.
3 서서히 가슴을 더 확장하고, 머리를 뒤로 굴려서 바닥에 닿는 지점이 정수리에서 이마로 이동한다.
4 목뒤가 조여지거나 걸리면 안 된다. 좌우 어깨를 등 쪽으로 끌어당겨 귀와 간격을 벌린다.
5 깊게 5회 호흡한다.

＊ 드리스티: 코끝

TIP | 목과 등을 둘러싼 근육과 엉덩이, 허벅지 뒤쪽의 신체 후면 근육이 충분히 힘을 발휘하고, 반다로 균형을 잡았을 때 안전하게 수련할 수 있는 자세이다. 목의 힘만으로 하는 자세가 아니다.

주의 사항 | 목의 부상을 특별히 조심해야 하는 자세이다. 진행하는 동안 목에 통증이 느껴지거나 목, 어깨 주변부가 지나치게 조여진다면 더 진행하지 않는다. 244페이지의 쉬운 자세로 시작해서 천천히 도전하거나 건너뛰어도 좋다. 목이 지나치게 뒤로 꺾이면 목에 부상을 입을 수 있으니 몇 번의 연습을 통해 자신에게 맞는 목의 각도를 찾도록 한다.

자세를 만들기 어렵다면

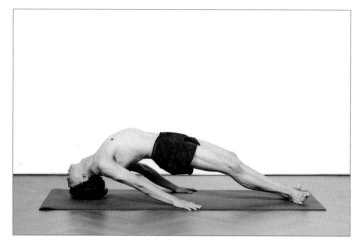

균형 잡기가 어렵다면 양손으로 엉덩이 옆 바닥을 짚는다.

목 디스크가 있거나 심리적 두려움으로 인해 목을 젖히고 싶지 않다면 뒤통수와 등을 바닥에 대고 연습해도 좋다. 무릎을 구부려 발을 엉덩이 가까이 당긴다. 발뒤꿈치를 들어 엉덩이를 높이 들어 올린 후 양손을 손가락이 바깥쪽을 향하게 하고 허리 아래에 받친다. 양쪽 다리를 가능한 만큼 펴고 양발은 살짝 바깥쪽으로 돌려 발바닥 바깥 날로 바닥을 힘차게 민다. 꼬리뼈를 위로 밀어 올리며 반다를 실행하고 몸의 앞면을 넓게 확장한다.

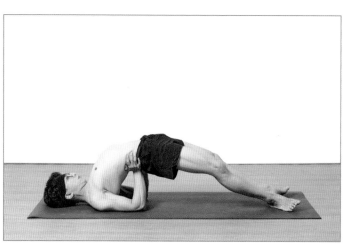

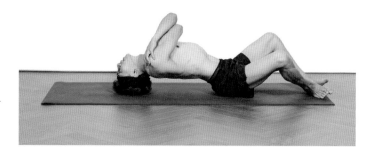

숨을 내쉬며 서서히 무릎을 구부리고 엉덩이를 바닥에 내려놓는다. 이 과정에서도 머리, 발 사이의 힘을 균등하게 조절해야 한다.

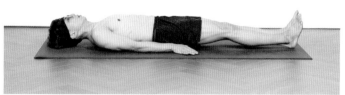

팔을 풀고 머리와 등을 바닥에 내려놓은 후 차크라
아사나를 통한 빈야사로 연결한다.

| 차크라 아사나+빈야사 |

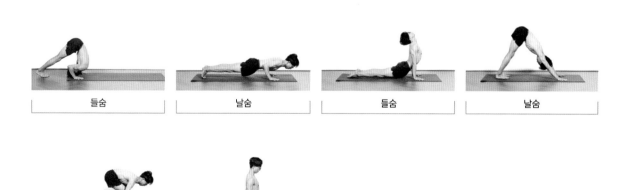

| 들숨 | 날숨 | 들숨 | 날숨 |

| 들숨 |

32 우르드바 다누라 아사나(Urdhva dhanura asana, 위를 향한 활 자세 또는 아치 자세)

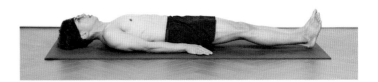

숨을 내쉬며 바닥에 등을 대고 바르게 눕는다.

1 무릎을 굽혀 양발을 엉덩이 가까이 당긴다. 무릎과 바닥은 수직인 상태이다.
2 양발은 골반 너비 정도로 벌려 11자로 가지런히 놓는다.
3 양손은 머리 옆에 어깨너비로 벌려 손가락이 어깨를 향하게 하고 바닥을 짚는다.

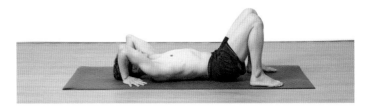

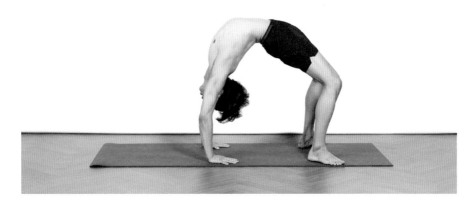

1 숨을 마시며 발로 바닥을 단단히 누르고 골반을 위로 든다. 동시에 양손으로 바닥을 균등하게 밀어 등과 어깨를 바닥에서 들어 올린다.

2 가슴을 충분히 확장하고 머리를 들면서 양팔을 쭉 뻗는다. 이때 아랫배를 조이고 꼬리뼈를 위쪽으로 말아 올려 허리 뒷부분이 꺾이지 않도록 한다.

3 엉덩이도 마찬가지로 너무 강하게 조이지 않아야 하고 고개를 젖혀 바닥을 볼 때 목뒤가 조여진다면 목뒤를 길게 늘여 이완한다.

4 양쪽 손바닥과 발바닥의 미는 힘이 균등해야 하고 몸의 앞면 전체를 최대한 확장하며 길게 늘인다. 이때 발바닥이 밀리거나 들려서는 안 된다.

5 깊게 5회 호흡한다.

* 드리스티: 코끝

1 숨을 내쉬며 팔꿈치를 굽혀 내려가 정수리를
  바닥에 놓는다.
2 체중의 일부가 정수리에 놓이지만 목에 압박
  이 느껴질 정도는 아니다.
3 다시 숨을 마시며 팔을 펴고 완성 자세로 올
  라가 5회 호흡한다.
4 같은 방법으로 총 3회 실행한다.

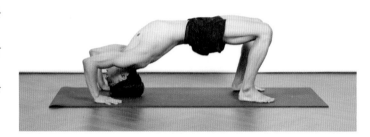

TIP | 90분 동안의 시퀀스를 통틀어 가장 강력한 후굴 자세이다. 난이도가 높은 만큼 몸이 충분히 풀린 후반부에 배치되어 있다. 많은 사람들이 이 자세에서 허리 통증 또는 손목의 통증을 호소하곤 한다. 허리의 통증은 요추를 뒤로 경첩처럼 좁게 접는 순간에 발생하므로 꼬리뼈를 위로 말아 올려 허리 뒤의 공간을 확보해야 한다. 어깨를 등 쪽으로 당겨 가슴 앞면이 더 펴지게 하고 목 뒷면의 공간도 확보된 상태를 만들자.

손목은 90도를 유지해야 편안하다. 몸을 들어 올리고 안전하게 늘이는 힘의 원천은 토대(손바닥, 발바닥)에서 나오며 반다들로 힘을 조절해준다. 여기에 들숨, 날숨의 조화로운 리듬이 더 해지면 금상첨화이다. 안정적인 토대에 대한 설명은 47페이지를 참고한다.

자세를 만들기 어렵다면

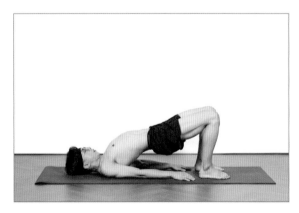

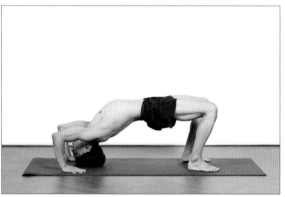

팔을 펴고 몸을 들어 올리는 것이 힘들다면 우선 브릿지(다리) 자세로 몸 앞면을 확장하며 늘이고 어깨와 팔 뒷면, 발로 바닥을 밀며 토대를 안정적으로 만든다.

어깨와 등이 많이 굳어 있다면 팔을 펴기가 힘들다. 이 경우 정수리를 바닥에 댄 채 자세를 유지한다. 이때 무게가 머리에만 실리면 목이 압박될 수 있으므로 손으로 바닥을 미는 힘과 발로 바닥을 밀어 골반을 들어 올리는 힘을 고르게 써주어야 한다. 윗등을 허리 쪽으로 당겨 어깨가 귀와 멀어진 상태를 유지한다.

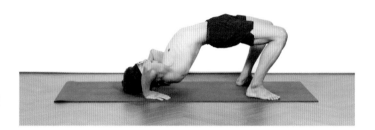

숨을 내쉬며 팔을 굽히고 턱을 당기며 몸을 바닥에
내려놓는다.

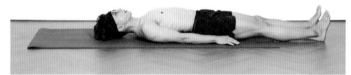

등을 바닥에 대고 바르게 누워 뒤로 구를 준비를
한다. 차크라 아사나를 통한 빈야사로 연결한다.

| 차크라 아사나+빈야사 |

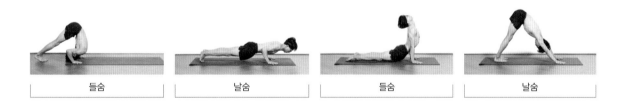

| 들숨 | 날숨 | 들숨 | 날숨 |

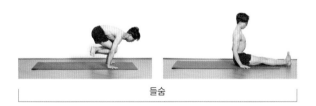

| 들숨 |

33 파스치모타나 아사나 C(Paschimottana asana C, 앉은 전굴 자세 C)

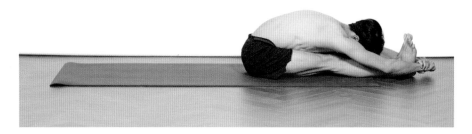

1 한 손으로 나머지 한쪽 손목을 잡아 발바닥에 걸고 가슴을 들어 올려 척추를 늘인다.
2 숨을 내쉬며 골반을 앞으로 굽혀 상체를 숙이고 다리 뒤를 길게 늘인다.
3 깊게 10회 호흡한다.

* 드리스티: 발가락

TIP | 이 자세는 허리를 늘이는 것이 아니라 다리 뒷면을 늘여야 한다. 척추를 둥글게 말고 상체를 숙일 경우 요통의 원인이 될 수 있으므로 반드시 척추를 곧게 펴고 골반을 굽히도록 한다(149페이지 참고, 파스치모타나 아사나 C).
강력한 후굴 자세를 여러 번 반복한 뒤에 나오는 전굴 자세는 앞 자세와 상호 보완적이며 허리의 피로함을 풀어주는 효과가 있다.

숨을 마시며 가슴을 들어 올리고, 숨을 내쉬며 양발 교차해 빈야사로 연결한다.

| 빈야사(점프 백+점프 스루) |

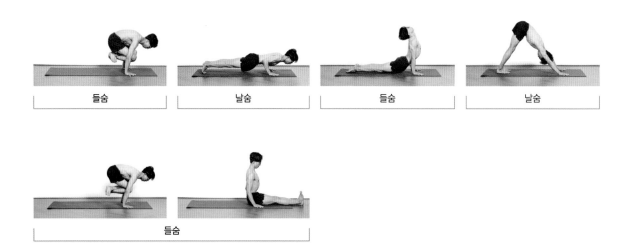

들숨   날숨   들숨   날숨

들숨

· 우르드바 다누라 아사나 고급 단계

우르드바 다누라 아사나가 어느 정도 숙달되었다면 좀 더 고급 자세인 드롭 백(drop back)과 컴 업(come up)을 시도해본다. 발바닥을 견고하게 쓰는 방법을 충분히 숙지한 상태여야 하며 하체의 근력과 반다의 조절, 부드러운 척추 상태를 지니고 있어야 부상 없이 실행할 수 있다. 아직 무리라고 판단되면 건너뛰어도 좋다.

* 이 단계는 우르드바 다누라 아사나를 3회 실행한 후 연결시키는 과정으로 필수가 아닌 선택이다.

| 컴 업(일어나기) |

1 우르드바 다누라 아사나에서 5회 호흡을 끝낸 후 일어설 준비를 한다.
2 한 손씩 번갈아 발 가까이로 짚어 최대한 손과 발의 간격을 좁히고 양쪽 발바닥으로 무게를 더 많이 옮긴다. 이때 웃디야나 반다를 강하게 해야 한다.
3 발로 지그시 바닥을 누르고 그 견고함을 토대로 허벅지 앞면과 골반을 대각선 위로 밀어 올린다.
4 들숨에는 무게를 발로 옮기고 날숨에는 다시 손으로 무게를 옮긴다. 시계추처럼 움직임을 여러 번 반복하며 반동을 이용해 일어날 준비를 한다.

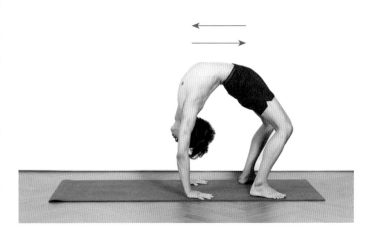

1 숨을 마시며 발로 무게를 최대한 옮기고 엄지 발가락 아래 뼈를 단단히 바닥으로 눌러 다리 안쪽에 힘을 준다.
2 발바닥 전체로 바닥을 강하게 누르며 골반을 앞으로 최대한 민다.
3 손바닥이 바닥에서 들리며 튕겨 올라가는 듯한 느낌이 들 때 체중을 더 발로 옮겨 상체를 끌어 올린다.

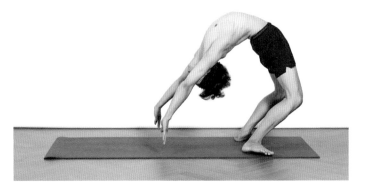

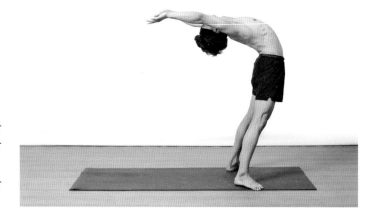

1 척추 아래부터 위로 차례대로 끌어 올리며 마지막쯤 양손을 가슴 앞으로 당긴다. 머리는 항상 맨 마지막에 딸려 올라가게 한다.
2 다 올라갈 때까지 양발로 바닥을 계속해서 강하게 누른다.

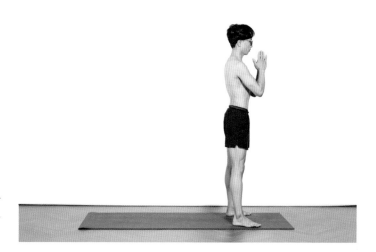

올라가는 내내 발바닥이 바닥을 강하게 누르는 힘을 잃어서는 안 된다. 양손을 가슴 앞에 모은 채 바르게 서서 양발이 가지런히 놓인 것을 확인하고(골반 너비) 드롭 백을 준비한다.

| 드롭 백(뒤로 후굴하여 내려가기) |

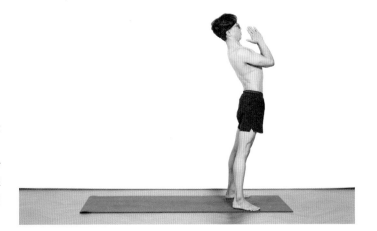

1 꼬리뼈를 아래로 끌어 내려 허리 뒤에 공간을 만들고 양발로 바닥을 견고하게 누른다.
2 양손을 얼굴 앞에서 합장하고 숨을 마시며 가슴과 흉곽 전체를 바깥쪽으로 확장한 후 뒤로 둥글게 말기 시작한다. 아직까지는 턱을 당기고 코끝을 보는 상태이다.

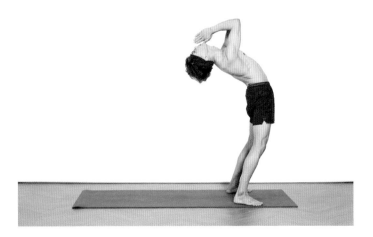

1 호흡은 자연스럽게 계속 이어간다. 뒤로 조인다는 느낌보다는 몸의 앞면을 최대한 확장하고 길게 늘인다는 느낌으로 젖혀야 허리의 부담을 줄일 수 있다.
2 가슴을 뒤로 최대한 젖히고 위를 향해 확장한다. 동시에 골반을 앞으로 밀어 몸의 앞면을 더 길게 늘여 무게 중심을 발끝으로 보낸다. 상대적으로 등 뒤는 조여지는 게 맞지만 허리에만 부담이 몰리지 않도록 척추 전체를 길게 늘여 고르게 젖혀야 한다.
3 고개를 뒤로 젖혀 편하게 떨군다.

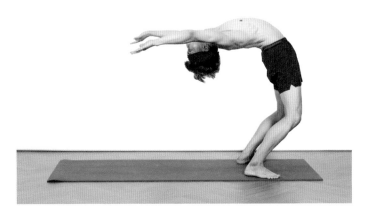

양팔을 쭉 뻗어 뒤로 보내고 몸의 앞면을 계속해서 늘인다. 이때 무릎을 굽혀 발보다 앞으로 내밀고 골반을 최대한 앞으로 밀어야 발에 무게가 안정적으로 실리고 뒤로 떨어지지 않는다.

1 최대치로 몸의 앞면이 늘어났다면 서서히 무
   릎을 더 구부리며 양손을 바닥 가까이 내린다.
2 꼬리뼈를 위로 말아 올려 허리 뒷면의 조임이
   발생하지 않도록 한다. 가급적 끝까지 발바닥
   은 밀리거나 돌아가지 않게 주의한다. 고관절
   과 허벅지 앞면이 아직 덜 풀렸다면, 발이 살짝
   바깥쪽으로 돌아갈 수 있다. 그렇다고 해도 발로
   바닥을 누르는 힘은 유지해야 한다.

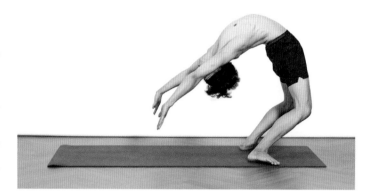

1 양쪽 손끝부터 천천히 바닥에 닿으며 우르드
   바 다누라 아사나로 착지한다.
2 대부분 발에 있던 무게를 손으로 이동시키며
   양손과 양발의 무게를 균등하게 나눈다.

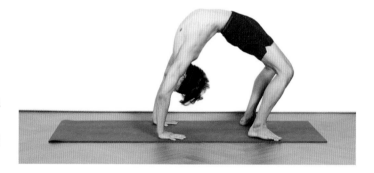

1 숨을 내쉬며 한 손씩 발쪽으로 가깝게 짚어 좀
   더 깊은 자세를 만든다.
2 같은 방법으로 컴 업, 드롭 백을 총 3회 실행
   한다.

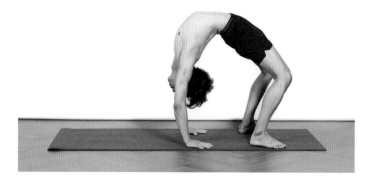

1 마지막으로 컴 업을 해서 일어선 후 허리에 무리가 가지 않도록 천천히 바닥에 앉아 깊은 전굴(149페이지 참고, 파스치모타나 아사나 C)로 몸의 뒷면을 늘인다. 깊게 10회 호흡한다.
2 숨을 마시며 가슴을 들어 올리고, 숨을 내쉬며 양발을 교차해 반야사로 연결한다.

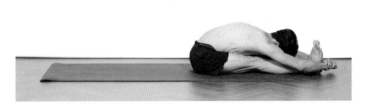

TIP | 컴 업과 드롭 백을 할 때 척추 전체를 길게 늘인 다음 고르게 젖히는 것에 신경 쓴다. 활의 몸체 전체가 곡선을 이루기 때문에 팽팽하게 시위를 당길 때 생기는 압력에도 견디며 부러지지 않고 버틸 수 있는 점을 연상해보자.

┃ 빈야사(점프 백+점프 스루) ┃

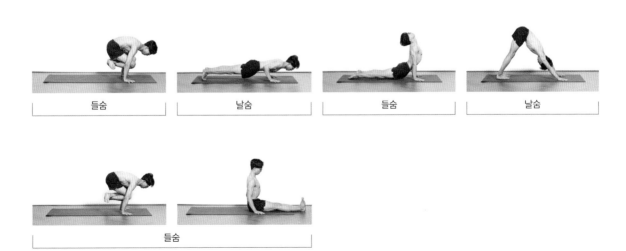

| 들숨 | 날숨 | 들숨 | 날숨 |

| 들숨 |

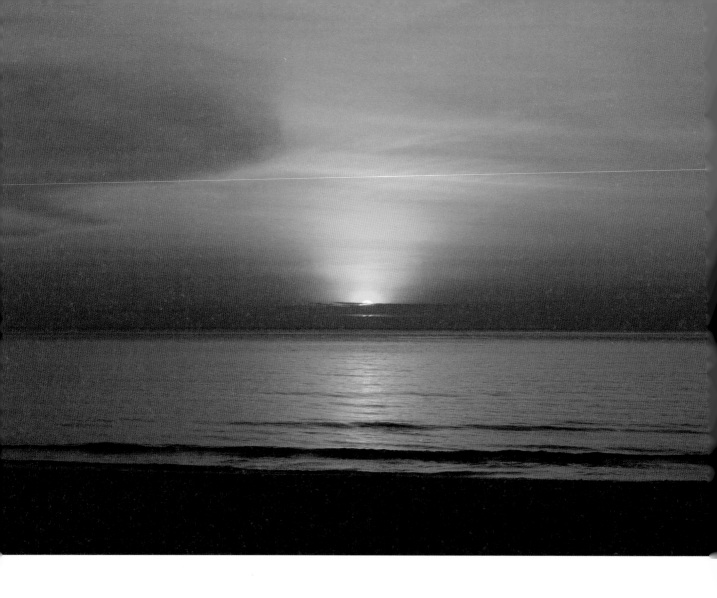

어머니의 품은 고요하고 잔잔하며 따스합니다.

그 안에 있으면 잠시 시름을 잊고 휴식을 취하게 되지요.

우리의 내면 깊숙한 곳에는 그러한 어머니의 품이 있습니다.

다만 너무 오래 잊어버려서 찾아가는 길을 잃었을 뿐이지요.

잠시 마음을 내려놓고 휴식하세요.

나를 품어주고 세상 만물을 보듬는 어머니를 찾아 그 안에서 호흡해보세요.

4
피니싱 시퀀스(마무리 시퀀스)

THE FINISHING SEQUENCE

피니싱 시퀀스는 등을 바닥에 대고 누운 자세로 시작한다. 지금까지와는 반대로 몸을 거꾸로 뒤집어 발이 위로 가고 어깨와 팔, 머리 또는 정수리가 바닥에서 몸을 지지하게 된다. 이전 시퀀스들의 수련을 통해 집중과 반다에서 나오는 내적인 힘과 근육을 사용하는 외적인 힘을 기른 후 수행하기를 권한다.

인간은 발로 바닥을 딛고 서는 게 익숙하기 때문에 거꾸로 서는 순간 두려움을 느낄 수 있다. 외적인 힘을 쓰는 방법이 충분히 훈련되어 있지 않을 경우 자신을 믿지 못해 두려움이 커지게 되고 그로 인해 부상을 입기도 한다.

선 자세의 토대는 '발'이고 앉은 자세의 토대가 '골반'이라면 거꾸로 선 자세의 토대는 어깨와 팔이다. 토대는 자세마다 다른데 각 아사나 수행 시 바닥을 누르는 힘이 어디에서 나오는지 관찰해보면 알 수 있다. 토대만 바뀌었을 뿐 바닥 깊이 뿌리내리는 힘과 위를 향해 들어 올리는 힘, 이 두 가지 상반된 힘으로 자세를 완성해나가는 것은 동일하다.

피니싱 시퀀스에서는 마지막 몇 가지 자세를 제외하고는 주로 어깨 뒷면, 팔의 아랫면, 목, 정수리를 바닥에 대는데, 이것이 토대 역할을 한다. 여기서 주의할 점은 목과 정수리는 바닥에 닿기는 하지만 힘을 주는 역할은 아니라는 것이다. 할라 아사나로 예를 들면, 보기에는 뒤통수와 목 그리고 어깨 뒷면, 팔 아랫면이 모두 바닥에 닿아 있지만 자세히 들여다보면 목 뒷면은 바닥에서 살짝 들려 경추의 곡선을 유지하고 있고 뒤통수는 움직이지 않게 고정만 되어 있다. 무게를 감당하는 토대 역할은 어깨와 팔의 아랫면이다. 또 시르사 아사나에서는 정수리가 바닥에 닿아 있기는 하지만 팔 아랫면으로 무게를 대부분 지탱하고 바닥을 미는 힘을 쓸 줄 알아야 목이 눌리는 부작용을 피할 수 있다. 몸을 거꾸로 뒤집어 발끝부터 정수리까지 혈액을 원활히 순환되게 하는 것이 목적인 이 자세에서는 특히 더 토대를 정확히 사용해야 한다.

인간에게 거꾸로 선다는 것은 미지의 세계와 같다. 항상 바르게 서서 보던 세상이 거꾸로 뒤집히면 어디가 오른쪽이고 왼쪽인지, 어디가 앞이고 뒤인지 알 수 없게 되고 본능적으로 두려움이 생긴다. 이 두려움은 살면서 나를 위험에서 보호해줄 때도 있지만 내 앞에 나타난 좋은 기회를 놓치게 할 때도 있다. 진일보하기 위해서는 이 두려움과 맞설 의지가 필요하다. 이 세상의 모든 두려움을 극복하겠다며 도전하는 태도는 무모한 것에 가깝지만 바로 앞에 어떤 요가 자세가 과제로 주어졌을 때 그것을 정면으로 마주하고 수행해낸다면 자신감이라는 큰 성취를 얻을 수 있다. 그리고 이 과정을 통해 어디까지가 자신의 한계인지 식별할 수 있는 능력과 어디에서 멈춰야 하는지 조절하는 능력도 기를 수 있게 된다.

어떤 자세를 하든 토대를 이용해 내 몸이 대지와 연결되어 있음을 느끼고 그것을 주춧돌로 삼아 위로 자라나는 나무처럼 곧게 뻗어올려보자. 몸이 똑바로 서 있든, 거꾸로 뒤집혀 있든 모든 원리는 같다. 피니싱 시퀀스가 끝나는 순간까지 호흡과 아사나 그리고 드리스티와 반다가 일치하도록 집중하고 매 순간 알아차리자. 내가 여기에 있음을.

01 살람바 사르방가 아사나(Salamba sarvanga asana, 어깨 서기 자세)

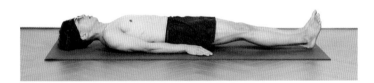

숨을 내쉬며 등을 바닥에 대고 바르게 눕는다.

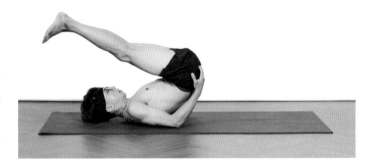

1 숨을 마시며 양손으로 바닥을 밀어 다리, 엉덩이, 등 순으로 들어 올린다. 그 다음 양손으로 엉덩이나 허리 부근을 받친다.
2 배를 조여 다리를 더 높이 들어 올리며 양손으로 등을 밀어 몸의 앞면을 편다.

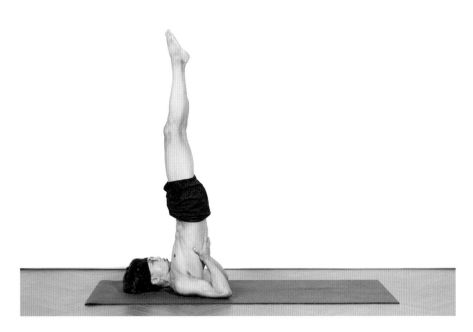

1   어깨를 아래로 당겨 귀와 멀어지게 하고 팔꿈치를 서로 가깝게 붙인다.

2   손바닥으로 등 위쪽을 받치고, 하체가 머리 쪽으로 기울지 않도록 가슴과 골반을 편다. 이때 무게를 지탱하는 토대는 양쪽 어깨부터 팔꿈치까지 이어지는 팔의 뒷면이며 목뒤(경추)는 살짝 들려 있다. 토대가 되는 부분들로 바닥을 아래로 누르고 발끝은 위로 밀어서 서로 상반된 힘을 일으킨다. 이 힘을 통해 몸 전체를 길게 편다.

3   깊게 10회 호흡한다.

* 드리스티: 코끝

주의 사항 | 목 디스크가 있거나 얼굴 부위에 문제(중증의 혈압, 중이염, 안구의 문제 등)가 있다면 담당 교사와 미리 상의하고 자세를 생략할지, 260페이지의 쉬운 자세로 진행할지 결정한다. 생리 중일 때는 시도하지 않는다. 거꾸로 서서 목을 앞으로 숙이는 모든 자세에서는 목을 잠가 머리로 압력이 치솟는 것을 막아주는 역할을 하는 약한 잘란다라 반다가 필수적이다. 그러나 잠금의 강도가 적절하지 못할 경우 숨쉬는 공간이 협소해져 호흡에 문제가 생길 수 있으므로 주의 깊게 관찰하며 실행해야 한다. 살람바 사르방가 아사나, 할라 아사나, 카르나피다 아사나, 우르드바 파드마 아사나, 핀다 아사나 모두 적용된다.

자세를 만들기 어렵다면

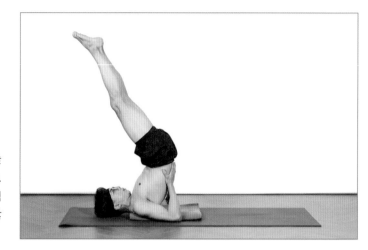

목이 과도하게 꺾이는 것 같아 두렵거나, 목뼈가 눌려 아프다면 어깨와 등 뒤에 담요를 깔고 실행한다. 어깨와 등 뒤에 담요를 깔아 조금 높이면 목의 꺾이는 각도가 완화된다. 몸이 바닥과 수직이 되지 않아도 괜찮다.

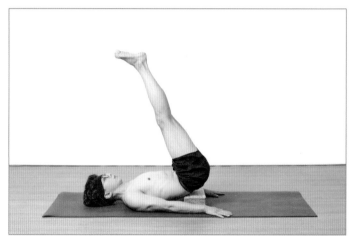

몸이 뒤로 넘어가지 않거나 질환이 있어 몸을 거꾸로 세우지 못할 경우 엉덩이 아래에 블록을 깔아 상체보다 하체가 위로 향하게 해준다.

02   할라 아사나(Hala asana, 쟁기 자세)

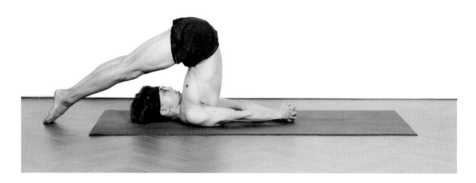

1   숨을 내쉬며 양발을 머리 뒤로 내려놓는다. 발이 세게 떨어지지 않도록 반다의 힘으로 속도를 조절한다.

2   양쪽 어깨를 등 뒤로 당기고 양손으로 깍지를 껴 바닥으로 누른다. 이때 양쪽 어깨를 교대로 살짝 들썩이며 뒤로 빼주면 더 수월하다.

3   앞 자세(259페이지, 살람바 사르방가 아사나)와 마찬가지로 어깨부터 팔꿈치까지 이어지는 팔의 뒷면으로 바닥을 밀어 엉덩이 끝을 위로 길게 늘이고 척추를 곧게 편다.

4   발끝으로 바닥을 밀고 허벅지 앞은 수축해 다리를 곧게 편다.

5   호흡이 힘들다면 턱을 살짝 들고 깊게 8회 호흡한다.

* 드리스티: 코끝

주의 사항 | 목, 등, 허리, 다리까지 몸 뒷면 전체가 늘어날 것이다. 개운하기도 하지만 굳어 있다면 아픔을 느낄 수도 있다. 통증이 느껴질 땐 위험 신호라고 받아들인 후 자세를 완화시켜 쉬운 자세(262페이지)로 실행한다.

자세를 만들기 어렵다면

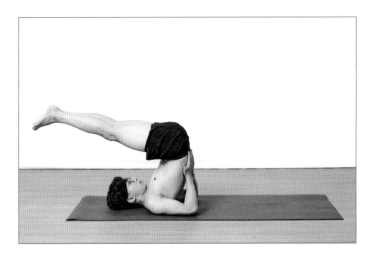

목이나 등 뒤가 많이 굳어 불편감이 느껴진다면
발을 바닥에서 들어 올리고 손으로 허리를 받쳐
유지한다.

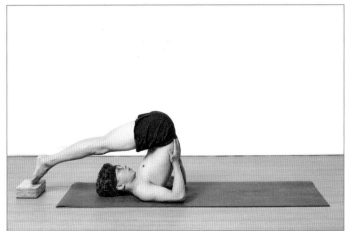

머리 뒤에 블록이나 의자를 두고 그 위에 발을 올려
놓으면 좀 더 안정감 있게 자세를 유지할 수 있다.

03   카르나피다 아사나(Karnapida asana, 무릎 굽힌 쟁기 자세)

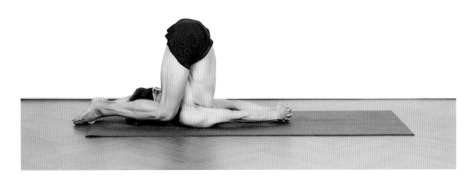

1   숨을 내쉬며 양쪽 무릎을 구부려 귀 옆 바닥에 대고, 양발은 모아 발등을 바닥으로 내린다.

2   무릎은 밖으로 벌어지지 않도록 양쪽 귀에 붙이고 웃디야나 반다를 통해 허리와 등 뒤쪽을 둥글게 만다. 앞쪽 갈비뼈와 복부를 수축하면 상대적으로 몸의 뒷면이 더 길게 늘어난다. 이때 무게를 받치고 있는 곳은 목이 아닌 양쪽 어깨와 팔의 뒷면이다.

3   목 앞쪽이 과도하게 조여지면 원활한 호흡이 불가능하므로 지나치게 몸을 숙여 목뒤를 꺾지 않도록 주의한다.

4   들숨에는 몸 전체의 공간을 넓게 확장하고, 날숨에 숨이 빠져나가는 속도에 맞추어 자세를 더 깊게 완성해간다.

5   호흡의 리듬을 타며 점점 더 깊은 자세로 들어가고, 깊게 8회 호흡한다.

＊ 드리스티: 코끝

주의 사항 | 목뒤와 등을 깊이 스트레칭하는 자세로 개운해지는 느낌이 들어 몸을 더 깊게 말려고 할 수 있다. 그러나 이때 힘의 조절 능력을 잃으면 자칫 부상을 입을 수 있다. 자극 부위에 의식을 집중하고 무리하게 늘이지 않도록 한다.

몸의 뒷면이 지나치게 당긴다면

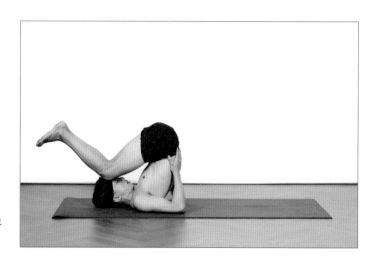

양손으로 허리를 받치고 무릎을 이마에 올린다. 무릎이 이마 위에 닿지 않고 떠 있어도 괜찮다.

<u>04</u>   우르드바 파드마 아사나(Urdhva padma asana, 위를 향한 연꽃 자세)

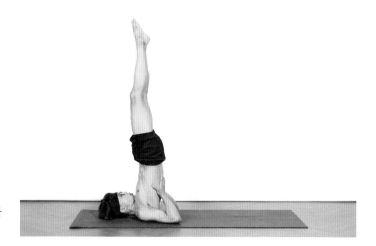

숨을 마시며 양쪽 다리를 위로 곧게 펴고 살람바 사르방가 아사나(259페이지)로 돌아간다.

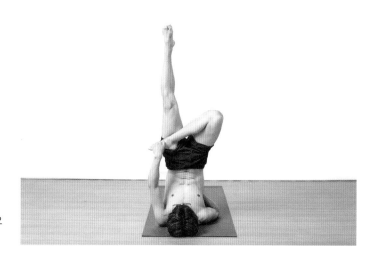

오른손으로 등을 받치고 균형을 잡은 다음, 왼손으로 오른발을 당겨 왼쪽 허벅지 위에 올린다.

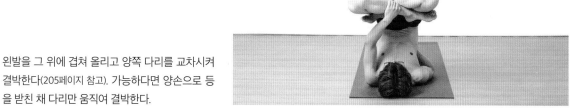

왼발을 그 위에 겹쳐 올리고 양쪽 다리를 교차시켜 결박한다(205페이지 참고). 가능하다면 양손으로 등을 받친 채 다리만 움직여 결박한다.

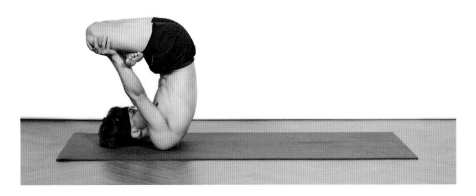

1   양손으로 무릎을 받친 후 팔을 곧게 펴 위로 민다. 이때 양쪽 무릎으로 손바닥을 눌러 상반된 힘에 의
    한 견고함이 생기게 한다. 무릎부터 골반까지 바닥과 수평으로 맞춘다.
2   무게를 받치고 있는 곳은 어깨이며 아랫배를 조여 반다를 행한다.
3   깊게 8회 호흡한다.

    * 드리스티: 코끝

중심 잡기가 어렵다면

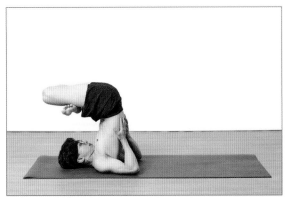

양손으로 등을 받치고 양쪽 다리는 바닥과 수평이 되게 한다.

목뼈가 바닥에 눌려 아프다면

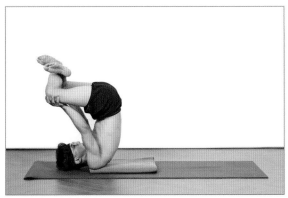

목과 등 주변에 담요를 깔고 실행한다. 양쪽 다리를 결박하지 못했
다면 양쪽 다리를 교차해 무릎을 받친다.

05 핀다 아사나(Pinda asana, 태아 자세)

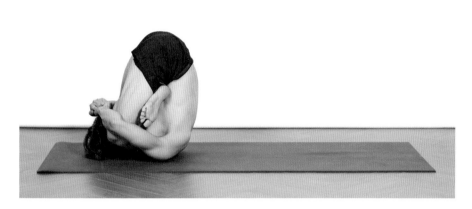

1 숨을 내쉬며 다리를 이마 쪽으로 끌어 내린다.

2 양손을 허벅지 뒤로 둘러 깍지를 끼거나 한쪽 손목을 잡는다.

3 뒤통수를 고정하며 어깨 뒷면으로 바닥을 눌러 균형을 잡아 목에 직접적인 압박이 가해지지 않도록 주의를 기울인다. 유연하면 정강이가 이마에 닿기도 하지만 과도한 늘임은 부상이 올 수 있으므로 무리하지 않는다.

4 몸의 뒷면이 강하게 스트레칭되는 감각에 집중하면서 깊게 8회 호흡한다.

* 드리스티: 코끝

주의 사항 | 어깨 서기부터 이어지는 목을 앞으로 접은 자세들은 목에 불편함이 느껴진다면 즉시 자세를 풀어줘야 한다. 처음에는 268페이지의 쉬운 자세부터 시작해본다.

양쪽 다리를 결박하지 못했다면

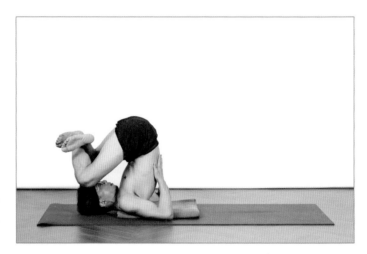

양쪽 발목을 교차하는 것으로 대체한다. 목이 불편하다면 어깨부터 등까지의 아래에 담요를 깔아 목이 접히는 각도를 넓혀주고 손으로 등을 짚은 후 무릎을 최대한 머리 옆으로 내린다.

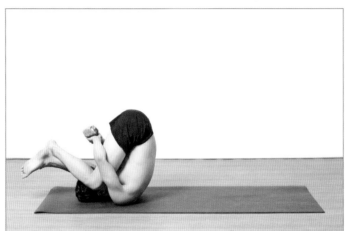

또는 교차한 양쪽 다리 뒤쪽을 끌어안고 가능한 만큼 무릎을 바닥으로 내린다.

양쪽 다리를 결박한 상태라면

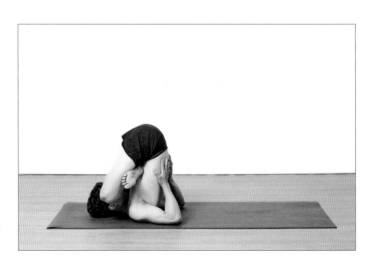

중심 잡기가 아직 어렵게 느껴진다면 손으로 등을 받쳐 균형을 잡고 최대한 정강이를 이마로 내린다.

06 마츠야 아사나(Matsya asana, 물고기 자세)

1 숨을 마시며 양팔로 바닥을 누르고 등 윗부분
   부터 서서히 바닥에 닿게 하여 내려놓는다.
2 양팔로 바닥을 누르는 힘과 반다의 힘을 동시
   에 써서 내려가는 속도를 조절한다.
3 내려가는 동안 머리가 들리지 않도록 하고 척추
   마디 하나씩 차례로 바닥을 누르며 내려간다.

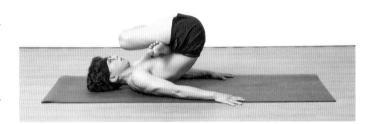

1 숨을 내쉬며 양손으로 엉덩이 바깥쪽을 잡는다.
2 팔꿈치로 바닥을 누르며 등을 들어 올린다. 이
   때 시선은 배꼽을 바라보며 양쪽 무릎으로 바
   닥을 눌러 다리가 들리지 않게 하고 아랫배를
   수축한다.
3 아랫배부터 가슴, 턱까지 차례대로 늘이며 최
   대한 가슴을 위로 확장한다.

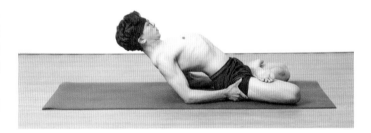

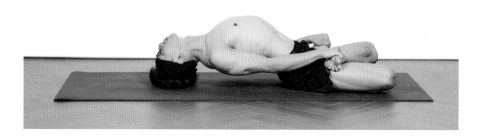

1   머리를 뒤로 젖혀 정수리를 바닥에 놓고 손으로 양쪽 발날을 잡는다.

2   팔꿈치를 뒤로 구부려 당기며 가슴을 더 확장한다. 이때 팔꿈치는 바닥에 닿지 않는다.

3   어깨를 허리 방향으로 밀어 귀와 간격을 벌리고 윗등을 허리 쪽으로 끌어당겨 목뒤에 공간을 만든다.

4   아랫배를 수축해서 반다가 풀리지 않게 하고 양쪽 허벅지를 바깥쪽으로 열어 무릎을 바닥으로 낮춘
      다. 이 움직임은 목으로 체중이 과하게 실리는 것을 막아준다.

5   들숨에는 가슴과 흉곽의 공간을 서서히 넓히고, 날숨에는 공간을 서서히 줄여 마지막에 웃디야나 반
      다를 더 확실하게 한다.

6   깊게 8회 호흡한다.

     * 드리스티: 코끝

TIP | 앞에서 진행된 목을 앞으로 접는 자세들을 한 후에는 마츠야 아사나를 수련하는 것이 좋은데, 이
는 상호 보완적인 움직임을 통해 몸이 한 방향으로 치우치지 않도록 해준다.

양쪽 다리를 결박하지 못했다면

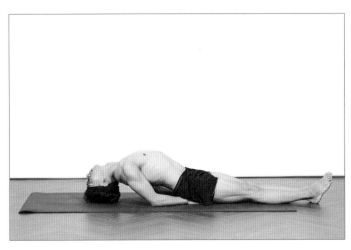

다리를 펴고 손바닥이 바닥을 향하게 한 후 양손을 엉덩이 아래로 깊숙이 넣는다. 팔꿈치는 등 뒤로 모으고 바닥을 누르며 가슴을 들어 올린다.

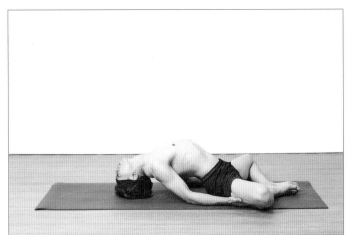

또는 양쪽 발뒤꿈치를 서로 붙이고 허벅지 안쪽은 서로 멀어지게 하며 양쪽 무릎을 바깥쪽 바닥으로 낮춘다. 허리의 통증을 예방하려면 아랫배를 조여 반다를 꼭 실행해야 한다. 발뒤꿈치의 위치는 엉덩이 근처로 당기는 것이 좋지만 무릎이 아프다면 엉덩이와의 간격을 좀 더 벌린다. 양쪽 팔꿈치로 바닥을 밀고 양손으로 허벅지를 가볍게 잡는다.

가슴이 충분히 열리지 않는다면

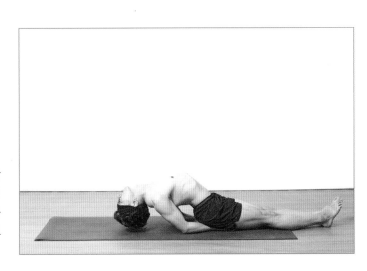

뒤로 젖히는 각도에 한계가 생기고 정수리를 바닥에 대기가 어렵다. 이럴 경우 팔꿈치로 바닥을 밀어 가슴을 최대한 올려 확장하고 가능한 만큼 고개를 젖힌 후 정수리가 약간 떠 있는 상태로 유지해도 좋다.

07 웃타나 파다 아사나(Uttana pada asana, 팔다리 뻗은 자세)

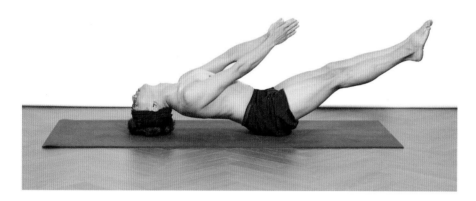

1 숨을 마시며 양손을 놓아 대각선으로 길게 펴고 동시에 양쪽 다리의 결박을 풀어 대각선 앞으로 곧게 뻗는다.

2 양팔과 다리 모두 바닥에서 45도 정도의 각도로 들어 올린다. 이때 윗등 근육을 허리 방향으로 끌어당겨 반다를 강하게 한 후 허벅지 안쪽을 조여 혹시라도 목으로 갈 수 있는 무게 중심을 아래로 끌어당긴다. 앞 자세인 마츠야 아사나에서의 상체 젖힘을 그대로 유지해야 한다.

3 양팔은 최대한 앞으로 곧게 뻗되 어깨는 딸려가지 않도록 바닥으로 낮추고 어깨와 귀를 멀리 떨어뜨려 목뒤의 압박을 최대한 줄인다.

4 들숨에서는 흉곽을 확장하며 숨을 가득 채우고 날숨에서는 흉곽을 부드럽게 수축하며 마지막 즈음 아랫배를 좀 더 조인다. 호흡의 리듬과 부드럽게 일치하는 몸의 움직임은 어깨와 목이 경직되는 것을 방지한다. 그럼에도 목과 어깨가 불편하다면 턱을 살짝 당겨 목의 젖힘을 완화시킨다.

5 깊게 8회 호흡한다.

* 드리스티: 코끝

주의 사항 | 목이 아닌 몸의 중심 부위의 힘으로 유지하는 자세이다. 호흡이 가빠지거나 목과 어깨가 긴장된다면 273페이지의 쉬운 자세를 참고해 시작해보는 것이 좋다. 완벽한 자세보다는 호흡이 원활히 반복되는 것이 더 중요하다.

자세를 만들기 어렵다면

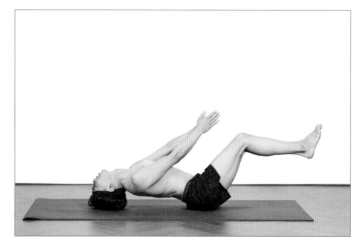

복부의 힘이 부족하면 허리에 무리가 온다. 허리 통증이 느껴진다면 무릎을 구부리고 아랫배를 좀 더 강하게 조인다.

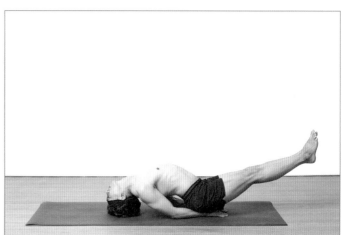

또는 손을 엉덩이 아래에 놓은 마츠야 아사나에서 다리만 곧게 뻗어 45도로 들고 하복부에 힘을 집중한다.

숨을 내쉬며 팔과 다리를 바닥으로 내린다. 턱을 당기고 뒤통수와 등을 바닥에 놓은 후 차크라 아사나+빈야사로 연결한다.

| 차크라 아사나+빈야사 |

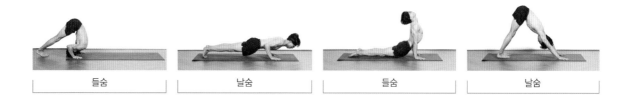

| 들숨 | 날숨 | 들숨 | 날숨 |

08 시르사 아사나 A(Sirsa asana A, 머리 서기 A)

1 숨을 마시며 아도 무카 스바나 아사나에서 발가락을 세운 채 무릎을 구부려 바닥에 놓는다.
2 양손은 깍지를 끼고 팔꿈치를 어깨 너비로 벌려 바닥에 댄다.
3 깍지를 낀 손과 양쪽 팔꿈치는 삼각형 모양이고 팔 아랫면으로 바닥을 지지한다.
4 세워놓은 손바닥 앞쪽 바닥에 정수리를 내려놓고 양쪽 손바닥으로 뒤통수를 감싼다.

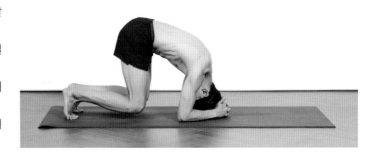

토대를 만드는 방법

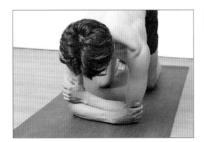

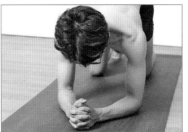

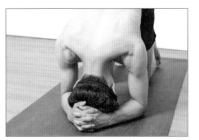

어깨너비만큼 팔꿈치를 벌려 바닥에 놓는다. 간격 확인을 위해 서로 반대편 팔꿈치 바깥쪽을 손바닥으로 감싸 쥔다.

양손은 깍지를 끼고 삼각형 모양의 토대를 만들어 팔 아랫면을 땅에 댄다. 이때 양쪽 손바닥 안쪽은 떨어뜨린다.

정수리를 손바닥에 조금 못 미친 바닥에 놓고 뒤통수를 손바닥에 붙인다. 손바닥이 뒤통수를 감싼 형태이다.

1 숨을 내쉬며 양쪽 발끝으로 바닥을 밀고 양쪽 다리를 펴 엉덩이를 위로 들어 올린다.
2 발끝으로 얼굴을 향해 조금씩 걸어 들어간다. 엉덩이와 어깨가 수직이 될 때까지 계속 걸어 들어간다.
3 반다를 점점 강하게 한다. 팔 아랫면과 팔꿈치로 바닥을 밀고 어깨는 귀와 가까워지지 않도록 등 쪽으로 끌어당긴다. 엉덩이가 올라가는 과정에서 바닥에 닿은 정수리의 위치가 옮겨져서는 안 된다.

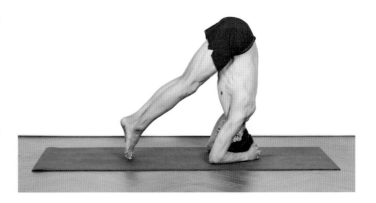

1 숨을 마시며 계속 걸어 들어가다가 엉덩이의
   위치가 어깨보다 약간 뒤로 가게 되면 발에 있
   던 무게가 거의 아래팔과 팔꿈치로 이동하게
   되는데, 이때 반다를 강하게 해서 양쪽 다리를
   바닥에서 들어 올린다.
2 동시에 아래팔과 팔꿈치로 바닥을 밀고 발끝을
   곧게 펴서 다리를 위로 서서히 들어 올린다.
3 다리를 들어 올리는 과정에서 뒤로 빠졌던 엉덩
   이를 다시 중심으로 가져오며 균형을 잡는다.

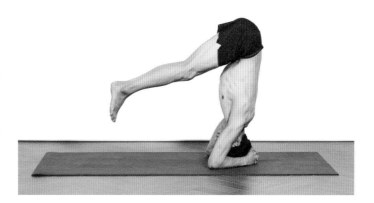

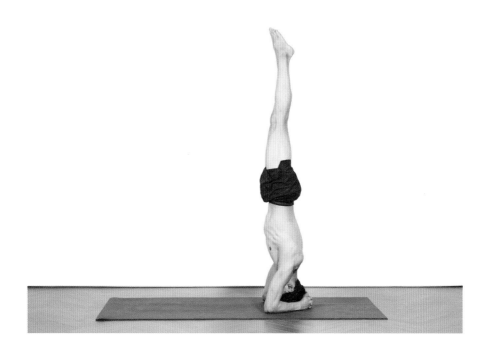

1 양쪽 다리를 바닥과 수직이 될 때까지 들어 올려 정수리부터 발끝까지 일직선 상태가 되게 한다.
2 앞쪽 갈비뼈와 아랫배를 등 쪽으로 수축해서 반다를 확실하게 실행한다. 정수리에도 무게가 느껴지
   지만 양팔의 아랫면과 팔꿈치에 더 많은 무게와 힘이 실려야 한다. '목'이 아닌 '팔'의 근력으로 유지
   하는 자세이다.
3 팔 아랫면과 팔꿈치로 바닥을 지속적으로 밀어 최대한 정수리가 가벼운 상태를 유지하도록 한다. 양
   쪽 어깨를 등 방향으로 끌어당겨 귀와 간격이 멀어지게 하고 목이 눌리는 느낌이 들지 않도록 주의
   깊게 살핀다.
4 깊게 15회 호흡한다.

   * 드리스티: 코끝

09 시르사 아사나 B(Sirsa asana B, 머리 서기 B)

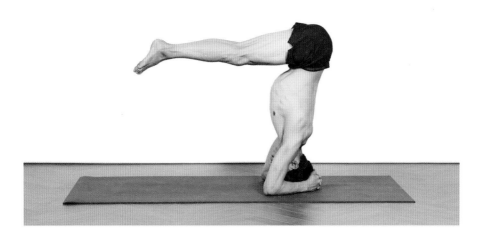

1 숨을 내쉬며 양쪽 다리를 곧게 편 채 골반을 앞으로 굽혀 90도까지 내린다. 다리가 내려가는 속도에 맞춰 엉덩이를 뒤로 빼주어야 중심을 맞출 수 있다. 이때 양쪽에 무게와 힘이 균등하게 실리지 않는다면 더 무거운 쪽으로 쓰러지게 된다.

2 정수리와 목에 부담이 가지 않도록 양팔의 아랫면과 팔꿈치로 바닥을 단단히 민다. 발끝과 엉덩이 뒤쪽이 마치 팽팽한 저울처럼 무게를 균등하게 조절하고 있다고 생각하면 자세를 유지하는 데 힘이 덜 들 수 있다.

3 깊게 10회 호흡한다.

* 드리스티: 코끝

숨을 마시며 다시 양쪽 다리를 위로 뻗어 올린다.
양쪽 다리를 들어 올리는 속도에 맞추어 뒤로 뺐던
엉덩이를 다시 앞으로 밀어야 중심을 맞출 수 있다.

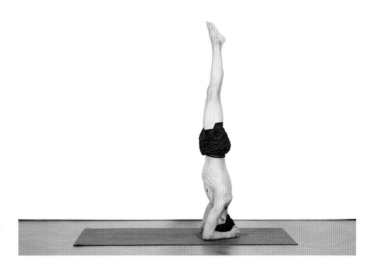

276

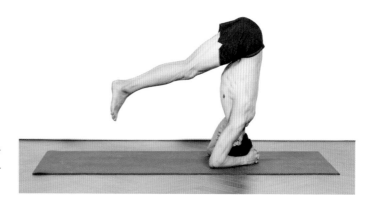

숨을 내쉬며 다리를 천천히 바닥으로 내린다. 가능하다면 어깨의 힘과 반다의 조절로 양쪽 발끝을 바닥에 사뿐히 내려놓는다.

1 무릎을 구부리고 이마를 바닥에 놓는다. 엉덩이가 발뒤꿈치로 내려가면 양쪽 손등을 엉덩이 옆에 편히 내려놓고 발라 아사나(아기 자세)로 휴식한다.
2 30초~1분 정도 유지하며 깊고 편안한 호흡을 바라본다.

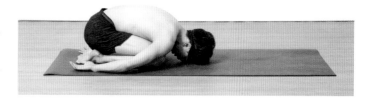

주의 사항 | 머리 서기 자세는 완전한 거꾸로 서기 자세이기 때문에 두려움을 느끼기 쉽다. 두려움이라는 심리적인 압박을 받으면 몸의 근육들이 경직되고 균형을 잃는다. 그래서 부상을 입을 확률도 높다. 두려움이 너무 큰 상태라면 당장 시도하지 않는다. 시도해보고자 하는 의지가 생겼다면 처음부터 완성하려 하지 말고 도구를 활용해 천천히 시작해보자. 만약 이 자세를 처음 시도한다면 노련한 교사의 지도 아래 시작해볼 것을 권한다.

이 자세의 목적 중 하나는 완전하게 몸을 거꾸로 세워 발끝부터 정수리까지 원활한 혈액 순환을 이끌어내는 것이다. 만약 어깨 근력의 부족으로 목이 눌린다면 얼굴 쪽으로 압력이 너무 올라가고 기혈 통로를 막아 여러 가지 부작용을 가져올 수도 있다. 또 목 신경이 눌려 어깨나 목의 통증을 발생시키기도 하므로 자신의 무게를 견딜 수 있는 정도의 어깨 근력을 기른 후 시도하는 것이 좋다.

목 디스크, 중증 고혈압, 중이염이 있거나 안압이 높은 경우 등 얼굴로 압력이 높아지는 것을 피해야 하는 상황일 때, 또는 이와 같은 질환이 의심되는 증상이 있다면 반드시 교사와 상의한 후 실행하도록 한다. 생리 중일 때도 가급적 쉬어가는 것이 좋다.

다리를 펴 올리기가 어렵다면

1 아도 무카 스바나 아사나에서 무릎을 구부려 바닥에 댄다.
2 어깨너비로 팔을 벌려 양손은 깍지를 끼고 바닥에 내려놓는다.
3 정수리를 바닥에 대고 손바닥으로 뒤통수를 감싼 뒤 숨을 마시며 발가락을 세우고 엉덩이를 들어 올린다(274페이지 참고, 시르사 아사나 A).

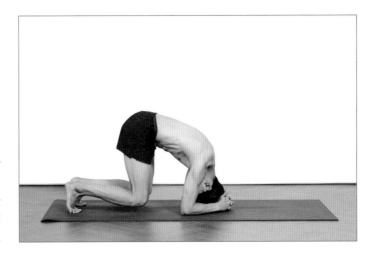

1 숨을 내쉬며 양쪽 발끝으로 바닥을 밀고 양쪽 다리를 펴 엉덩이를 위로 치켜든다.
2 발끝을 최대한 세워 얼굴을 향해 조금씩 걸어 들어가고 엉덩이가 어깨를 지나 더 뒤로 갈 때까지 걸어 들어간다.
3 엉덩이가 어깨 뒤로 넘어갈 때 발의 무게가 대부분 어깨로 옮겨지는데, 이때 강하게 반다를 하고 동시에 팔 아랫면으로 바닥을 힘 있게 밀어 발을 바닥에서 띄운다. 양발을 동시에 드는 것이 좋지만 힘들다면 한 발씩 들어도 좋다.

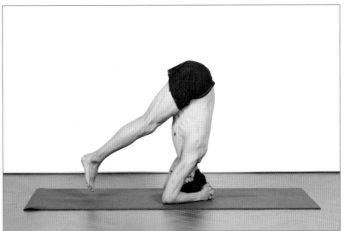

1 발끝이 바닥에서 들리는 순간 아래팔로 바닥을 강하게 밀고 반다를 통해 등과 허리를 곧게 편다. 이 순간 허리와 등을 펴지 않으면 뒤로 구르게 된다.
2 골반 앞부분을 살짝 펴 허벅지가 가슴에서 적당히 멀어진 상태를 만든다. 스스로 균형을 잡을 수 있을 때까지는 무릎을 구부린 채 조절 능력을 길러보자.

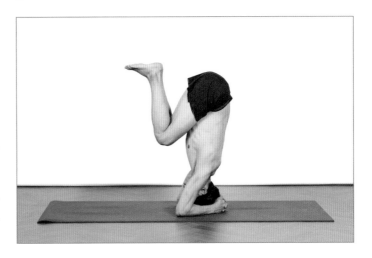

의자를 활용한 방법

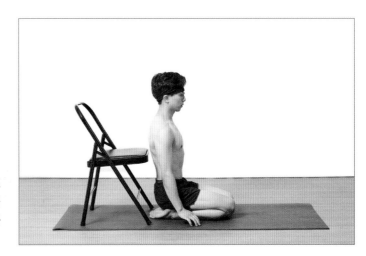

집에 있는 의자 중 바퀴가 없는 것이면 어떤 것도 좋다. 매트 위에 의자를 올리고 그 앞에 무릎을 굽히고 앉아 준비한다. 의자가 밀리는 것이 걱정된다면 의자 등 부분을 벽에 붙이면 좀 더 안전하다.

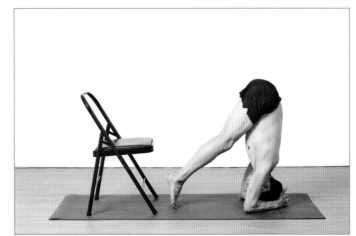

1. 숨을 내쉬며 어깨너비로 팔꿈치를 벌리고 양손은 깍지를 껴서 바닥에 놓는다.
2. 정수리를 손 앞 바닥에 둔 다음 손바닥으로 뒤통수를 감싼다.
3. 아래팔로 바닥을 깊게 누르고 숨을 마시며 발끝을 세워 엉덩이를 위로 들어 올린다(274페이지 참고, 시르사 아사나 A).

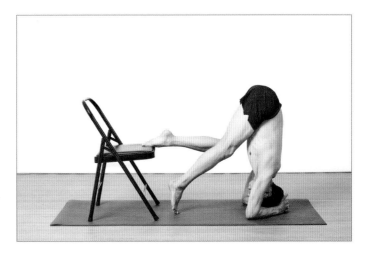

1. 최대한 발끝을 세워 얼굴 방향으로 걸어가 엉덩이가 바닥과 수직이 되면 왼쪽 발끝을 의자 위에 올린다.
2. 숨을 마시며 의자 위에 올린 왼쪽 발등으로 의자를 누른다. 이때 엉덩이가 더 높아지며 오른쪽 발끝이 바닥에서 들리면 오른쪽 발등도 의자 위에 나란히 놓는다. 이 과정에서 아래팔과 어깨로 바닥을 단단히 밀고 반다를 확실히 해야 뒤로 넘어가지 않는다.

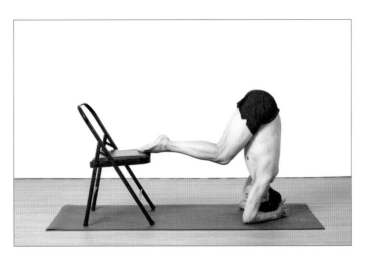

1 숨을 내쉬며 양쪽 발등으로 의자를 눌러 엉덩이를 위로 높이 올리고 척추를 곧게 편다. 정수리가 과도하게 눌리면 목이 압박될 수 있으니 아래팔과 어깨로 바닥을 지속적으로 밀어야 하고 윗등을 허리 쪽으로 당겨 어깨와 귀가 멀어지게 한다.
2 아직까지는 무릎을 다 펴지 않고 아래팔부터 엉덩이 끝까지 최대한 길게 늘이는 데 집중한다.

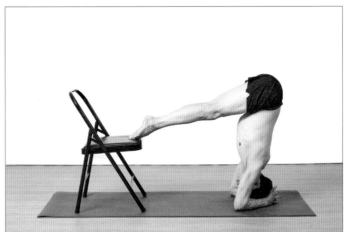

1 호흡은 자연스럽게 반복한다. 가능하다면 양쪽 발가락으로 의자를 짚고 무릎을 천천히 편다. 사람마다 신체 조건은 다르므로 발의 위치는 스스로 조절하여 찾아야 한다.
2 발끝으로 의자를 누르며 양쪽 무릎을 완전히 펴고 엉덩이를 높이 들어 올린다. 허벅지 앞을 수축하고 아랫배를 단단히 조여 반다가 잘 이루어졌는지 확인한다. 상체를 바닥과 수직으로 만들고 아래팔과 어깨로 바닥을 단단히 밀어 목이 눌리지 않도록 한다.

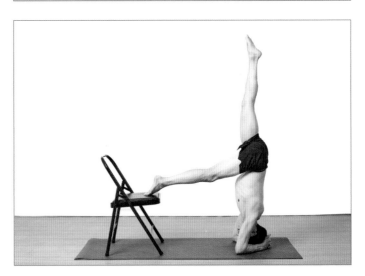

1 앞의 과정에서 안정감이 충분히 느껴졌다면 한 다리를 위로 뻗는 도전을 해보아도 좋다.
2 무게를 감당하고 있는 아래팔과 어깨로 이루어진 토대가 견고한지 한 번 더 확인하고 왼쪽 다리를 천천히 위로 곧게 뻗어 올린다. 올리는 과정에서 반다를 확실히 해야 허리가 뒤로 꺾이지 않는다.
3 들어 올린 왼쪽 다리가 엉덩이 뒤로 넘어가지 않도록 하고 오른쪽 발끝은 의자를 단단히 누른다.
4 아래팔과 어깨로 바닥을 지속적으로 밀어 몸 전체가 길게 늘어나는 느낌으로 편다.
5 몇 번의 호흡을 진행하고 왼발을 의자로 내린 후 바꿔서 오른발을 들어 올려 실행한다.

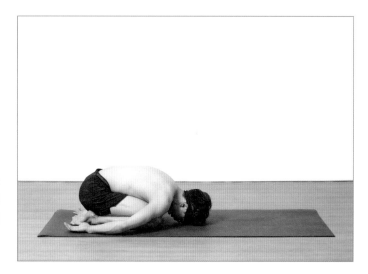

1 숨을 내쉬며 한 발씩 바닥으로 내리고 무릎을 굽힌 후 이마를 바닥에 놓는다. 양쪽 손등을 엉덩이 옆에 편히 내리고 엉덩이가 발뒤꿈치에 닿게 한다.
2 발라 아사나로 잠시 휴식한다.

TIP | 앞의 과정 중 자신이 가능한 단계에서 자세를 유지하며 길게 호흡한다. 현재 상태가 충분히 안정적으로 느껴져야 다음 단계로 넘어갈 수 있다. 뒤로 넘어지는 것에 대한 두려움이 있다면 등 뒤에 두툼한 담요를 몇 장 깔고 실행해보자. 혼자 연습하는 것보다는 숙련된 교사의 도움을 받아 실행하는 것이 좋다.

숨을 마시며 발라 아사나에서 양손을 앞으로 뻗어 바닥을 짚고 상체를 앞으로 가져가 팔라카 아사나를 만든 후 빈야사로 연결한다.

| 빈야사 |

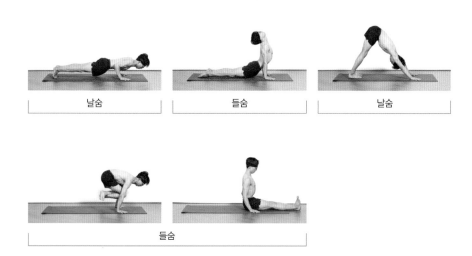

| 날숨 | 들숨 | 날숨 |

| 들숨 |

10 밧다 파드마 아사나 또는 요가 무드라(Baddha padma asana or Yoga mudra, 묶은 연꽃 자세 또는 마지막 봉인 자세)

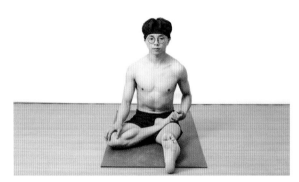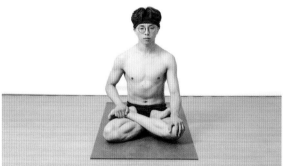

숨을 내쉬며 오른발을 먼저 왼쪽 허벅지 위에 올리고 왼발을 그 위에 교차해 올려 양쪽 다리를 결박한다(205페이지 참고, 가르바 핀다 아사나).

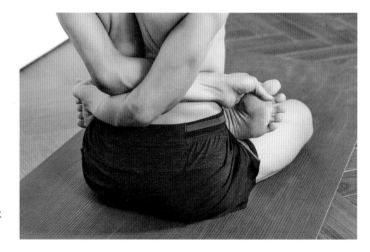

왼팔을 등 뒤로 돌려 오른쪽 엄지발가락을 잡은 후 오른팔을 등 뒤로 돌려 왼쪽 엄지발가락을 잡는다.

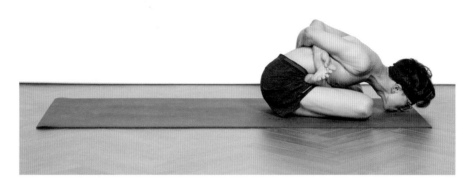

1   숨을 마시며 좌우로 어깨를 열고 가슴을 확장한다. 윗등은 아래로 끌어 내려 어깨와 귀의 간격이 멀어지게 한다.

2   숨을 내쉬며 상체를 앞으로 숙이고 턱이나 이마를 바닥에 댄다.

3   양쪽 허벅지를 바깥쪽으로 회전해 고관절을 열어 무릎이 억지로 비틀어지지 않게 한다.

4   아랫배를 수축해서 반다를 지속하고 척추를 앞으로 곧게 뻗는다. 이때 엉덩이는 바닥에서 들리지 않도록 아래로 누르면서 동시에 뒤로 민다.

5   깊게 10회 호흡한다.

    • 드리스티: 코끝

양손으로 발가락을 잡기가 어렵다면

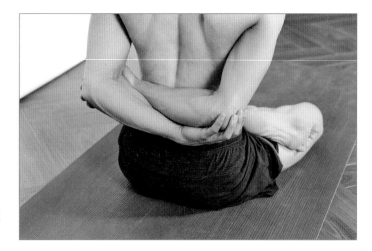

어깨를 열어 등 뒤로 양팔을 보낸 후 서로 반대편
팔꿈치 바깥쪽을 깊게 잡는다.

이마가 바닥에 닿지 않는 경우

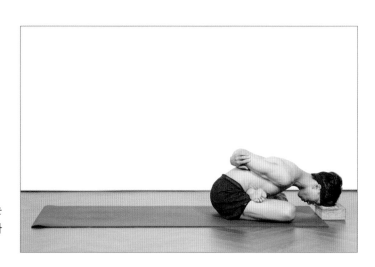

이마 아래에 블록을 두고 그 위에 이마를 내려놓는
다. 자신의 몸 상태에 따라 블록을 높이 세우거나
개수를 조절할 수 있다.

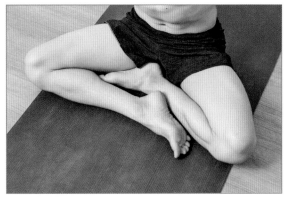
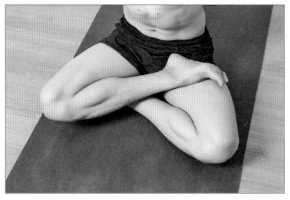

결가부좌가 어렵다면 수카 아사나(편하게 앉은 자세)로 앉거나 한 발만 올려놓은 반가부좌 상태로 실행한다.

11 파드마 아사나(Padma asana, 연꽃 자세)

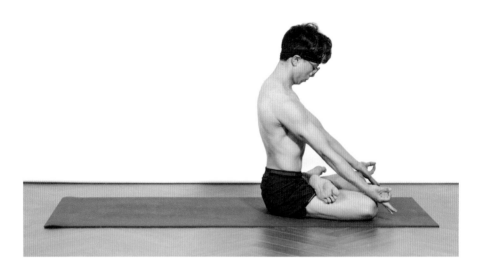

1 숨을 마시며 상체를 일으킨다.
2 숨을 내쉬며 양손을 풀고 양쪽 손등을 무릎 위에 올린다.
3 엄지손가락과 두 번째 손가락을 붙인 후 나머지 세 손가락은 편다.
4 양쪽 어깨 사이가 서로 멀어지게 하고 가슴을 확장해 위로 들어 올린 후 턱을 쇄골 가운데 방향으로 부드럽게 당긴다(잘란다라 반다).
5 아랫배를 수축하고 허리가 뒤로 젖혀지지 않도록 꼬리뼈를 바닥으로 말아 내린다.
6 웃디야나 반다, 물라 반다, 잘란다라 반다를 동시에 수행하면서 10회 호흡한다.

*드리스티: 코끝

TIP | 이 자세는 비교적 편안하므로 호흡과 감각을 관찰하기 쉽다. 위아래를 잠근 상태로 깊고 부드러운 웃자이 호흡을 통해 산소와 에너지가 상체 가득 채워짐을 느껴본다. 코로 들어가고 나가는 숨이 마치 가느다란 실처럼 느껴지도록 성문을 부드럽게 조여 호흡의 속도를 느리게 조절하며 내면이 고요해짐을 바라본다. 마음이 떠돌지 않고 지금 여기에 고요히 머무르고 있는지 바라보며 깊고 느리게, 그리고 부드럽게 호흡한다.

결가부좌가 어렵다면 284페이지의 수카 아사나 또는 반가부좌로 앉아서 실행한다.

<u>12</u> 톨라 아사나 또는 우트플루티(Tola asana or Utpluthi, 저울 자세 또는 들어 올리는 자세)

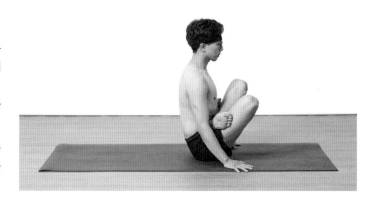

1 숨을 내쉬며 양손으로 엉덩이 옆 바닥을 짚는다. 양쪽 다리는 파드마 아사나를 그대로 유지한 상태이다.
2 양쪽 무릎을 가슴으로 가깝게 들어 올리고 몸을 들어 올릴 준비를 한다.

  TIP | 무릎과 가슴을 가깝게 하는 이유는 복부를 더 바짝 조이기 위해서이다. 이 움직임으로 반다가 더 강해져 골반을 바닥에서 높이 들 수 있다.

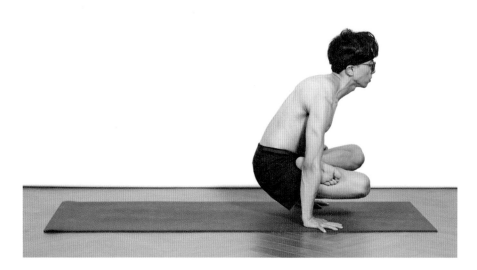

1 숨을 마시며 손으로 바닥을 강하게 밀고 팔은 완전히 뻗어 몸을 들어 올린다.
2 엉덩이를 뒤로 빼면서 동시에 위로 들어 올리고 무릎은 가슴 쪽으로 당겨 복부를 더 강하게 수축한다. 웃디야나 반다와 물라 반다의 작용이 더 강해지며 다른 자세들보다 웃자이 호흡의 소리가 좀 더 거칠어질 수 있다. 호흡이 조금 빨라질 수는 있으나 끌려가지 않도록 조절한다.
3 가슴을 들어 올리고 깊게 10회 호흡한다.

  * 드리스티: 코끝

결가부좌가 어렵다면

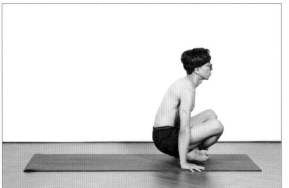

양쪽 다리를 풀어 교차한다. 무릎은 벌어지지 않도록 안으로 모으고 양손으로 엉덩이 옆을 짚어 바닥을 강하게 밀며 몸을 들어 올린다. 이때 발끝을 바닥에 댄 채 엉덩이만 들거나 가능하다면 엉덩이와 양발을 동시에 든다.

엉덩이가 바닥에서 들리지 않을 경우

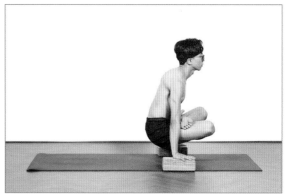

블록을 이용해 들어 올려도 좋다. 단 블록을 쓰면 복부를 짧게 수축하지 않아도 몸이 쉽게 들리기 때문에 복부를 강화시키는 효과가 떨어질 수도 있다.

숨을 내쉬며 엉덩이를 바닥에 내려놓는다. 숨을 마시며 결가부좌 그대로 다시 몸을 들어 올려 빈야사로 연결한다(210~211페이지 참고, 쿠쿠타 아사나의 빈야사).

▎빈야사(점프 백+점프 스루)▎

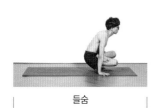

들숨

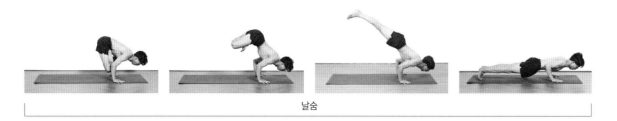

날숨

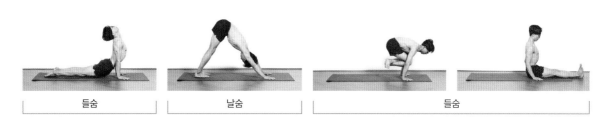

들숨　　날숨　　들숨

13   사바 아사나(Sava asana, 송장 자세)

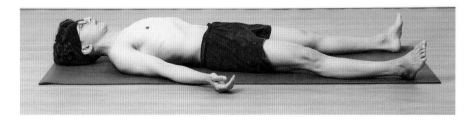

1   숨을 내쉬며 바닥에 등을 대고 눕는다.

2   고개를 잠깐 들어 척추와 골반이 좌우 대칭으로 놓였는지 확인한 후 머리를 다시 바닥으로 내리고 눈을 편안하게 감는다.

3   자신도 모르게 턱과 미간 주변에 힘을 주고 있지는 않은지 살펴본다.

4   턱을 살짝 당기고 어깨를 허리 쪽으로 끌어당겨 귀와 멀리 두고 목 뒷면을 부드럽게 이완한다.

5   양쪽 손바닥은 위를 향하게 놓고 엉덩이에서 30cm 정도 떨어진 곳에 놓는다. 팔을 몸과 너무 가깝게 하면 몸이 긴장하게 되고 팔이 몸과 너무 멀리 떨어지면 기가 빠져나가게 된다.

6   꼬리뼈를 살짝 들어 올려 앞으로 말았다가 다시 편하게 내려놓아 허리 뒷부분을 이완한다.

7   양쪽 다리를 골반 너비 정도로 벌리고 발이 바깥쪽을 향해 눕도록 자연스럽게 둔다.

8   온몸에 힘을 빼고 고요히 호흡하되 호흡 자체도 내려놓는다. 그저 있는 그대로 머무른다.

9   5~15분 동안 이 상태로 있는다.

TIP | 많은 수련자들은 90분간 수련하면서 희열과 힘듦을 동시에 경험하곤 한다. 몸이 개운하게 풀리는 순간도 있고, 자세를 유지하며 버텨내느라 전신의 에너지를 모두 써서 지치는 순간도 있다. 매 순간 집중하며 자세를 해나가기 위한 과정은 정신과 육체 모두 애씀의 순간이다. 마지막 수련인 사바 아사나를 할 때는 앞서 있었던 모든 활동과 애씀을 멈추고 자신의 내면에 머물러 내적인 고요함과 평화를 느끼는 시간을 갖는다. 모든 요가의 아사나 수련 마지막 단계에는 이 사바 아사나를 한다. 그 이유는 활동을 하면 휴식을 해야 하고, 태어남이 있으면 그 반대인 죽음이 있는 것처럼, 요가 아사나 수련이라는 육체적 활동과 반대인 휴식을 통해 짝을 이루기 위해서이다. 그래서 요가는 삶과 같다고 표현한다. 사바 아사나에서는 무엇인가를 하고자 하는 애씀을 온전히 내려놓고 그저 머무르는 과정을 통해 피로해진 몸을 회복하고, 다음 날 다시 수련할 수 있는 에너지를 충전하는 시간을 갖는다.

송장 자세를 할 때 불편한 점이 있다면

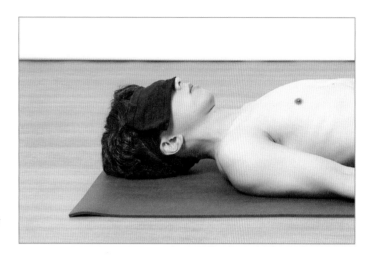

너무 밝을 경우에는 휴식에 방해가 될 수 있다. 눈을 수건으로 덮거나 방을 어둡게 한다.

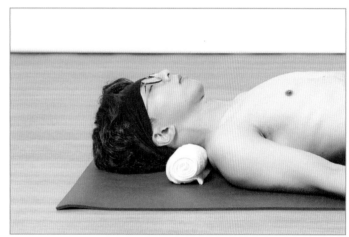

목 디스크가 있거나 일자목인 경우 수건을 돌돌 말아 목뒤에 넣어주면 좀 더 편안하다.

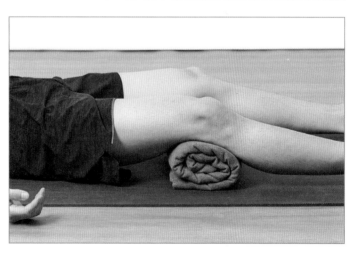

평소 허리가 좋지 않다면 바닥에 누웠을 때 허리가 바닥에서 들리며 불편할 수 있다. 무릎 아래 담요를 돌돌 말아 넣으면 허리가 좀 더 바닥으로 낮춰지게 되어 편해질 것이다. 담요가 너무 낮다면 높은 베개를 사용한다.

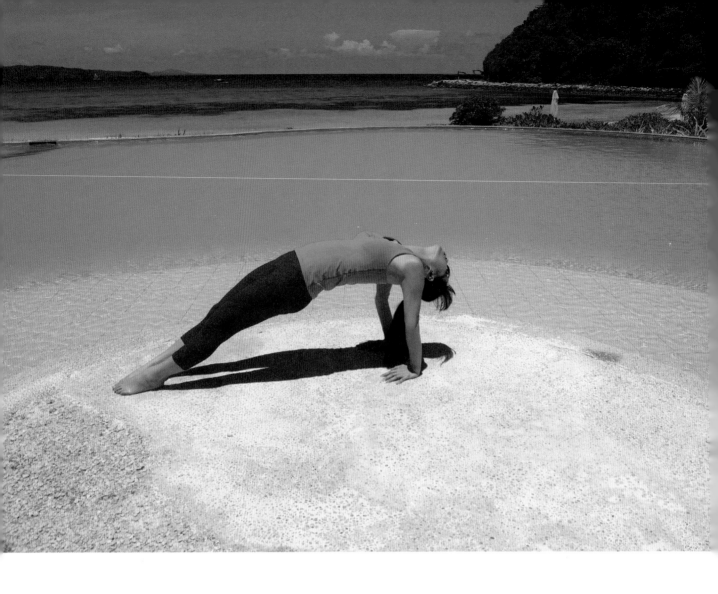

성화하지 마세요.

끊임없는 노력은 반드시 결실을 가져옵니다.

다만 시간이 걸릴 뿐이죠.

때가 되면 아기가 걷고 말하게 될 것임을

알고 기다리는, 그런 어머니와 같은 믿음으로 기다리세요.

5
아쉬탕가 빈야사 요가 베이직 시리즈
ASHTANGA VINYASA YOGA BASIC SERIES

아쉬탕가 베이직
QR코드

현재 우리가 알고 있는 하타 요가 중에서도 특히 아쉬탕가 요가 프로그램은 실행해야 하는 자세의 양이 월등히 많고 난이도 높은 자세가 많이 포함되어 있다. 또 한 번도 쉬지 않고 수행했을 때 필요한 시간이 약 90분이다. 초보자가 선뜻 시도할 엄두가 나지 않을 뿐만 아니라 호기롭게 시도했다가 중도에 포기하기 딱 좋은 시퀀스이다. 처음부터 목표를 높게 잡으면 좌절도 쉽게 찾아오고 점점 자신감과 의욕을 잃어 결국 요가 수련 자체가 하기 싫어질 수 있다.

약 17년 전 아쉬탕가 요가 프라이머리 시리즈를 처음 경험하고 난 후 그 방대한 자세의 양과 화려한 움직임에 압도되었던 기억이 난다. 그때 나는 요가를 시작한 지 약 6년 정도 지난 초급 티를 벗은 교사였다. 그럼에도 불구하고 '와. 이 프로그램을 내가 과연 할 수 있을까?'라는 생각이 들며 두려움이 앞섰으니, 요가에 이제 입문한 초보 수련자들의 마음은 오죽할까?

그러나 시도하기도 전에 두려워하지 않아도 된다. 초급자도 도전할 수 있도록 대폭 축소한 아쉬탕가 요가 시퀀스를 소개했으니 할 수 있다는 마음으로 도전해보자. 어쩌다 한 번씩 긴 수련을 하는 것보다는 짧게 자주 수련하는 것이 몸과 정신 건강에 훨씬 이롭다. 아쉬탕가 요가를 처음 접한다면 일단 45분 시퀀스로 수련을 시작해볼 것을 추천한다. 천천히 내 몸이 받아들일 준비를 할 수 있도록 기다려주고 하루하루 짧은 시퀀스로 몸을 변화시켜보자.

* 자세에 대한 상세 설명은 90분짜리 프라이머리 시리즈를 참고한다.

아쉬탕가 빈야사 요가 베이직 시리즈 초급 버전(45분)

수리야 나마스카라 A(Surya namaskara A, 태양 경배 체조 A)-3회 반복

사마스티티

날숨

우르드바 하스타 아사나

들숨

웃타나 아사나

날숨

아르다 웃타나 아사나

들숨

웃타나 아사나

날숨

우르드바 하스타 아사나

들숨

사마스티티

날숨

차투랑가 단다 아사나

날숨

우르드바 무카 스바나 아사나

들숨

아도 무카 스바나 아사나

날숨

비라바드라 아사나 A

들숨

차투랑가 단다 아사나

날숨

우르드바 무카 스바나 아사나

들숨

아도 무카 스바나 아사나

날숨-호흡5회

아르다 웃타나 아사나

들숨

차투랑가 단다 아사나
날숨

우르드바 무카 스바나 아사나
들숨

아도 무카 스바나 아사나
날숨-호흡 5회

아르다 웃타나 아사나
들숨

수리야 나마스카라 B(Surya namaskara B, 태양 경배 체조 B)-2회 반복

사마스티티
날숨

웃카타 아사나
들숨

웃타나 아사나
날숨

아르다 웃타나 아사나
들숨

차투랑가 단다 아사나
날숨

우르드바 무카 스바나 아사나
들숨

아도 무카 스바나 아사나
날숨

비라바드라 아사나 A
들숨

웃타나 아사나
날숨

웃카타 아사나
들숨

사마스티티
날숨

스탠딩 시퀀스(The standing sequence, 선 자세 시퀀스)

· 각 자세마다 호흡 5회 실행한다.
· 오른쪽 → 왼쪽 순서대로 진행한다. 비라바드라 아사나 B만 예외
  적으로 왼쪽을 먼저 한다.
· 각 자세가 끝나면 사마스티티로 돌아간다.
T: 사마스티티
V: 빈야사

파탕구쉬타 아사나

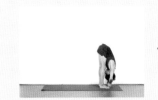

T

웃티타 트리코나 아사나

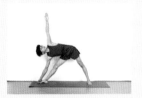

파르스보타나 아사나

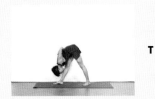

T

웃티타 하스타 파당구쉬타 아사나 A

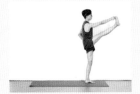

웃티타 하스타 파당구쉬타 아사나 B

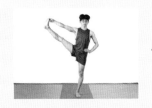

T

웃카타 아사나

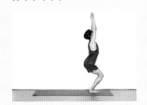

V

시티드 시퀀스(The seated sequence, 앉은 자세 시퀀스)

· 각 자세 마다 호흡 5회 실행한다.
· 오른쪽 → 왼쪽 → 빈야사 순서대로 진행한다.
V: 빈야사

파스치모타나 아사나 A

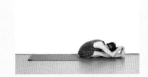

파스치모타나 아사나 C

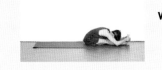

V

나바 아사나

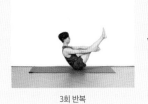

V

3회 반복

밧다 코나 아사나 A

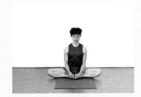

V

우파비스타 코나 아사나 A

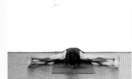

우파비스타 코나 아사나 B

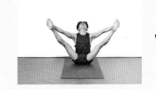

V

피니싱 시퀀스(The finishing sequence, 마무리 시퀀스)

· 각 자세 마다 호흡수가 다른 관계로 사진 아래 표기한다.
V: 빈야사

살람바 사르방가 아사나

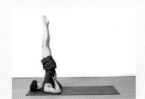

호흡 10회

할라 아사나

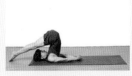

호흡 8회

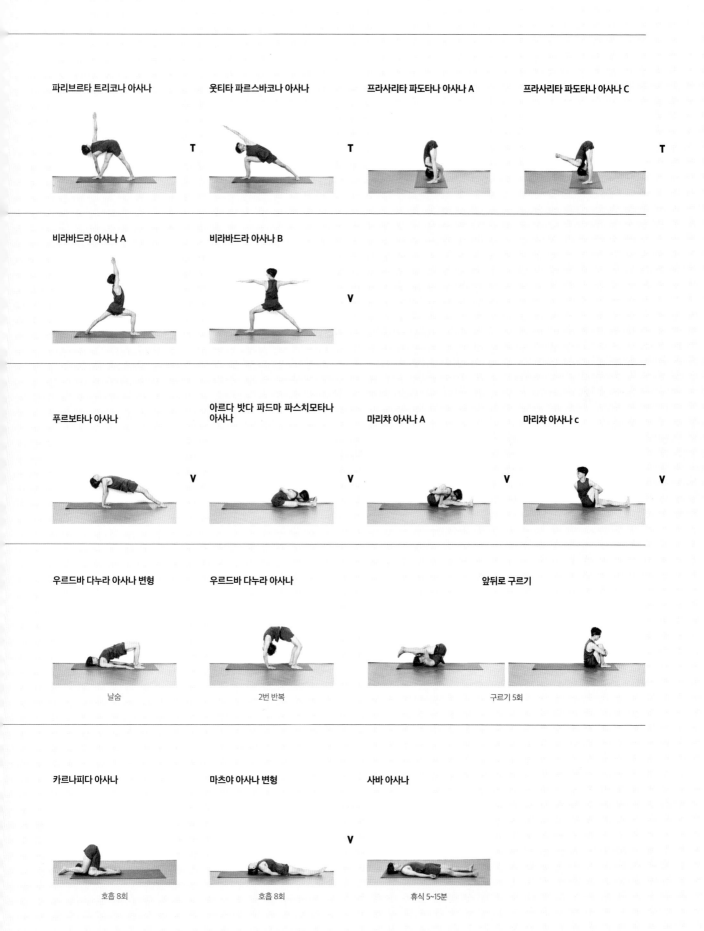

파리브르타 트리코나 아사나   T

웃티타 파르스바코나 아사나   T

프라사리타 파도타나 아사나 A   T

프라사리타 파도타나 아사나 C   T

비라바드라 아사나 A

비라바드라 아사나 B   V

푸르보타나 아사나   V

아르다 밧다 파드마 파스치모타나 아사나   V

마리챠 아사나 A   V

마리챠 아사나 c   V

우르드바 다누라 아사나 변형

날숨

우르드바 다누라 아사나

2번 반복

앞뒤로 구르기

구르기 5회

카르나피다 아사나

호흡 8회

마츠야 아사나 변형   V

호흡 8회

사바 아사나

휴식 5~15분